Julia Kuß

Entwicklung und Validierung multimodal nutzbarer Phantome zur Qualitätsbewertung der medizinischen Bildgebung

TUDpress

DRESDNER BEITRÄGE ZUR MEDIZINTECHNIK

Herausgegeben von

Rüdiger Poll, Jens Füssel

Band 15

Julia Kuß

Entwicklung und Validierung multimodal nutzbarer Phantome zur Qualitätsbewertung der medizinischen Bildgebung

TUD*press*

2013

Die vorliegende Arbeit wurde am 03. August 2012 als Dissertation an der Fakultät Elektrotechnik und Informationstechnik der Technischen Universität Dresden eingereicht und am 26. Februar 2013 erfolgreich verteidigt.

Vorsitzender der Promotionskommission: Prof. Dr.-Ing. habil. Jens Lienig

Gutachter: Prof. Dr. med. habil. Dipl.-Ing. Rüdiger Poll
Prof. Dr.-Ing. habil. Beate Meffert

Bibliografische Information der Deutschen Nationalbibliothek

Die Deutsche Nationalbibliothek verzeichnet diese Publikation in der Deutschen Nationalbibliografie; detaillierte bibliografische Daten sind im Internet über http://dnb.d-nb.de abrufbar.

Bibliographic information published by the Deutsche Nationalbibliothek

The Deutsche Nationalbibliothek lists this publication in the Deutsche Nationalbibliografie; detailed bibliographic data are available in the Internet at http://dnb.d-nb.de.

ISBN 978-3-944331-15-7

Verlag der Wissenschaften GmbH
Bergstr. 70 | D-01069 Dresden
Tel.: 0351/47 96 97 20 | Fax: 0351/47 96 08 19
http://www.tudpress.de

Druck und Bindung: BoD
Printed in Germany.

Technische Universität Dresden

Entwicklung und Validierung multimodal nutzbarer Phantome zur Qualitätsbewertung der medizinischen Bildgebung

Julia Kuß

von der Fakultät Elektrotechnik und Informationstechnik der Technischen Universität Dresden

zur Erlangung des akademischen Grades eines

Doktoringenieurs

(Dr.-Ing.)

genehmigte Dissertation

Vorsitzender:	Prof. Dr.-Ing. habil. Jens Lienig
Gutachter:	Prof. Dr. med. habil. Dipl.-Ing. Rüdiger Poll
	Prof. Dr.-Ing. habil. Beate Meffert

Tag der Einreichung:	03.08.2012
Tag der Verteidigung:	26.02.2013

Danksagung

Ich möchte mich an dieser Stelle bei allen bedanken, die mich während der Dissertation mit Rat und Tat unterstützt haben, sowohl fachlich, praktisch, finanziell als auch moralisch.

Mein besonderer Dank gilt Herrn Professor Poll für die Unterstützung meines Promotionsvorhabens über die Jahre hinweg, die fachlichen Hinweise und Korrekturen zur Erstellung der Dissertationsschrift und insbesondere für die Bereitschaft meine Promotion auch in seinem Ruhestand bis zum Abschluss zu betreuen. Außerdem möchte ich Frau Professor Meffert für die ermutigenden Worte und hilfreichen Anregungen in der Endphase der Dissertation danken.

Die fachliche Inspiration zu dem herausfordernden Thema dieser Arbeit verdanke ich Frau Privatdozentin Ute Morgenstern sowie Herrn Dr. Falk Uhlemann. Sie haben mich im Vorfeld und während der Promotion stets fachlich, organisatorisch und moralisch unterstützt; die Fachdiskussionen und ihre konkreten Hinweise empfand ich immer als sehr bereichernd. Frau Ute Morgenstern möchte ich speziell für die richtungsweisenden fachlichen Anregungen sowie ihren besonderen persönlichen Einsatz zur Finanzierung meiner Tätigkeiten am Institut für Biomedizinische Technik danken.

Dank gebührt auch allen Mitarbeitern am Universitätsklinikum Dresden, die die zahlreichen MRT-, CT- und US-Messungen am Phantom und den potentiellen Phantommaterialien unterstützten, ohne die ich diese Arbeit nicht erfolgreich hätte bearbeiten können. Für die Betreuung der umfangreichen MRT-Messungen sowie die fachliche Beratung danke ich besonders der Physikerin Frau Dr. Annett Werner. Sie teilte meine Begeisterung für die Phantomvision und ermöglichte immer einen Messtermin in der knappen Forschungsmesszeit oder auch außerhalb der normalen Arbeitszeiten, wenn das MRT-Gerät frei war. Die CT-Messungen waren nur durch den Fürspruch von Herrn Professor Hietschold und Herrn Dr. Hagen Kitzler sowie die Hilfe der MTAs möglich, die auch kurzfristig Messtermine nach Abschluss der Patientenmessungen ermöglichten. Für die lehrreichen Einblicke in den Klinikalltag und die fachliche Beratung danke ich den Ärzten der Klinik und Poliklinik für Neurochirurgie, insbesondere Herrn Dr. Kirsch und Herrn Dr. Sobottka.

Zudem möchte ich mich bei den Mitarbeitern des Instituts für Biomedizinische Technik für das angenehme Arbeitsklima bedanken. Frau Dr. Thiele danke ich weiterhin dafür, dass ich die Apparaturen für die Ultraschallmessungen nutzen durfte. Für den gegenseitig befruchtenden wissenschaftlichen Austausch danke ich Tobias Meyer sowie meinen bzw. unserer beider Studienarbeitern und Diplomanden, die teilweise auch über die Diplomphase hinaus mit uns forschten und mir dabei gute Freunde wurden. Ganz herzlich möchte ich mich bei Frau Dr. Inge Rudolph bedanken, für ihren mitreißenden bodenständigen Optimismus und ihre Korrekturhinweise während der Manuskripterstellung.

Mein Dank für die finanzielle Unterstützung der Promotion geht an die Promotions- und Frauenförderung der TU Dresden, die mir ein Stipendium in Form von WHK-Geldern gewährte.

Nicht zuletzt möchte ich mich bei meiner Familie und meinen Freunden für das geduldige Ertragen und die moralische sowie organisatorische Unterstützung meiner allgegenwärtigen Promotion bedanken. Meinen Eltern, Schwiegereltern und meiner Freundin Anja Gruhl verdanke ich viele kindfreie Arbeitsfreiräume. Die Diskussionen mit meinen Eltern bereicherten außerdem meine Arbeit sehr. Für die aufbauenden und motivierenden Konversationen während zuweilen langwieriger und psychisch belastender Phasen bedanke ich mich bei Karsten Seidl, Susanne Hebestadt und Christel Wermann. Ganz besonders herzlich und aufrichtig möchte ich meiner Tochter und meinem Ehemann danken; dafür, dass ich sie immer an meiner Seite wusste, sie mir aufmunternd zuredeten und mich stets liebevoll umsorgten.

Inhaltsverzeichnis

Abkürzungen und Fachbegriffe

Ø	Durchmesser
2D	zweidimensional
3D	dreidimensional
Aneurysma, Aneurysmen (Mehrzahl)	meist asymmetrische krankhafte Wandausbuchtung eines arteriellen Blutgefäßes [DIE-00]
anthropomorphes Phantom	anatomisch-physiologisches Phantom, bildet Eigenschaften des menschlichen Körpers bzw. von Teilen des Körpers nach
Artefakt	künstliche Abweichung von der Wirklichkeit, hier durch das bildgebende System erzeugt
Basismaterial	Grundmaterial, aus dem das gesamte Phantom aufgebaut ist und dem weitere Materialien (Zusatzmaterialien) zugemischt werden können
BET-Algorithmus	BET - *Brain Extraction Tool*
Bildverarbeitungstool	Werkzeug zur Bildauswertung, das neue oder bereits etablierte Bildverarbeitungsalgorithmen so kombiniert, dass damit eine komplexe spezifische Bildverarbeitungsaufgabe gelöst werden kann
B-Kern	*Body*-Kern (Siemens-Bezeichnung eines Filterkerns für die CT-Bild-Rekonstruktion)
Brain Shift	Verlagerung des Gehirns bei der Operation z. B. durch austretende Hirnflüssigkeit
BSE-Algorithmus	BSE - *Brain Surface Extractor*
CT	Computertomographie, hier kurz für Röntgencomputertomographie
CTA	Computertomographie-Angiographie
dilatieren, Dilatation	vergrößern, Bildobjektvergrößerung durch voxelweise Operationen
DSA	Digitale Subtraktions-Angiographie (unter Nutzung von Röntgenstrahlung)
DTI	*Diffusion Tensor Imaging*, Verfahren der MRT
EEG	Elektroencephalogramm
eloquente Hirnareale	funktionstragende, d. h funktionell aktive, Hirnregionen, z. B. Sprachzentren
Evaluation, Evaluierung	systematische, auf empirischen qualitativen und / oder quantitativen Daten beruhende Untersuchung des Nutzens oder Wertes eines Gegenstandes [DGE-08]
fMRT	funktionelle Magnetresonanztomographie
FOV	*Field of View,* Gesichtsfeld [SEM-97]
Fusion	Überlagerung von Bilddatensätzen
Gantry	Abtasteinheit bei der CT, besteht aus Röntgenquelle, Detektor und mechanischem Aufbau [KAL-00]
Goldstandard	etabliertes Verfahren mit dem eine neue Methode in der Medizin verglichen wird, nach Lehmann et al. [LEH-02] ein Referenzstandard, s. dort
GS	Graue Hirnsubstanz

Güte	(gute) Qualität, abgeleitet von ‚gut'; bezieht sich als wertende Aussage über eine Sache oder etwas Immaterielles auf einen zu erfüllenden Zweck [ZOL-06]; von der Benutzung des Wortes synonym zu Qualität wird von der Deutschen Gesellschaft für Qualität mit Rücksicht auf die internationale Normung abgeraten [DGQ-09]; hier verwendet, um die Erwartungshaltung ‚Erfüllung der Qualitätsanforderungen', d. h. ‚gute Qualität', zum Ausdruck zu bringen
Gyri	(Hirn-)Windungen, Einzahl: Gyrus
Gyrifizierung	Profil der Hirnoberfläche, charakterisiert durch die Anzahl, die Größe und den Verlauf der Gyri
Hämatom	Bluterguss, traumatisch bedingte Blutansammlung [DIE-00]
Hardwarephantom	physisches Phantom, körperhafter Prüfkörper
HEAD-Algorithmus	HEAD - *Human Encephalon Automatic Delimiter*
HF	Hochfrequenz
H-Kern	*Head*-Kern (Siemens-Bezeichnung eines Filterkerns für die CT-Bild-Rekonstruktion)
hyperintens	höhere Intensität als die Umgebung, d. h. heller erscheinend im Vergleich zur Umgebung
hypointens	niedrigere Intensität als die Umgebung, d. h. dunkler erscheinend im Vergleich zur Umgebung
IBSR-Datenbank	*Internet Brain Segmentation Repository*
ICG	Indocyaningrün, intravenös verabreichter fluoreszierender Farbstoff für die intraoperative Fluoreszenzangiographie
intrakraniell	innerhalb des Schädels
intraoperativ	während der Operation
IR-Sequenz	*Inversion-Recovery*-Sequenz
Klasse	nach einer Segmentierung im Rahmen einer Klassifikation zugeordnete, gleiche Merkmalsklasse, z. B. gleicher Gewebetyp [DÖS-00]
kGS	kortikale Graue Hirnsubstanz, Graue Substanz der Hirnrinde (s. kortikal)
Kollimation	Parameter bei der CT-Aufnahme, abgeleitet vom Kollimator, s. dort
Kollimator	Blendensystem zur Einengung eines Strahlenbündels oder zur Verminderung der Streustrahlung [KAL-00]
Kompartiment	engl. Abschnitt; Volumenbereich eines gleichartigen Gewebebereichs [DIE-00]
Kontrastmaterial	Materialien, die sich gegenüber dem Basismaterial in allen bzw. einzelnen Modalitäten abzeichnen, d. h. einen Bildkontrast erzeugen
koronar, Koronarebene	*corona*: Krone; senkrecht zur Sagittal- und Transversalebene verlaufend(e Schnittebene), Frontalebene
Kortex	Rinde, hier für ‚Cortex cerebri': Großhirnrinde
kortikal	zum Kortex gehörig
Label	„Bezeichner oder Kennzeichen, welches einer Teilmenge (z. B. Segmentpunkte bei der Segmentierung) zugeordnet wird" [UHL-06]
lateraler Ventrikel	Seitenventrikel, s. dort

Liquor	Gehirn-Rückenmark-Flüssigkeit, CSF (*cerebrospinal fluid)*
Marker	Markierungspunkte, die in den Aufnahmen der jeweiligen Modalität sichtbar sind
MED-Algorithmus	MED - *Modificated Enzephalon Delimeter*
Medianebene	mittlere Körperschnittebene durch Nasenspitze und Steißbein, d. h. mittige Sagittalebene
Modalität	Art und Weise der Bildaufnahme, bildgebendes Verfahren, z. B. MRT
Modell	Abbild eines Originals
MRA	Magnetresonanz-Angiographie
MRT	Magnetresonanztomographie
multimodal	verschiedene Arten der bildgebenden Verfahren betreffend
NMI-Algorithmus	NMI – *Normalized Mutual Information*
OIS	Optische Bildgebung Intrinsischer Signale
OP	Operation
Partialvolumeneffekt	durch Mittelung der Signalintensitäten über signalstarke und -schwache Regionen in einer aufgenommenen Bildschicht kommt es zu unrealistischen Signalintensitäten im Bild (Artefakt), wenn nur ein Teilvolumen des interessierenden Objektes in der Bildschicht erfasst wird
Perfusion	Durchblutung
PET	Positronen-Emissions-Computertomographie
Phantom	Prüfkörper, Testobjekt
Pixel	*Picture Element*, kleinstes Bildelement in einem zweidimensionalen Datensatz
PMMA	Polymethylmethacrylat, umgangssprachlich: Acrylglas oder Plexiglas
postoperativ	nach der Operation
präoperativ	vor der Operation
Präzession	kreiselnde Bewegung der Rotationsachse eines rotierenden Objekts
PVA-C	Polyvinyl-Alkohol-Cryogel
Qualität	„Grad, in dem ein Satz inhärenter Merkmale Anforderungen erfüllt", kann mit Adjektiven wie „gut" oder „schlecht" benutzt werden [ISO-05]; in der Umgangssprache auch wertend synonym zu „guter Qualität" benutzt (vgl. Güte)
Rapid Prototyping	Fertigungsverfahren zur schnellen Herstellung eines physikalischen Modells
Referenzstandard	objektiv beschreibbares, in seiner Funktion bzw. seinem Aufbau vollständig bekanntes Referenzverfahren oder Referenzobjekt; hier zur Kennzeichnung des Goldstandards nach Lehmann et al. [LEH-02] verwendet, für den bestimmte Kriterien erfüllt sein müssen (s. Abschnitt 2.1)
Registrierung	„Berechnung der Koordinatentransformation zur Überlagerung verschiedener Daten" [UHL-06]
Resektion	operative Teilentfernung eines Organs [DIE-00]
ROI	*Region of Interest,* Auswertebereich

Sagittalschnitt, Sagittalebene	*sagitta*: Pfeil; Schnitt(ebene) vom Bauch zum Rücken verlaufend, senkrecht zur Frontal- und Transversalebene, vgl. Medianebene
Segmentierung	„algorithmische Abgrenzung von Regionen mit gleichartigen Eigenschaften in den Bilddaten" [UHL-06]
Seitenventrikel	lateraler Ventrikel, mit Liquor gefüllte Hirnkammer charakteristischer Form, je ein Seitenventrikel in der linken und einer in der rechten Hirnhälfte gelegen
SE-Sequenz	Spin-Echo-Sequenz, Verfahren der MRT
Skull-Stripping	virtuelles Ablösen des Schädelknochens vom darunterliegenden Gewebe in der Bildverarbeitung (Segmentierung) zur Darstellung der Gehirnoberfläche
Softwarephantom	virtuelles Phantom, künstlich erzeugter oder künstlich manipulierter Bilddatensatz
SPECT	*Single Photon Emission Computed Tomography,* Einzelphotonen-Emissions-Computertomographie
SR-Sequenz	*Saturation-Recovery*-Sequenz
ST	*Slice Thickness,* Schichtdicke
subdural	unter der Dura mater (äußere Hirnhaut), d. h. auf der Hirnoberfläche
Sulci	(Hirn-)Furchen, Einzahl: Sulcus
Suszeptibilität	Maß für die Magnetisierbarkeit eines Stoffes
technisches Phantom	Phantom, das abstrakte Testgeometrien wie Kugeln, Kegel, Bohrungen oder schmale Spalte enthält, zur Bestimmung technisch-physikalischer Qualitätskenngrößen der Bildgebung
transversal, Tranversalschnitt	quer zur Körperlängsachse verlaufend(e Schnittebene)
Trepanation	operative (lokale) Eröffnung der Schädelhöhle mit einem Bohrer [DIE-00]
US	Ultraschall
Validierung	objektiver Nachweis, der bestätigt, dass die Anforderungen bezüglich eines „spezifischen beabsichtigten Gebrauch[s] oder eine[r] spezifische[n] beabsichtigte[n] Anwendung" erbracht sind [ISO-05], Prüfung der Anforderungen aus Sicht des Anwenders
Ventrikel	hier: Hirnkammer [DIE-00]
Verifizierung	objektiver Nachweis, der bestätigt, dass die (in der Spezifikation) festgelegten Anforderungen erfüllt werden [ISO-05]
Volume-Rendering	Verfahren zur Darstellung von Volumendaten
WS	Weiße Hirnsubstanz
Zusatzmaterial	Materialien, die dem Basismaterial zugemischt werden können, um die physikalischen bildbestimmenden Parameter gezielt zu beeinflussen

Formelzeichen und Einheiten

Formelzeichen

α	Schwächungskoeffizient für US
α_0	Schwächungskoeffizient bezüglich des Schalldrucks bei 1 MHz
γ	gyromagnetisches Verhältnis
γ^*	γ proportionaler Wert (γ geteilt durch 2π)
ε_{p2D}	Querverschiebung (2D-Projektionsfehler)
ε_{p3D}	absolute Lageabweichung (3D-Projektionsfehler)
ε_t	Tiefenverschiebung
λ	Wellenlänge
$\vec{\mu}$	magnetisches Kernmoment
μ	linearer Schwächungskoeffizient von Gewebe (hier für Röntgenstrahlung)
μ_σ	linearer Comptonschwächungskoeffizient
μ_τ	linearer Photoschwächungskoeffizient
μ_a	Absorptionskoeffizient
μ_s	Streukoeffizient
μ_{Wasser}	Schwächungskoeffizient von Wasser bei CT-Bildgebung
ρ	Gewebedichte
ρ_P	Protonendichte
σ	Standardabweichung
σ_e	totaler Comptonkoeffizient
χ	Suszeptibilität
A	Atomgewicht
A	konstanter Faktor (S. 31)
$\vec{B}_0$	magnetische Flussdichte im statischen homogenen Magnetfeld, bei der MRT-Bildgebung häufig fälschlicherweise als „Feldstärke“ bezeichnet
c	Schallausbreitungsgeschwindigkeit von US in einem Medium
C	Konstante
CT-Zahl	Maßzahl für den Schwächungskoeffizienten relativ zu Wasser in der Röntgen-Computertomographie
d	Durchmesser
E	(Quanten-)Energie
f	Frequenz
f_L	Lamorfrequenz
$\hbar$	Planck'sches Wirkungsquantum
$\vec{I}$	Kernspin

I	Intensität
I	Spinquantenzahl (S. 30)
i	Zählindex
J	Jaccardkoeffizient
k	Boltzmann-Konstante
m	Masse
$\overrightarrow{M}$	Magnetisierung
M_0	Betrag der Magnetisierung im Gleichgewichtszustand
M_{xy}	Betrag der Magnetisierung in Querrichtung (xy-Ebene)
M_z	Betrag der Magnetisierung in Längsrichtung (z-Achse)
N	Gesamtanzahl
n	Konstante, die die Frequenzabhängigkeit des US-Schwächungskoeffizienten α beschreibt
n	Laufindex für Nummer des Echos bei MSE-Sequenzen (S. 31)
N_A	Avogadrozahl
p	Schalldruck
p_0	einfallender Schalldruck
p_i	relativer Gewichtsanteil der Atome
R	Reflexionsgrad für US-Wellen
S	Signalintensität
s	Weg
T	Temperatur
t	Zeit
T_1	T1-Relaxationszeit bei der MRT, longitudinale Relaxationszeit durch Spin-Gitter-Wechselwirkungen
T_2	T2-Relaxationszeit bei der MRT, transversale Relaxationszeit durch Spin-Spin-Wechselwirkungen
T_2*	effektive transversale Relaxationszeit [SEM-97]
T_E, TE	Echozeit bei der MRT
T_i, TI	Inversionszeit bei der MRT
T_R, TR	Repetitionszeit bei der MRT (Wiederholzeit bis das nächste Signal gesendet wird)
U	Spannung (hier: des empfangenen Schallsignals)
U_0	der Schalldruckamplitude proportionaler Anregungsspannungswert
V	Volumen
x	Wegstrecke
Z	Ordnungszahl
Z	Schallkennimpedanz (bei US-Bildgebung)
Z_{eff}	effektive Ordnungszahl

Einheiten

°C	Grad Celsius, Einheit der Temperatur
Bloom	Bloom-Wert, Einheit der Gelierkraft (Gallertfestigkeit) von Gelatine
cm	Zentimeter, Einheit der Länge
dB	Dezibel, Verhältnis gleichartiger Leistungsgrößen (hier: der Schalldruckamplituden)
EHz	Exa-Hertz (1 EHz = 10^{18} Hz), Einheit der Frequenz
g	Gramm, Einheit der Masse
h	Stunde, Einheit der Zeit
HU	*Hounsfield Units*, Einheit der CT-Zahl
Hz	Hertz, Einheit der Frequenz
keV	Kiloelektronenvolt, Einheit der Energie
kg	Kilogramm, Einheit der Masse
kV	Kilovolt, Einheit der Spannung
l	Liter, Einheit des Volumens
Lp/mm	Linienpaare pro Millimeter, Einheit der Ortsfrequenz, Maß für die Auflösung
m	Meter, Einheit der Länge
mA	Milliampere, Einheit des Stromes
M; mM	molar; millimolar; Einheit der Molarität; Stoffmenge, die in einem Liter Lösung enthalten ist: 1 M = 1 mol / l = 1 molar = 1000 mM = 1000 m mol / l = 1000 millimolar
Ma-%	Masseprozent, Einheit einer Konzentration; gibt an, wie viel Gramm eines Stoffes in 100 g des Stoffgemisches enthalten sind
MHz	Megahertz, Einheit der Frequenz
min	Minute, Einheit der Zeit
ml	Milliliter, Einheit des Volumens
mm	Millimeter, Einheit der Länge
ms	Millisekunden, Einheit der Zeit
nm	Nanometer, Einheit der Länge
pm	Picometer, Einheit der Länge
s	Sekunde, Einheit der Zeit
T	Tesla, Einheit der magnetischen Flussdichte $\vec{B}_0$

1 Einleitung

1.1 Phantome als Werkzeuge zur Qualitätsbewertung der medizinischen Bildgebung

Phantome in der Bildgebung sind Modelle, mit denen die Güte der Bildgewinnung, Bildverarbeitung und Visualisierung quantitativ bewertet wird. In der Medizin werden aus Daten bildgebender Verfahren (Modalitäten) wie z. B. der Magnetresonanztomographie (MRT), der Röntgencomputertomographie (CT) oder der Ultraschallbildgebung (US) diagnostisch und therapeutisch relevante Informationen gewonnen. Die Interpretation der Bilder erfolgt dabei subjektiv durch den Arzt. Durch die Bildverarbeitung kann die im Bild enthaltene Information aber verfälscht sein. Bildstörungen können als Bildinformationen fehlgedeutet werden oder wichtige Details verloren gehen. Die objektive Gütebewertung der medizinischen Bildgebung ist daher besonders wichtig, um objektive Vergleiche zu einer idealen Referenz oder zwischen den Ergebnissen verschiedener Bildgebungsprozesse durchführen zu können. Nur so kann letztlich die Zuverlässigkeit und Effektivität einer Bildgebungsmethode gewährleistet werden.

Für die Gütebewertung muss zunächst der Bildgebungsprozess betrachtet werden: Der Patient durchläuft als mehrdimensionales Objekt unbekannter Eigenschaften $\vec{O}_{Patient}$ die medizinische Bildverarbeitungskette, d. h. die Bildgewinnung, die Bildverarbeitung und die Visualisierung, welche zur Objektabbildung $\vec{O}'_{Patient}$ führt. Idealerweise stimmen die abgebildeten Objekteigenschaften mit den realen Objekteigenschaften überein. Praktisch ist dies nicht der Fall. Die Bildverarbeitungskette kann als Übertragungskanal beschrieben werden, dessen Eigenschaften nicht vollständig bekannt sind und zur Verfälschung der Abbildung bezüglich des Originals führen (Abbildung 1-1).

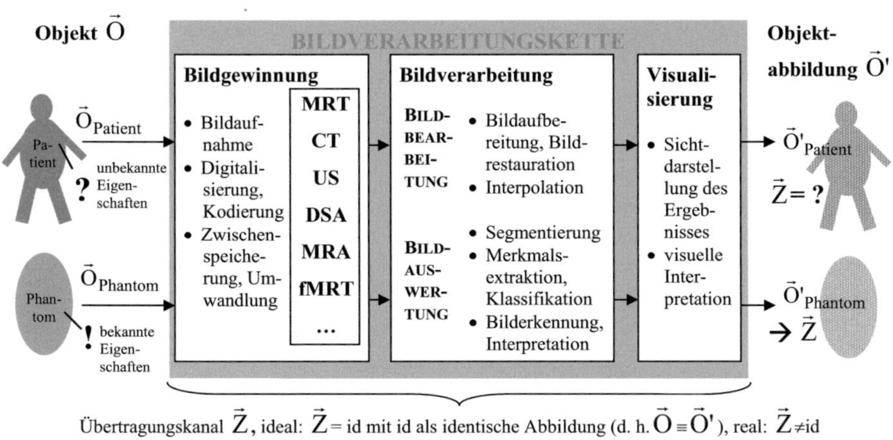

Abbildung 1-1: Bildverarbeitungskette als unbekannter Übertragungskanal für verschiedene bildgebende Verfahren wie z. B. Magnetresonanztomographie (MRT), Röntgencomputertomographie (CT), Ultraschallbildgebung (US), Digitale Subtraktionsangiographie (DSA), Magnetresonanzangiographie (MRA) oder funktionelle MRT (fMRT) mit Phantomen als Mittel zur Übertragungskanaleigenschaftsbestimmung, Bildverarbeitungskette nach [UHL-06]

Um die Güte der Abbildung objektiv vorauszusagen, müssen die Eigenschaften des Übertragungskanals bestimmt werden. Die Kanalübertragungseigenschaften können theoretisch, d. h. auf Grundlage der Eigenschaften der Aufnahmegeräte und der Funktionsweise der angewendeten Bildverarbeitungsmethoden, oder experimentell mit Testdaten ermittelt werden. Eine theoretische Bestimmung der Kanalübertragungseigenschaften der gesamten Bildverarbeitungskette für den Anwendungsfall ist in der Regel nur unvollständig möglich (unbekannte Wechselwirkungen, zufällige nicht vorhersagbare Einflussgrößen). Experimentell können die realen Übertragungseigenschaften abgebildet werden. Die dafür genutzten Testdaten können – je nach Fragestellung – von Patienten bzw. Probanden, von Tieren oder von einem physischen bzw. virtuellen Phantom (d. h. Hardware- bzw. Softwarephantom) stammen. Um anhand der Testdaten Abweichungen zwischen Objekt und Abbildung aufdecken zu können, müssen die Objekteigenschaften bekannt sein, d. h. die Testdaten müssen eine bekannte Referenz darstellen. Die exakten individuellen geometrischen und chemisch-physikalischen Eigenschaften vom Patienten bzw. Probanden sind aber unbekannt. Sie eignen sich daher nicht als Referenz. Bei Tierversuchen werden diese unbekannten Eigenschaften durch nachträgliche Sektion bestimmt. Phantome werden als Referenzobjekte konzipiert und sind daher in ihrem Aufbau vollständig bekannt.

Zusätzlich sollten die Objekteigenschaften der Testobjekte variierbar sein, um deren Einfluss auf die Bildgüte zu erfassen (z. B. größen- und geometrieabhängige Detektierbarkeit von Tumoren oder strukturabhängige Genauigkeit der Registrierung von Datensätzen). Sowohl bei Patienten- bzw. Probanden- als auch bei Tierversuchsdaten ist die Variation dieser Eigenschaften aufgrund ethischer Gesichtspunkte bzw. der verfügbaren Datenbasis eingeschränkt. Mit einem Phantom als Modell des Patienten hingegen können gezielt ausgewählte definierte Objekteigenschaften nachgebildet und variiert werden: Das Phantom durchläuft als mehrdimensionales Objekt bekannter Eigenschaften $\vec{O}_{Phantom}$ die medizinische Bildverarbeitungskette, aus der Phantomabbildung $\vec{O}'_{Phantom}$ können die Eigenschaften des Übertragungskanals und damit die Güte der Abbildung objektiv ermittelt werden. Auch die Auswirkung von Veränderungen ausgewählter Kanalübertragungseigenschaften – z. B. Variation von Aufnahme- oder Bildverarbeitungsparametern – auf die Bildgüte kann durch Wiederholungsmessungen mit den gleichen Phantomeigenschaften untersucht werden.

Da ein Phantom den Patienten nie vollständig in seiner Komplexität nachbilden kann, werden Phantome von Ärzten und stark anwendungsorientierten Forschern häufig als unzulängliche Beweismittel angesehen, die nicht oder nur unwesentlich zum Erkenntnisgewinn beitragen können und Tierversuchen von vornherein unterlegen sind. Der erzielbare Erkenntnisgewinn mit einem Phantom hängt jedoch stark von dessen Konzeption ab. Es müssen genau die Eigenschaften des Originalobjekts nachgebildet werden, die für die Fragestellung der Gütebewertung relevant sind. Ziel ist es, das Phantom so genau wie nötig aufzubauen, nicht so genau wie möglich. Der Vorteil des Phantoms liegt wie bei jedem Modell darin, dass der nachgebildete Teil des Originalobjekts vollständig bekannt ist und in selbst gewählten Bereichen variiert werden kann. Mit einem Phantom kann daher die Güte der Bildgebung unter definierten Versuchsbedingungen eindeutig quantitativ bewertet werden. Außerdem können mit Phantomen unnötige Patientenbelastungen vermieden und die Anzahl von Tierversuchen minimiert werden. Für den Einsatz eines Phantoms als Untersuchungsobjekt ist zudem kein aufwendiges Genehmigungsverfahren durch die Ethikkommission nötig.

Um die Bildgebung mit Phantomen bewerten zu können, muss sichergestellt werden, dass die Phantome als objektive Referenz selbst zuverlässig sind. Für die Phantomentwicklung sind daher objektive Qualitätskriterien nötig. Diese Kriterien sind physikalisch messbare Größen, die das Ergebnis der Bildgebung bestimmen, z. B. die CT-Zahl oder die Absorptionseigenschaften eines Gewebes. Wenn die Qualität des Phantoms gesichert ist, kann es zur Bewertung der Bildgebung genutzt werden.

1.2 Einordnung der Thematik

Ziel der Forschung auf dem Gebiet der medizinischen Bildgebung ist es, einerseits eine diagnostische / therapeutische Qualitätsverbesserung durch die Gewinnung neuartiger oder neuartig kombinierter Informationen zu erreichen, andererseits (neue) weniger invasive, patientenschonendere Verfahren einzusetzen. Für höheren Informationsgewinn aus neuen oder neu kombinierten Modalitäten werden neue Bildverarbeitungstools entwickelt. Ein Bildverarbeitungstool ist ein Werkzeug zur Bildauswertung, das neue oder bereits etablierte Bildverarbeitungsalgorithmen so kombiniert, dass damit eine komplexe spezifische Bildverarbeitungsaufgabe gelöst werden kann. Um letztlich eine Qualitätsverbesserung bei erhöhtem diagnostischen / therapeutischen Nutzen bzw. eine geringere Patientenbelastung bei gleich bleibendem diagnostischen / therapeutischen Nutzen zu gewährleisten, ist der Nachweis der korrekten Arbeitsweise des entwickelten Bildverarbeitungstools im Sinne der klinischen Anwendung unabdingbar: Das Bildverarbeitungstool muss validiert werden.

Die Notwendigkeit der Qualitätssicherung ist in anderen technischen Bereichen bereits etabliert und mit Normen unterlegt. Auch in der Medizin nimmt die Bedeutung der Qualitätssicherung zu [THO-04, SCH-04a, SOB-08, SCH-09, ÄZQ-10]. In der Bildverarbeitung gibt es bislang keine Verfahrensvorschriften dazu. Der Test der zahlreichen neuen Algorithmen wird häufig nur anhand kleiner Machbarkeitsstudien durchgeführt [HOR-05]. Die Einführung in die klinische Routine erfolgt aufgrund mangelnder Validierung der Methoden oft nicht [GEE-00, LEH-05]. Die Notwendigkeit der Qualitätsbewertung in der Bildverarbeitung wird daher von immer mehr Autoren betont [LEH-02, HEI-04, HOR-05, DES-07]. Eine Qualitätsbewertung ermöglicht auch einen objektiven Vergleich zwischen ähnlichen Bildverarbeitungswerkzeugen, um bei konkurrierenden Verfahren eine Auswahl seitens des Nutzers treffen zu können.

Der Gesamtprozess der Qualitätsbewertung der medizinischen Bildgebung ist in Abbildung 1-2 dargestellt. Aus den medizinischen Anforderungen an ein spezifisches Bildverarbeitungstool sowie der Analyse der Funktion des Bildverarbeitungstools ergeben sich die technischen Anforderungen an die Qualitätsbewertung. Anhand dieser Anforderungen erfolgt die Auswahl eines geeigneten Werkzeuges – z. B. Patientendaten, Software- oder Hardwarephantome – zur Gütebewertung der medizinischen Bildgebung. Die Auswahlkriterien sind dabei insbesondere: Welche Vorteile bzw. Einschränkungen bezüglich des Erkenntnisgewinns bieten die einzelnen Werkzeuge? Wie fällt jeweils die Aufwand-Nutzen-Relation aus? Welche ethischen Gesichtspunkte sind zu beachten?

Die Nutzung eines validierten Phantoms ist eine Methode der Qualitätsbewertung der Bildgebung. Phantome haben dabei entscheidende Vorteile gegenüber anderen Methoden (Abschnitt 1.1). Diese Vorteile werden jedoch aufgrund nicht vorhandener, geeigneter Phantome kaum genutzt. Wie in Abbildung 1-2 grün hervorgehoben, ist es das Thema dieser Arbeit, entsprechende (Hardware-)Phantome zu entwickeln und zu validieren. Die Notwendigkeit eines komplexen, multimodal nutzbaren Hardware-Kopfphantoms für die Neurochirurgie wurde beispielsweise bereits in der dieser Arbeit vorausgehenden Dissertation von Uhlemann [UHL-06] deutlich.

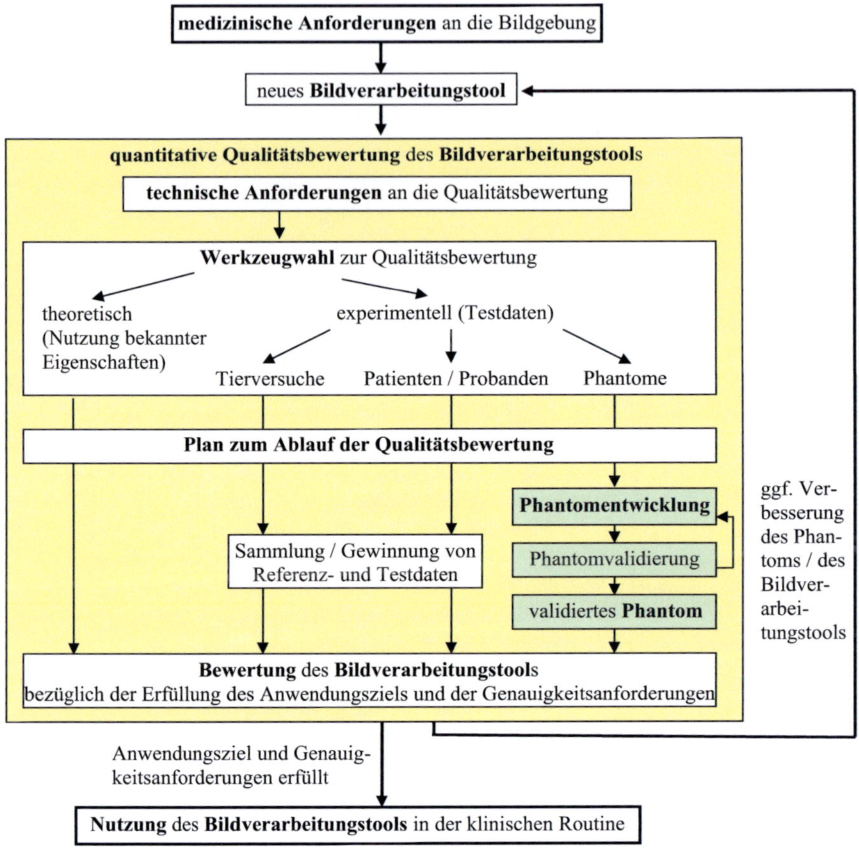

Abbildung 1-2: Gesamtprozess der Qualitätsbewertung der medizinischen Bildgebung, grün: thematischer Schwerpunkt der vorliegenden Arbeit

2 Überblick zu multimodaler medizinischer Bildgebung und zu Phantomen

2.1 Methoden der Qualitätsbewertung in der Bildverarbeitung

Ausgehend von den von Zhang et al. kategorisierten Methoden für die Bewertung von Segmentierungsalgorithmen [ZHA-96] hat Lehmann diese Methoden insgesamt auf die Qualitätsbewertung der Bildverarbeitung verallgemeinert [LEH-02]. Zwei Verfahren zur Qualitätsbewertung der Bildverarbeitung werden unterschieden: analytische und empirische. Diese Einteilung entspricht der bereits in Abbildung 1-2 vorgenommenen Einteilung in theoretische (analytische) und experimentelle (empirische) Methoden zur Qualitätsbewertung der Bildverarbeitung. Bei der analytischen Methode wird der Bildverarbeitungsalgorithmus ohne Beachtung der konkreten Zielstellung analysiert, das Ergebnis ist meist nur qualitativer Art [ZHA-96]. Bei empirischen Methoden wird das Resultat der Bildverarbeitung ausgewertet. Es wird entweder als eine an festgelegten Qualitätsmaßstäben gemessene Güte (*Goodness*-Methode) oder als Abweichung von einem idealen Ergebnis (Diskrepanz-Methode) beurteilt [HEI-04, ZHA-96]. Bei der *Goodness*-Methode werden Qualitätsmerkmale festgelegt, die dann ohne Kenntnis des korrekten Ergebnisses, meist basierend auf menschlicher Intuition (vom Arzt), bewertet werden. Die Diskrepanz-Methode benötigt hingegen als Referenz das ideale Bildverarbeitungsresultat, zu dem die Abweichungen gemessen werden können. Die benötigte Referenz bezeichnet Lehmann als Goldstandard. Im klassischen Verständnis der Medizin wird ein etabliertes Verfahren mit dem eine neue Methode verglichen wird Goldstandard genannt. Für einen objektiv nachvollziehbaren Goldstandard im Sinne von Lehmann muss die Referenz (das etablierte Verfahren) aber selbst nachweisbar präzise sein [LEH-02].

Für eine zuverlässige Bewertung von Bildverarbeitungsalgorithmen für medizinische Anwendungen (Validierung) sind nach Lehmann analytische Methoden ungeeignet [LEH-02]. Bei den empirischen Methoden ist für eine objektive Bewertung die Diskrepanz-Methode der *Goodness*-Methode überlegen [ZHA-96]. Die Schwierigkeit der Diskrepanz-Methode stellt jedoch der notwendige Goldstandard dar. Die Eigenschaften des Referenzobjektes (Geometrie, Messgrößen) müssen bekannt sein. Um zuverlässige Auswertungen zu erhalten, müssen realistische Objekte (klinische Aufnahmebedingungen und vergleichbarer Objektaufbau) zur Verfügung stehen. Um von einem Goldstandard als zuverlässige, geprüfte Referenz sprechen zu können, müssen nach Lehmann [LEH-02] drei Kriterien erfüllt sein:

1) **Reproduzierbarkeit:** Die Erzeugung oder Erfassung der Testbilder muss einem exakt definierten und reproduzierbaren Protokoll folgen. Insbesondere dürfen keine interaktiven Komponenten wie manuelles Markieren enthalten sein.
2) **Realitätsnähe:** Die Abbildungen oder die im algorithmischen Goldstandard betrachteten Eigenschaften müssen bezüglich Struktur, Rauschen oder anderen relevanten Parametern den realen Daten gleichen. Beispielsweise darf ein Röntgen-Phantom nicht aus einem homogenen Material bestehen.
3) **Unabhängigkeit:** Ein Goldstandard muss auf einer anderen Prozedur, einer anderen Abbildung oder einer anderen Bildmodalität beruhen als die zu beurteilende. Zum Beispiel soll bei der Bildregistrierung nicht die künstliche Fehlausrichtung der Kopie des originalen Bildes in Bezug auf das Original genutzt werden. Dieses Kriterium betrifft auch die gleichzeitige Nutzung einer Abbildung in der Trainings- und der Testphase.

Ist nur das erste und eins der beiden weiteren Kriterien erfüllt, handelt es sich lediglich um einen „Silberstandard". Sind die Kriterien für einen Gold- oder Silberstandard nicht erfüllt, spricht man nach Lehmann von einem „Plastikstandard". Plastikstandards sollten nicht zur Validierung benutzt werden. Für eine zuverlässige Evaluation einer Bildverarbeitungsmethode sollen außerdem zwei weitere Bedingungen erfüllt sein:

4) **Relevanz:** Der zu bewertende Algorithmus muss reproduzierbar arbeiten. Eine quantitative Messgröße, die von einem Bild extrahiert wird (z. B. Größe des Objekts), darf sich nicht ändern durch die Änderung von Aufnahmeparametern, die diese Größe nicht beeinflussen (z. B. Position des Objekts) sofern das Objekt unverändert geblieben ist.
5) **Signifikanz:** Die Anzahl der Goldstandardbilder, die zur Bewertung genutzt werden, muss ausreichend groß sein, um eine statistisch begründete Analyse und Allgemeingültigkeit zu ermöglichen [LEH-02].

Klinische Daten als Goldstandard sind nur bedingt geeignet, da die zugrunde liegende Wirklichkeit (*ground truth*) dabei nicht bekannt ist. Die Verwendung klinikinterner Datenbanken ist zudem von Außenstehenden kaum nachvollziehbar [KWA-99]. Frei verfügbare **Datenbanken** wie z. B. die vom *Visible Human Project* [NLM-11] oder die *Internet Brain Segmentation Repository* (IBSR) [CMA-10] begegnen diesem Problem. Die Referenz wird beim *Visible Human Project* durch hochaufgelöste Kryoschnitte (Schichtdicke 1 mm bzw. 0,33 mm) gewonnen. Anhand der Fotos dieser Schnitte haben Experten eine Segmentierung einzelner Organe vorgenommen. Lehmann stellt jedoch in Frage, ob diese Segmentierung wirklich eine Referenz im Sinne eines Goldstandards darstellt [LEH-02]. Bei der IBSR-Datenbank sind die Gehirne ohne Nutzung einer Referenz von Experten segmentiert [CMA-10]. Diese Segmentierung ist somit subjektiv beeinflusst und folglich kein wahrer Goldstandard im Sinne der Definition von Lehmann. (Im klassischen Verständnis handelt es sich um einen Goldstandard, da Segmentierungen bisher manuell oder halbautomatisch von Experten vorgenommen werden.)

Realitätsnahe **Softwarephantome** basieren auf klinischen Daten. Zum einen können klinische Datensätze zielgerichtet manipuliert werden (z. B. Anwendung vorbestimmter Deformationen). Auf diese Weise sind die Ursprungsdaten und die vorgenommenen Veränderungen definiert. Zum anderen können synthetische Daten auf Grundlage klinischer Daten generiert werden. Als Beispiel sei hier die Erzeugung künstlicher MRT-Daten im *BrainWeb*-Projekt auf Grundlage der Auswertung von 20 klinischen MRT-Datensätzen und der physikalischen Gesetzmäßigkeiten der Bildaufnahme genannt [BIC-10, AUB-06]. Softwarephantome sind in ihren Eigenschaften bekannt und eignen sich daher prinzipiell als Goldstandard. Die Realitätsnähe von Softwarephantomen lässt sich aber aufgrund der stochastischen Vorgänge bei der Bildgewinnung nur schwer und noch nicht zuverlässig objektiv überprüfen [UHL-06].

Bei **physischen Phantomen** (Hardwarephantome) ist der Aufbau ebenfalls bekannt. Aufgrund der häufig einfachen Geometrien auch bei anthropomorphen Phantomen ist die Realitätsnähe aber nur bedingt gegeben. Die Entwicklung und Herstellung erfordert zudem eine sorgfältige Berücksichtigung der Langzeitstabilität und Reproduzierbarkeit der bildgebenden Materialeigenschaften [KWA-99].

Gemäß den obigen Kriterien gibt es bislang keinen Goldstandard. Bei Hard- und Softwarephantomen sind zwar die Reproduzierbarkeit und Unabhängigkeit (Kriterium 1 und 3) im Allgemeinen gegeben, die Gleichheit zur Realität kann aber naturgemäß nie hundertprozentig erreicht werden. Insofern sind Phantome Silberstandards. Klinische Daten sind nur Plastikstandards, da sie keine Reproduzierbarkeit aufweisen. Um Verwechslungen des Begriffs Goldstandard im klassischen Sinne und der hier genannten Definition zu vermeiden, wird in dieser Arbeit im Weiteren der Goldstandard nach Lehmann als Referenzstandard bezeichnet.

Zur graduellen Beurteilung der Erfüllung der einzelnen Kriterien zur Standardeinteilung hat Uhlemann eine Wertung je Kriterium von sehr gut / gut / schlecht / sehr schlecht [UHL-06] bzw. hoch / mittel / niedrig [UHL-04] vorgenommen. Nach Lehmann ist die Bewertung des Referenzstandards nur qualitativ, die Qualität des Standards kann nicht berechnet werden [LEH-02]. Eine vergleichende graduelle Bewertung anhand der allgemeinen Kriterien und der konkreten Zielstellung scheint jedoch sinnvoll. Jeder potentielle Standard muss aber individuell bewertet werden. Eine pauschale Bewertung beispielsweise von Phantomen ist nicht aussagekräftig.

Da es keinen absoluten Referenzstandard gibt, sollte immer eine Kombination verschiedener Evaluierungsmethoden der Bildverarbeitung genutzt werden [UHL-04, UHL-06]. Im Folgenden werden entsprechend der Zielstellung dieser Arbeit nur Hardwarephantome als ein Werkzeug zur Qualitätsbewertung von Bildverarbeitungsalgorithmen betrachtet.

2.2 Phantombegriff und Phantomarten

Das Wort „Phantom" wurde aus dem Französischen *fantôme* entlehnt und geht ursprünglich auf das griechische *phántasma (φάνταϭμα)* zurück, welches durch Substantivierung aus *phantazesthai*, d. h. „erscheinen, sichtbar werden, sich zeigen", entstanden ist. Phantom bedeutet „Schein-, Trugbild, Sinnestäuschung, Gliederpuppe". In neuerer Zeit wird es auch für „Nachbildung eines Körperteils, Organs [...]" verwendet [PFE-93].

In der Bildgebung wird als Phantom ein Prüfkörper bezeichnet, der das klinische Originalobjekt bezüglich bestimmter ausgewählter Merkmale nachbildet (d. h. dem Betrachter wie das Originalobjekt erscheint). Alternativ genutzte Begriffe sind Testkörper oder Testobjekt. Ein Phantom ist folglich ein Modell. Modelle dienen meist dem Erkenntnisgewinn über das Original, das sie nachbilden. Das Phantom als Modell dient jedoch dem Erkenntnisgewinn über die Auswertemethode, die auf das Original angewendet wird. Mit dem Phantom wird im hier betrachteten Anwendungsfall die Güte der Bildgebung ermittelt.

So wie es verschiedene Klassifizierungsarten für Modelle (z. B. strukturelle und funktionelle Modelle) gibt, so gibt es auch verschiedene Einteilungen von Phantomen. Zunächst lassen sich wie bereits erwähnt virtuelle und physische, d. h. **Soft- und Hardwarephantome** unterscheiden. Softwarephantome sind künstlich erzeugte oder künstlich manipulierte Bilddatensätze. Hardwarephantome sind körperhafte Nachbildungen, die aus verschiedenen Materialien bestehen können. Je nach Anwendungsziel gibt es gewisse Präferenzen, ob Software- oder Hardwarephantome verwendet werden. Für die Entscheidung für Hard- oder Softwarephantom ist insbesondere der Entwicklungsaufwand und dessen Relation zum erzielbaren Nutzen zu berücksichtigen. Die Abbildungen, die mit Softwarephantomen erzeugt werden, können nur auf bekannten oder als statistisch beschreibbaren Einflussfaktoren der Bildgebung basieren. Das Softwarephantom ist bei korrekter Umsetzung daher in seinen Eigenschaften durch diese Faktoren definiert. Bei Hardwarephantomen kommen über den Prozess der praktischen Umsetzung nicht immer genau beschreibbare und durch vielfältige Umwelteinflüsse schwankende Materialeigenschaften hinzu, die häufig auch nicht vollständig überprüfbar sind. In der Anfangsphase der Entwicklung eines Bildverarbeitungstools sind oft Softwarephantome geeigneter und schneller verfügbar, um einzelne voneinander abgrenzbare Bildverarbeitungsschritte bezüglich ihrer korrekten Arbeitsweise zu prüfen. Andererseits kann nur mit Hardwarephantomen die Bildgewinnung am Aufnahmegerät im klinischen Umfeld durchlaufen werden, wenn die Einflussfaktoren auf das Abbild unbekannt sind. Die Modellierung des gesamten Bildgewinnungsprozesses für ein aufnehmendes Bildsystem ist sehr komplex. Wenn verschiedene Bildgewinnungssysteme genutzt werden (z. B. bei multimodalen Anwendungen), kann der Aufwand für die Erzeugung von Softwarephantomen, die den Prozess der Bildgewinnung berücksichtigen, unverhältnismäßig groß gegenüber dem Nutzen werden. Je nach der Anzahl und der erforderlichen Realitätsnähe der zu untersuchenden Einflüsse auf das Ergebnis der Bildgebung muss daher abgewogen werden, ob die Aufwand-Nutzen-Relation bei Software- oder Hardwarephantomen günstiger ausfällt. Zum Test des Bildgewinnungsprozesses unter kliniknahen Einsatzbedingungen oder um ein fertiges Bildverarbeitungstool in seiner Gesamtheit zu prüfen, fällt die Aufwand-Nutzen-Relation meist für Hardwarephantome günstiger aus. Viele Fragestellungen lassen sich gleichwertig mit Software- oder mit Hardwarephantomen untersuchen. Die Werkzeugwahl ist mitunter auch eine Frage der praktischen Verfügbarkeit der einen oder anderen Variante (z. B. wenn ähnliche Vorarbeiten durch Erweiterung oder Modifikation nachgenutzt werden können).

Je nach Aufbau bzw. Funktionsweise lassen sich weiterhin **strukturelle und funktionelle Phantome** unterscheiden. Strukturelle Phantome bilden die Anatomie des Originalobjekts in einem statischen Zustand nach, d. h. ohne zeitliche Schwankungen der Objektlage oder -eigenschaften (statisches Phantom). In einem funktionellen Phantom wird eine Funktion, d. h. ein dynamischer Prozess in seiner physiologischen zeitlichen Variabilität, nachgebildet (dynamisches Phantom). Ein dynamischer Prozess kann beispielsweise eine Blutströmung sein. Strukturelle Phantome werden in der Regel für strukturelle Bildgebung wie MRT oder CT benutzt. Funktionelle Phantome sind für funktionelle Bildgebung wie funktionelle MRT (fMRT) oder Optische Bildgebung Intrinsischer Signale (OIS) nötig.

Nach dem Anwendungszweck hat die Autorin weiterhin eine Einteilung in **technische und anatomisch-physiologische Phantome** vorgenommen:

1) Technische Phantome sind nach abstrakten Geometrien aufgebaut, die so im klinischen Originalobjekt nicht vorkommen. Patienteneigenschaften werden meist soweit abstrahiert, dass keine äußerliche Ähnlichkeit zum Originalobjekt mehr erkennbar ist. Mit diesen Phantomen werden technisch-physikalische Gütekenngrößen der Bildgebung bestimmt. Es werden einfache Testgeometrien wie Kugeln, Kegel, Bohrungen oder schmale Spalte benutzt, um beispielsweise die kontrastabhängige Auflösungsgrenze, auftretende Verzerrungen oder die Segmentierungsgenauigkeit für definierte Referenzgeometrien zu bestimmen. Mit solchen Phantomen kann das Übertragungsverhalten des Bildgebungssystems unabhängig vom klinischen Objekt charakterisiert werden. Diese Phantome werden z. B. für die Kalibrierung von Bildaufnahmegeräten eingesetzt.

2) Anatomisch-physiologische Phantome bilden Eigenschaften des menschlichen Körpers bzw. von Teilen des Körpers nach. Sie werden auch als anthropomorphe Phantome bezeichnet. Es können z. B. die Geometrie von Organen, die abgebildeten Kontraste zwischen verschiedenen Geweben oder die Blutströmungsgeschwindigkeiten in Gefäßen simuliert werden. Die ausgewählten spezifischen Eigenschaften sollen dabei möglichst realistisch und reproduzierbar nachgebildet werden. Ziel ist es, mit Hilfe dieser Phantome die für Patientenbilddaten zu erwartende Güte der Bildgewinnung und Bildverarbeitung zu charakterisieren und insbesondere Aussagen über die Genauigkeit und Zuverlässigkeit der aus der Bildgebung gewonnenen Informationen zu treffen.

2.3 Klinische Relevanz multimodaler Bildgebung

Multimodale Bildgebung dient dem Informationsgewinn über pathologische Veränderungen. Mehrere Informationsquellen, d. h. verschiedene bildgebende Verfahren zur Diagnostik, die unterschiedliche Aspekte abbilden, sollen zu mehr Informationen über das Krankheitsbild führen. Dieses Ziel kann allerdings nur unter Beachtung der Aufwand-Nutzen-Schaden-Relation verfolgt werden. Praktisch sind somit die Kosten oder zusätzliche Patientenbelastungen durch ionisierende Strahlung in Bezug auf den potentiellen Informationsgewinn zu berücksichtigen. Insbesondere für die Tumordiagnostik und -therapieerfolgskontrolle kann multimodale Bildgebung einen therapieentscheidenden Informationszuwachs bringen [FIR-04, UHL-06, COS-06, ESS-07, ULL-08].

Strukturelle Modalitäten wie MRT- oder CT-Bildgebung bilden die Morphologie ab. MRT-Bildgebung bietet einen sehr guten Weichteilkontrast, so dass verschiedene Gewebe voneinander differenziert werden können, beispielsweise gesundes Gewebe von Tumorgewebe. CT-Bildgebung hingegen bildet knöcherne Strukturen oder akute Blutungen sehr gut ab. US-Bildgebung zeigt neben Gewebegrenzen auch die innere Gewebestruktur.

Funktionelle bildgebende Verfahren wie z. B. fMRT, OIS, *Diffusion Tensor Imaging* (DTI), Positronen-Emissions-Computertomographie (PET) oder Einzelphotonen-Emissions-Computertomographie (SPECT) geben Auskunft über physiologische Prozesse. Sie führen daher häufig zu nutzbringenden Zusatzinformationen. Funktionell aktive (eloquente) Gebiete eines im MRT-Datensatz lokalisierten Hirntumors können beispielsweise durch fMRT- oder PET-Aufnahmen sichtbar gemacht werden. Blutdurchflossene Gefäße, z. B. im geplanten Operationsgebiet, können durch Magnetresonanz-Angiographie (MRA), Digitale Subtraktions-Angiographie (DSA) oder Computertomographie-Angiographie (CTA) dargestellt werden. Auch die Blutflussgeschwindigkeit lässt sich z. B. mit Doppler-US bestimmen. Auf den Verlauf von Nervenfaserbahnen kann mit DTI-Bildgebung geschlossen werden. Viele funktionelle Verfahren basieren auf den physikalischen Grundlagen der strukturellen Verfahren und sind aus diesen entstanden. Beispielsweise beruht fMRT oder DTI auf den Grundlagen der MRT-Bildgebung und DSA oder CTA auf Röntgen-(CT-)Bildgebung. In einem Phantom bietet damit die Phantomeignung für die zugrunde liegenden strukturellen Modalitäten die Basis für die potentielle Erweiterung auf funktionelle Verfahren.

Zum Zwecke der Visualisierung und gekoppelten Informationserfassung von morphologischen und funktionellen Daten werden die Bilddaten der verschiedenen Verfahren fusioniert, d. h. in einem gemeinsamen Datensatz abgelegt und dargestellt. Bei der Datenfusion und weiteren Bildverarbeitungsschritten zur Präsentation der darzustellenden Informationen können Bildverarbeitungsfehler auftreten. Um insbesondere die Registrierungsfehler zu minimieren und zeitlich nahezu synchrone Daten zu erhalten, werden die Modalitäten in modernen Hybridgeräten teilweise kombiniert und sequentiell oder nahezu synchron aufgenommen. Im Jahre 1999 bzw. 2000 wurden die ersten kommerziellen SPECT-CT- bzw. PET-CT-Geräte vorgestellt [SEO-08, TOW-02]. Seit 2009 sind auch PET-MRT-Geräte kommerziell erhältlich [DPA-09] (seit 2010 für den Ganzkörpereinsatz [GRÄ-10]). SPECT- und PET-Bildgebung basieren nicht auf strukturellen Modalitäten. Aufgrund dieser neuen Geräteentwicklungen erfolgt die Datenfusion und -verarbeitung aber zunehmend direkt durch das Aufnahmegerät bzw. die dazugehörige Software und zusätzliche Bildverarbeitungstools können entfallen.

Der Trend in der Medizin geht, wie auch die Entwicklung von Hybridgeräten belegt, eindeutig zu multimodaler Bildinformation. Dieser Trend geht einher mit dem zunehmenden medizinischen Anspruch, dem Patienten über die erforderlichen Therapiemaßnahmen hinaus auch eine möglichst hohe Lebensqualität zu ermöglichen [SOB-08]. Um eine optimale Therapiewahl treffen zu können, ist eine umfassende Diagnose erforderlich. Dafür ist die multimodale Bildgebung häufig unerlässlich und gewinnt zunehmend an Bedeutung.

2.4 Spezifik der Bildgebung in der Neurochirurgie und -radiologie

Die in dieser Arbeit ausgewählten Anwendungsgebiete für zu prüfende Bildverarbeitungstools für multimodale Bildgebung sind die Neurochirurgie und -radiologie. Dabei wird die Betrachtung auf den Kopf bzw. das Gehirn beschränkt. Die Qualitätsanforderungen für Bildverarbeitungstools, die auf das Hirngewebe angewendet werden, sind aufgrund der dort befindlichen lebenswichtigen und -bestimmenden Funktionen von besonderer Bedeutung. Das Ziel ist es, zwischen einerseits gesundem und krankem Gewebe und andererseits aktivem (eloquenten) und nicht aktivem Gewebe unterscheiden zu können. Multimodale Bildgebung zur Diagnose- und Therapieverbesserung ist daher von besonders großem Interesse.

Die beiden grundständigen Modalitäten sind MRT- und CT-Bildgebung. Die für Kopfaufnahmen charakteristischen Gewebe sind Graue und Weiße Hirnsubstanz (GS und WS), Liquor, Blut, Knochen und Haut. In MRT-Bildern können diese Gewebe voneinander unterschieden werden. Ihr klinischer Wert liegt in der detaillierten Darstellung physiologischen und pathologischen Hirngewebes mit der oberflächigen und inneren Hirnstruktur sowie der Differenzierung zwischen GS und WS. Der Schädel stellt sich in MRT-Bildern schwarz wie der Hintergrund dar. Die Haut erscheint hypointens (hell). Im CT-Bild ist der Schädelknochen das dominante Element. WS und GS sind in der Regel nur schwer oder gar nicht von einander abgrenzbar. Diagnostisch werden CT-Hirnaufnahmen u. a. zur Aufspürung pathologischen Hirngewebes (meist unter Einsatz von Kontrastmitteln) und von Blutungen genutzt.

Eine Spezifik für die Neurochirurgie ist, dass bei Operationen am Hirn nach Öffnen des Schädels der sogenannte „*Brain Shift*“ auftritt, d. h. das Gehirn verschiebt und / oder verformt sich durch Austreten von Liquor und Störung der inneren Druckverhältnisse im Schädel um durchschnittlich 1 bis 2 cm [GAN-97, NAB-01, HAR-03, HAS-04]. Bei der Operation können zusätzlich Verschiebungen durch Abtragen von Gewebe (z. B. Tumorresektion) von bis zu 5 cm [NAB-01] oder Gewebeschwellungen von bis zu 9 mm [GAN-97] auftreten. Die Richtung dieser Deformationen ist abhängig von komplexen Kräftebeziehungen. Die wirkende Gravitation beispielsweise ist kein geeigneter Indikator für die Vorhersage der Deformationsrichtung [HAR-03]. Die Verschiebungen des Hirngewebes führen zu Problemen bei der, auf präoperativen Bilddaten basierenden, intraoperativen Navigation. Auch bei der Fusion von prä- und intraoperativen Bilddaten tritt die Problematik auf, relative Lageabweichungen identischer Strukturen mit Bildverarbeitung kompensieren zu müssen. Eine typische Anwendung solcher Bildverarbeitungsalgorithmen ist die Fusion von präoperativen hochaufgelösten MRT- oder CT-Daten mit intraoperativ gewonnenen, die aktuelle Gewebelage repräsentierenden, aber bezüglich der Gewebedifferenzierung weniger aussagekräftigen US-Daten in Operations-Navigationssystemen. US-Daten können verhältnismäßig einfach und preiswert während der OP gewonnen werden. Intraoperativ verwendbare Großgeräte für CT- oder MRT-Bildgebung hingegen können sich nur wenige Großzentren leisten. Solche Geräte stellen außerdem zusätzliche Patientenbelastungen und Einschränkungen im Operationsfeld dar. Für intraoperative Ultraschallaufnahmen des Gehirns wird der Schallkopf auf die Gehirnoberfläche aufgesetzt. Mit US-Bildgebung lässt sich zwischen gesundem Hirngewebe und Tumor differenzieren, auch können Blutungen bzw. Gefäße detektiert werden.

Diese drei Modalitäten – MRT-, CT- und US-Bildgebung – sind die wichtigsten in der Neurochirurgie und -radiologie, US-Bildgebung dabei in erster Linie für die intraoperative Anwendung. Funktionelle bildgebende Verfahren wie fMRT, DTI und in seltenen Fällen auch PET oder SPECT ergänzen diese nach Bedarf, um aktive Bereiche im gesunden wie kranken Hirngewebe festzustellen. DTI und fMRT beruhen auf der MRT-Bildgebung und sind somit den MRT-Datensätzen morphologisch zuzuordnen. PET- und SPECT-Bildgebung wird zunehmend in Hybridgeräten durchgeführt, die ebenfalls eine direkte morphologische Zuordnung ohne zusätzliche Registrierungsfehler erlauben. Zur intraoperativen lokalen Zuordnung von eloquenten Hirnarealen, die bei der Operation möglichst zu schonen sind, wird direkte kortikale Elektrostimulation oder das noch in der Erforschung befindliche Verfahren OIS genutzt.

Für in der Neurochirurgie und -radiologie wichtige Gefäßdarstellungen, beispielsweise bei Aneurysmen, kommen die Angiographieverfahren DSA, MRA oder CTA zum Einsatz, d. h. Verfahren, die auf den strukturellen Modalitäten beruhen. Intraoperativ wird für die Darstellung der Durchblutung Doppler-US oder Fluoreszenzbildgebung mit Indocyaningrün (ICG) verwendet.

In dieser Arbeit wird als ein konkretes Anwendungsbeispiel die Epilepsiechirurgie betrachtet. Die Entwicklung des zu bewertenden Bildverarbeitungstools ELECTRODE_VISUALIZATION ergab sich aus der folgenden klinischen Fragestellung. Bei Epilepsiepatienten, bei denen eine medikamentöse Therapie nicht anschlägt, wird eine Resektion des epileptogenen Gewebes angestrebt. Wenn zur exakten Lagediagnose des epileptischen Herdes herkömmliche EEG-Aufnahmen nicht ausreichen, wird zusätzlich ein invasives, intrakranielles EEG aufgenommen. Dazu werden nach Öffnen der Schädeldecke (Trepanation) auf der Hirnoberfläche Elektroden zur EEG-Aufzeichnung fixiert. Diese Elektroden können beispielsweise gitterförmig in sogenannten Elektrodengittern angeordnet sein. Nach der Elektrodenimplantation (Schädel wieder geschlossen) wird über einige Tage das EEG aufgezeichnet und schließlich zur Resektionsplanung ausgewertet. Dazu muss die exakte Lage der Elektroden auf der Hirnoberfläche bekannt sein.

Vor einigen Jahren noch wurden zur Lagekennzeichnung der Elektroden lediglich Freihandskizzen des Neurochirurgen herangezogen [KIR-08c]. Inzwischen werden intraoperative Fotos verwendet. Allerdings haben diese den Nachteil, nur im OP-Feld sichtbare Elektroden abbilden zu können. Für einen patientenschonenden OP-Zugang werden Elektroden aber mitunter auch „blind" gelegt, z. B. werden Elektrodengitter teils unter die Schädeldecke geschoben [KIR-08]. Für eine eindeutige Elektrodenlokalisation während der EEG-Aufnahme kommt das Problem hinzu, dass nach der Implantation Hirndeformationen auftreten und zu Lageabweichungen führen können. Die Elektrodenlage auf den intraoperativen Fotos stimmt dann nicht notwendigerweise mit der während der EEG-Aufzeichnung überein. Ursachen für die Verschiebungen sind [KIR-08]:

- Hämatome
- anschwellendes Gewebe
- Verschiebungen beim Schließen des Schädels bzw. handwerkliche Fehler des Neurochirurgen.

Die exakte Lage der Elektroden ist bei Nichtsichtbarkeit im Foto bzw. bei aufgetretenen Lageverschiebungen nur durch die Bildgebung zuzuordnen. Bisher wird die unbekannte Lage aus CT-Schnittbildern, die nach der Elektrodenimplantation aufgenommen werden, abgeschätzt [KIR-08]. Aus den Schnittbildern kann die Lage der Elektroden relativ zu den einzelnen Hirnwindungen (Gyri) bestenfalls durch erfahrene Ärzte interpoliert werden, da die Hirnoberfläche darin nicht dargestellt wird. Eine exakte Lokalisation ist nicht möglich.

In einem neuen Bildverarbeitungstool sollen die Elektroden aus CT-Bilddaten nach der Elektrodenimplantation dreidimensional auf der aus MRT-Daten rekonstruierten Hirnoberfläche dargestellt werden. Erschwerend kommt hinzu, dass das Hirngewebe im CT-Datensatz in Bezug auf den MRT-Datensatz vor der Elektrodenimplantation lokal deformiert sein kann. Eine genaue Zuordnung Elektroden – Gyri muss letztlich möglich sein. Somit können korrekt die Lageposition und evtl. Lageverschiebungen der Elektroden auf der Hirnoberfläche für die Auswertung der EEG-Signale festgestellt werden. Außerdem erleichtert die Darstellung der Lage der Elektroden relativ zum gesamten Kortex die interdisziplinäre Diskussion [KIR-08] zwischen Neurologen, Radiologen und Epileptologen im Vorfeld der Resektionsplanung.

2.5 Multimodal nutzbare Kopfphantome

Phantome zur Qualitätsbewertung von Bildverarbeitungstools für die Neurochirurgie bzw. -radiologie müssen entsprechend den Ausführungen des vorhergehenden Abschnitts für MRT- und CT- Bildgebung und je nach Fragestellung evtl. für weitere Modalitäten wie intraoperative US-, ICG- oder OIS-Bildgebung geeignet sein. Die nachzubildenden Gewebe sind dabei GS und WS, Liquor, Blut, Knochen und Haut. Welche dieser Gewebe besonders relevant sind, hängt von der Phantomanwendung und der Modalität ab. Zur Überprüfung von Segmentierungsalgorithmen für WS und GS ist beispielsweise die Nachbildung dieser zwei Hirngewebe entscheidend. Zum Test von Registrierungsalgorithmen ist die Nachbildung von räumlich und kontrastmäßig dominierenden Geweben nötig.

Es gibt zahlreiche kommerzielle physische Phantome (s. z. B. [CIR-10], [DSC-10], [TPL-10]) für die Kalibrierung und Qualitätsbewertung der Bildgewinnung und die Gütebewertung von Standardaufgaben der Bildverarbeitung. Die meisten dieser Phantome sind aber vorwiegend nur für einzelne Modalitäten geeignet, vereinzelt gibt es auch multimodal nutzbare Phantome. Insbesondere bei den kommerziellen Phantomen, findet man zwei Umsetzungsvarianten für multimodal nutzbare Phantome: Phantome, die sich in ihrem Ausgangszustand in jeder der vorgesehenen Modalitäten abbilden (echte Kombinationsphantome) und Phantome, deren Füllmaterialien je nach Zielmodalität ausgetauscht werden müssen (keine echte Kombination). Der Einsatz der einen oder anderen Variante hängt von den Phantomanforderungen und vom Herstellungsaufwand für die Materialien mit den für alle Zielmodalitäten notwendigen Eigenschaften ab. Phantome mit austauschbaren Füllmaterialien werden häufig für MRT-Bildgebung und die nuklearmedizinischen Verfahren PET und SPECT genutzt. Es existieren darin Bereiche, die mit Flüssigkeiten mit verschiedenen beigemischten Kontrastmitteln gefüllt werden können. Analog dem Patienten werden die Phantome in der Regel sequentiell mit den verschiedenen Bildgebungsgeräten aufgenommen, so dass ein Wechsel des Füllmaterials möglich ist. Für die Bildaufnahme mit neueren Hybrid-Geräten, wie beispielsweise PET-CT oder PET-MRT, eignen sich solche Phantome nur bedingt.

Neben dieser Einteilung nach der Art der Multimodalität ist eine Kategorisierung in starre und deformierbare Phantome zweckmäßig. Eine ausführliche Übersicht zu multimodal nutzbaren Kopfphantomen ist in Anhang A1 zusammengestellt, die wichtigsten werden nachfolgend kurz vorgestellt.

Starre Phantome

In starren Kopfphantomen (Auswahl s. Abbildung 2-1) werden die für die Auswertung interessierenden Teilregionen des Kopfes ortsfest nachgebildet. In einem Phantom der Cardinal Health, Inc. (Abbildung 2-1a) wird zwischen Hirn und zentral darin gelegenen Teilregionen unterschieden, die jeweils mit verschiedenen kontrastmittelversetzten Flüssigkeiten für MRT-, PET- oder SPECT-Bildgebung befüllbar sind. Damit können z. B. Streuungskorrekturfunktionen oder Registrierungstechniken bewertet werden. Alfano et al. [ALF-03] beschreiben ein Hirnphantom (Abbildung 2-1c), in dem Weiße und Graue Hirnsubstanzregionen als extra Kompartimente mit kontrastmittelangereicherten Flüssigkeiten befüllbar sind, um daran Methoden zur Korrektur des Partialvolumeneffektes zu bewerten und zu vergleichen. Shmueli et al. [SHM-07] simulieren die in der MRT- und CT-Bildgebung zu Artefakten führenden luftgefüllten Räume in einem mit Paraffinwachs gefüllten Kunststoffschädel (Abbildung 2-1d), um die Artefaktanfälligkeit von MRT- und CT-Bildgebung sowie verwendete Korrekturalgorithmen zu vergleichen. Um die Registrierungsgenauigkeit von auf der Hirnoberfläche implantierten Elektroden für verschiedene Bildverarbeitungsverfahren zu bestimmen, haben Grzeszczuk et al. [GRZ-92] ein massives Kunststoffhirn mit Oberflächenstruktur und aufgemalten Blutgefäßverläufen aufgebaut (Abbildung 2-1b). Dieses befindet sich in einem Kunststoffhohlkopf (hier nicht abgebildet), der mit kontrastmittelangereicherter Flüssigkeit für die MRT-Bildaufnahme gefüllt ist.

Mit den bestehenden Phantomen werden kontrastreiche Abbildungen erzeugt, die insbesondere die Geometrie des Kopfes bzw. der interessierenden Regionen nach anatomischer Vorlage nachbilden. Die korrekte Nachbildung der klinisch relevanten Bildkontraste spielt häufig eine untergeordnete Rolle oder muss individuell über mit Kontrastmittel angereicherten Flüssigkeiten, mit denen die Phantome befüllt werden können, eingestellt werden.

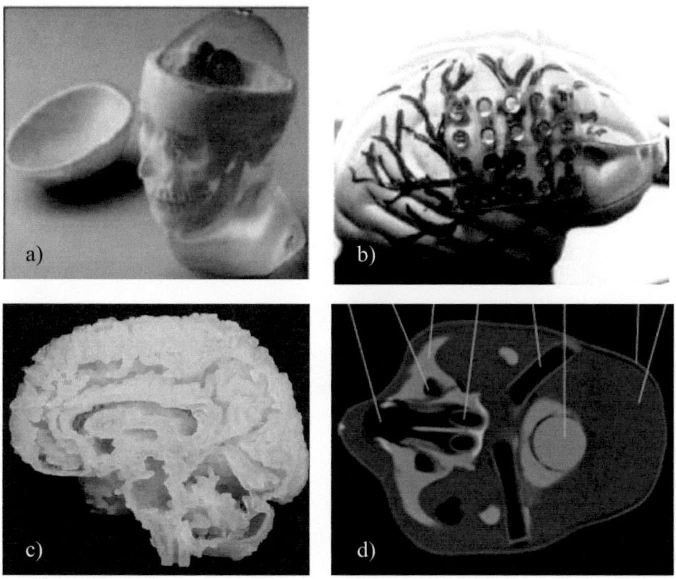

Abbildung 2-1: Starre Kopfphantome, a) MRT-PET-SPECT-Striatum-Kopfphantom 76-501 von Cardinal Health, Inc. [NUC-03], b) MRT-CT-Phantom zur Registrierungsgenauigkeitsbestimmung implantierter Elektroden [GRZ-92] (hier ohne äußere Kopfhülle dargestellt), c) MRT-CT-SPECT-Gehirnphantom [ALF-03], d) MRT-CT-Kopfphantom für Artefaktanalysen [SHM-07]

Deformierbare Phantome

Um speziell entwickelte Fusionsalgorithmen für undeformierte und deformierte Daten zu validieren, sind Phantome, die Deformationen simulieren, wichtig. In einem ersten Teststadium genügen dafür technische Phantome, mit denen vielfältige, verschieden geformte Objekte innerhalb der zu deformierenden Regionen nachgebildet werden können. Für eine Deformationssimulation in einem physischen Phantom sind elastisch deformierbare Phantommaterialien notwendig, welche durch ausgeübten Druck verschoben werden können. Der Druck kann durch Verschiebung einer Randplatte wie im Phantom von King et al. [KIN-00] (Abbildung 2-2) oder durch eine aufblasbare Membran wie im Phantom von Bates et al. [BAT-00] (Abbildung im Anhang A1) erfolgen. Im Phantom von King et al.

wird 15 Ma-%ige Gelatine als deformierbares Material genutzt, da sie ähnliche elastische Eigenschaften wie menschliches Gewebe besitzt [KIN-00].

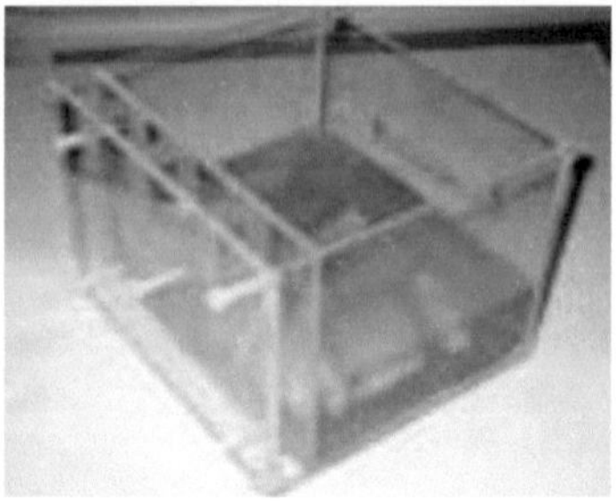

Abbildung 2-2: Technisches deformierbares MRT-US-Phantom [KIN-00]

Für eine zielobjektbezogene Validierung von Fusionsalgorithmen bei Gewebedeformationen existieren anatomisch-physiologische Phantome, eine Auswahl dazu zeigt Abbildung 2-3. Im Phantom von Oltmann [OLT-04] (Abbildung 2-3 a) wird für US- und MRT-Bildgebung Tumor- bzw. Hämatom-Gewebe durch tierisches Muskelgewebe bzw. Agarose simuliert. Der elastische Ausgleich von Gewebeentnahme wird über das das gesamte Kopfphantom ausfüllende Material 0,5 Ma-%ige Agarose und ein integriertes Drucksystem realisiert. In den Phantomen von Comceau et al. [COM-98] und von Reinersten et al. [REI-06] (Abbildung 2-3 b und c) wird Polyvinyl-Alkohol-Cryogel (PVA-C) als elastisch deformierbares Material verwendet. Die mechanischen und die bildgebungsbestimmenden Materialeigenschaften werden durch wiederholte Gefrier-Auftauzyklen gezielt verändert. Comceau et al. [COM-98, COM-00] bilden die inneren Hirnstrukturen (Seitenventrikel und Weiße und Graue Hirnsubstanz) im Phantom abstrakt mit PVA-C nach. Reinersten et al. [REI-06] simulieren Gefäßverläufe mit Kunststoffschläuchen, die von gefärbtem Wasser durchströmt werden und auf der plastisch nachgebildeten Hirnoberfläche sowie im Inneren des Hirnphantoms verlaufen.

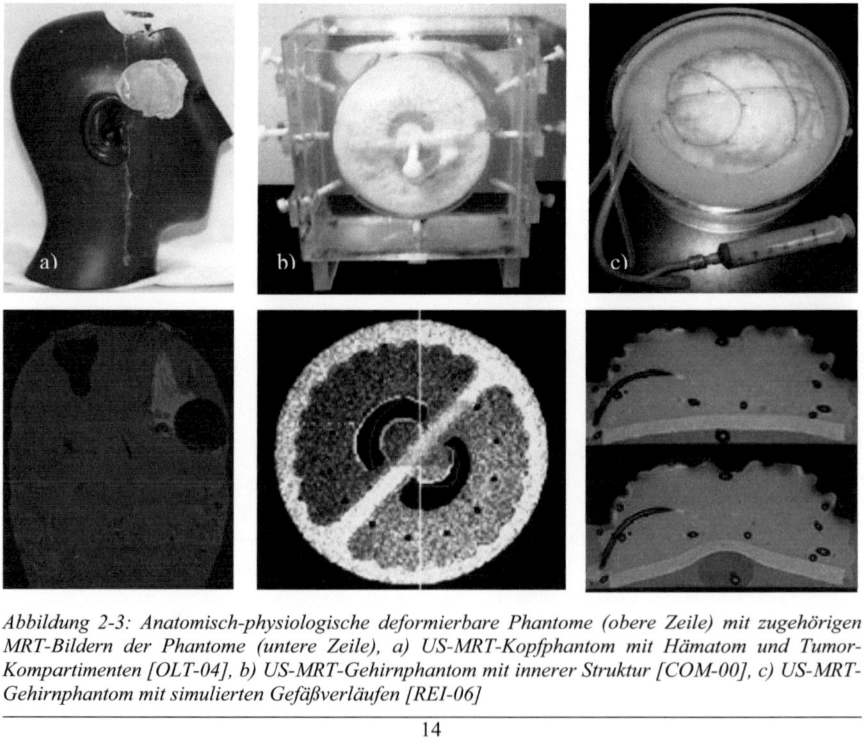

Abbildung 2-3: Anatomisch-physiologische deformierbare Phantome (obere Zeile) mit zugehörigen MRT-Bildern der Phantome (untere Zeile), a) US-MRT-Kopfphantom mit Hämatom und Tumor-Kompartimenten [OLT-04], b) US-MRT-Gehirnphantom mit innerer Struktur [COM-00], c) US-MRT-Gehirnphantom mit simulierten Gefäßverläufen [REI-06]

Bewertung multimodaler Phantome

Zur Qualitätssicherung des spezifischen Bildverarbeitungstools ELECTRODE_VISUALIZATION für die Epilepsiechirurgie ist die Nachbildung der Gewebe GS und WS, Liquor, Knochen und Haut für MRT- und CT-Bildgebung zwingend. Außerdem muss das simulierte Hirngewebe deformierbar sein. Auf der Hirnoberfläche müssen zudem Elektroden fixiert werden können. Insbesondere sind realitätsnahe Gewebekontraste notwendig (d. h. bildbestimmende physikalische Kenngrößen wie CT-Zahl, T_1- und T_2-Zeit, s. Abschnitt 4.3), da das Ergebnis der benötigten Registrierungs- und Segmentierungsalgorithmen stark struktur- und kontrastabhängig ist.

Aus den recherchierten Kopfphantomen wurden die Phantome ausgewählt, in denen die innere bzw. äußere Hirnstrukturierung ähnlich zur menschlichen Anatomie nachgebildet ist, d. h. diejenigen die potentiell für die Bewertung neurochirurgischer bzw. -radiologischer Bildverarbeitungsaufgaben geeignet sind. Für diese Phantome wird die Erfüllung der oben genannten spezifischen Phantomanforderungen (Anforderungen detailliert s. Abschnitt 6.1.2) geprüft, s. Tabelle 2-1. Es gibt kein Phantom, das alle Anforderungen erfüllt. Das Bildverarbeitungstool ELECTRODE_VISUALIZATION kann aber nur bei gleichzeitiger Erfüllung der Struktur- und Deformationseigenschaften zuverlässig bewertet werden, da die Berechnungsergebnisse der einzelnen Bildverarbeitungsschritte miteinander in Wechselwirkung stehen. Es ist daher nicht zielführend, verschiedene vorhandene Phantome zur Ermittlung der Güte von Teilschritten des Bildverarbeitungsalgorithmus zu nutzen.

Tabelle 2-1: Bewertung existierender Phantome mit Gehirnnachbildung für MRT- bzw. CT-Bildgebung bezüglich der Phantomanforderungen, x ... erfüllt, - ... nicht erfüllt

Anforderung	[DSC-01] 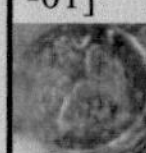	[ALF-03] 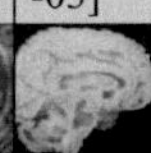	[GRZ-92] 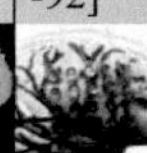	[LOR-07] 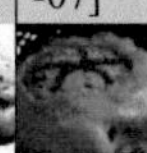	[COM-98] 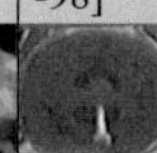	[SUR-01] 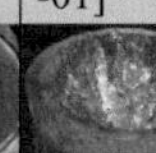	[PAU-09] 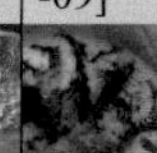	[REI-06] 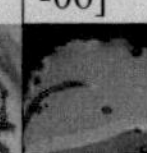
Anwendung für MRT	x	x	x	x	x	x	x	x
Anwendung für CT	-	x	x	-	-	x	-	-
Kopfform	-	-	x	x	-	-	-	-
gyrale Hirnoberflächenstruktur	-	x	x	x	-	x	x	x
Unterscheidung GS und WS in MRT- und CT-Bildgebung	x	x	-	-	x	-	-	-
Erreichung T_1, T_2 und CT-Zahl von WS und GS	-	-	-	-	-	-	-	-
charakteristische Hirnventrikel	-	x	-	-	x	-	-	-
Schädel	-	-	-	x	-	-	-	-
Hautschicht	-	-	-	-	-	-	-	-
Marker	-	-	-	-	x	-	-	-
deformierbares Hirnmaterial	-	-	-	x	x	x	-	-
Elektroden auf Hirnoberfläche	-	-	x	-	-	-	-	-
lokale Hirndeformation mit Verschiebung der Elektroden	-	-	-	-	-	-	-	-
Besonderheiten	mit Flüssigkeit befüllbar		keine	keine	keine	keine	keine	Gefäßnachbildung

2.6 Phantomentwicklung und -validierung

In den meisten Veröffentlichungen zu neu entwickelten Phantomen ist nur deren Aufbau beschrieben. Wieso die Auswahl der einzelnen Komponenten und des Gesamtaufbaus so gewählt wurde, wird kaum behandelt. Eine Veröffentlichung, die die gesamte Systematik der Phantomentwicklung behandelt, ist der Autorin nicht bekannt. Im Folgenden werden kurz Veröffentlichungen vorgestellt, in denen Teilaspekte der Phantomentwicklung genannt werden.

Es lassen sich drei Vorgehensweisen zur Festlegung des Phantomaufbaus kategorisieren. Zum einen wird nur ausgehend von Literaturangaben – insbesondere bezüglich der Materialeigenschaften – der Aufbau und die Materialkomposition für die gewünschte Anwendung festgelegt [LOR-07, HUB-09 (bei Phantomerweiterung)]. Zum anderen werden Testmessungen zur Materialauswahl oder zur Umsetzbarkeit einzelner Phantomkomponenten durchgeführt und ausgehend davon eine Auswahl getroffen [OLT-04]. Bei der dritten Variante, der Kombination der beiden vorherigen Methoden [LEM-06, SIN-08], findet anhand von Literaturangaben eine Vorauswahl der Umsetzungsvarianten (Materialauswahl) statt. Anschließend wird anhand neuer Testmessungen die Endauswahl getroffen.

Zum Gesamtvorgehen bei der Phantomentwicklung findet man zwei Varianten. In der ersten Variante wird – mit einer der obigen Methoden – eine Auswahl des Aufbaus und des Materials getroffen und diese dann endgültig umgesetzt [SIN-08, LOR-07, OLT-04]. In der zweiten Variante [LEM-06, HUB-09] wird von Anfang an gezielt zunächst nur ein erstes einfacheres Gesamtphantom aufgebaut, um anhand von Phantomaufnahmen in Hinblick auf notwendige Änderungen oder mögliche Verbesserungen daraus zu lernen. Anschließend wird dann ein erweitertes und optimiertes Endphantom aufgebaut.

Für ein wissenschaftlich fundiertes Vorgehen bei der Phantomentwicklung sind in der Regel ausgehend von Literaturwerten eigene Testmessungen notwendig. Bei komplexen Phantomen ist auch eine mehrstufige Phantomentwicklung zu empfehlen, um die Erfüllung der Anforderungen bereits entwicklungsbegleitend sicherzustellen. Allerdings ist das konkrete Vorgehen auch stark von der jeweiligen Zielstellung und der Aufwand-Nutzen-Relation abhängig.

Die Validierung von Phantomen wird sehr selten betrachtet, häufig findet sie nicht statt. Das Phantom wird genutzt, ohne seine Eignung und damit die Aussagekraft der mit ihm gewonnenen Ergebnisse zu hinterfragen und zu belegen. Insbesondere in der englischsprachigen Literatur wird bezüglich der Phantombewertung häufig von Evaluation der Phantome gesprochen. Eine systematische Evaluation ist auf einen bestimmten „Evaluationszweck“ [DGE-08] gerichtet. Bei der Evaluation eines Phantoms ist dieser Zweck die Einschätzung seines Nutzens und / oder seine Verbesserung. Eine Evaluation ist somit den Prozessschritten einer Verifizierung und Validierung ähnlich (vgl. Abschnitt 4.1).

Da es keine Vorgaben zu notwendigen Validierungsschritten in der Bildgebung und speziell für die Phantombewertung gibt, sind die in der Literatur dazu genutzten Verfahren relativ willkürlich ausgewählt. Zusammenfassend betrachtet kann man jedoch vier prinzipielle Verfahren klassifizieren:

I) Quantitative Messungen zur Überprüfung physikalischer Eigenschaften, wie z. B.:
   - I a) geometrische Größen (Abmaße, Volumina)
   - I b) bildbestimmende physikalische Größen (ρ, CT-Zahl, T_1, T_2, c, α, μ_a, μ_s, ...)
   - I c) Eigenschaften, die aus den Bilddaten direkt ermitteltet werden (z. B. Kontrast, Grauwertverteilungen, Bildtextur, ...)
   - I d) weitere Anwendungseigenschaften (z. B. Elastizität / E-Modul ...)

II) Vergleich von Phantom- und Patienteneigenschaften gemäß Punkt I

III) Vergleich von Eigenschaften des Phantoms und eines Referenzobjektes (z. B. anderes Phantom, Simulation)

IV) Einschätzung zur Phantomeignung hinsichtlich der Anwendungseigenschaften (z. B. Handhabung, Herstellung).

Aufbauend auf den einzelnen Untersuchungsergebnissen wird dann beurteilt, ob das Phantom für die konkrete Anwendung geeignet ist. Diese Eignungsprüfung – Validierung – schließt die Verifizierung der Phantomeigenschaften (Überprüfung, ob die gestellten Anforderungen erfüllt sind) mit ein, da alle aufgeführten Kriterien vorab formulierte Anforderungen sein können. Tabelle 2-2 gibt eine Übersicht, welche Verfahren von welchen Autoren angewendet worden sind. Die eingesetzten Verfahren sind stark abhängig vom Phantomzweck bzw. von der aufgrund der Zweckbestimmung erforderlichen Phantomgenauigkeit.

*Tabelle 2-2: Genutzte Verfahren zur Phantombewertung in der Literatur (zutreffendes ist angekreuzt), *als Evaluation bezeichnet*

Quelle	(Phantomzweck) Phantomzweck erfüllt	I) Messung physikalischer Eigenschaften				II) Vergleich Phantom und Patient	III) Vergleich Phantom und weiteres Objekt (Phantom)	IV) Eignungseinschätzung
		a) Geometrie	b) bildbestimmende physikalische Größen	c) Bildeigenschaften	d) sonstige Eigenschaften			
[GEE-86]*	(Überprüfung CT-Zahl) x		x				x	
[DIE-00a]*	(Gerätekalibrierung und Qualitätssicherung) x		x				x	
[LEM-06]*	(Vermessungsgenauigkeit dünner MRT-Schichtdicken) x	x				x		
[SHM-07]*	(realistische MRT-Suszeptibilitätsartefakte des Kopfes) x	x	x	x		x	x	x
[SIN-08]	(gewebeäquivalent für US) x		x		x		x	
[PET-09]	(gewebeäquivalente Ausbreitung von HF-Feldern) x	x			x	x		

2.7 Notwendigkeit neuer Phantomentwicklungen

Wie in Abschnitt 2.5 erwähnt, gibt es zahlreiche kommerzielle physische Phantome für die Kalibrierung und Qualitätsbewertung der Bildgewinnung und die Gütebewertung von Standardaufgaben der Bildverarbeitung, die aber vorwiegend nur für einzelne Modalitäten geeignet sind. Für die Bewertung neuer Bildverarbeitungstools sind jedoch immer wieder neu zu entwickelnde Phantome mit spezifischen, an die klinische Aufgabenstellung angepassten Eigenschaften notwendig. Dabei sind verstärkt multimodal einsetzbare Phantome gefragt, da der angestrebte medizinische Informationsgewinn meist auf einer Bilddatenregistrierung und -fusion aufbaut. Bestehende multimodal nutzbare Phantome sind aufgrund ihrer Spezifik für neue Einsatzzwecke nur bedingt anwendbar. Außerdem werden Phantome für völlig neue bildgebende Verfahren benötigt, um die dafür entwickelten Bildverarbeitungstools zu testen. Die Aufgabe, neue Phantome zu entwickeln, stellt sich somit mit jeder medizinisch-technischen Innovation im Bildgebungsbereich neu.

Eine Darstellung des systematischen Vorgehens zur Entwicklung und Validierung von Phantomen ist daher wünschenswert und zukunftsweisend. In bisher veröffentlichten Forschungsarbeiten werden zwar zahlreiche Phantome für verschiedene medizinische Anwendungsgebiete vorgestellt und genutzt, die Kriterien sowie die einzelnen Prozessschritte der Phantomentwicklung werden jedoch nicht oder nur unvollständig beschrieben. Auch die Prozesse zur notwendigen Validierung von Phantomen werden nur von wenigen Autoren und häufig auch nur ansatzweise behandelt, s. Abschnitt 2.6. Eine systematische Zusammenstellung der Validierungsmethoden für Phantome gibt es bislang nicht.

Wie die Recherchen in Abschnitt 2.5 und im Anhang A1 zeigen, gibt es bisher auch kein Phantom, das allen in Abschnitt 2.4 abgeleiteten und in 2.5 genannten Anforderungen für die neurochirurgische bzw. neuroradiologische Anwendung genügt. Konkret gibt es kein Phantom, das die Nachbildung des Schädels, der Hirnoberfläche und der innen liegenden Hirnstrukturen mit deformierbaren Materialien sowie Elektroden auf der Hirnoberfläche kombiniert. Ebenso existiert kein Phantom, das zudem die T_1- und T_2-Zeit sowie die CT-Zahl für die Hirngewebe erreicht. Hirndeformationen mit Elektroden wurden bisher auch noch nicht nachgebildet. Es ist somit ein neues Kombinationsphantom erforderlich, das allen aufgestellten Anforderungen gleichzeitig genügt.

3 Ziele dieser Arbeit

3.1 Präzisierte Aufgabenstellung

Es ist ein Prototyp eines neuartigen physischen, multimodal nutzbaren Kopfphantoms zu erstellen, der sich für zahlreiche Anwendungen aus dem Bereich der Neurochirurgie und -radiologie adaptieren lässt. Die Entwicklung wird auf physische Phantome (Hardwarephantome) beschränkt, die multimodale Auslegung soll MRT-, CT- und US-Bildgebung berücksichtigen.

Das Phantom soll als Werkzeug zur

1. Gütebewertung der multimodalen Bildgebung und
2. Simulation von Gewebedeformationen

nutzbar sein. Insbesondere ist die Eignung zur Bewertung des am Institut für Biomedizinische Gerätetechnik der Technischen Universität Dresden entwickelten Bildverarbeitungstools ELECTRODE_VISUALIZATION für die Epilepsiechirurgie zu zeigen. Folgende Leistungen soll das Phantom obligatorisch erbringen:

- Simulation von Schädel und Gehirn (Weiße Substanz, Graue Substanz und Seitenventrikel)
- elastisch deformierbares Material für die Gehirnnachbildung
- Wiedergabe sowohl oberflächennaher als auch innenliegender Gyri und Sulci und
- realitätsnahe Signal- und Kontrastverhältnisse für die unterschiedlichen Gewebearten sowie für Marker und Elektroden.

Die Entwicklung und Validierung des Phantomprototyps muss systematisch und nachvollziehbar gestaltet werden. Geeignete Qualitätskriterien für die Phantomentwicklung und -bewertung sind zu identifizieren und festzulegen.

Außerdem sind technische, multimodal nutzbare Phantome zu realisieren zur:

- Bestimmung von Kenngrößen der Bildaufnahme wie Auflösung und Verzerrung und
- Registrierung klinischer Zielobjekte (z. B. Tumore) nach elastischer Deformation.

Ziel des Phantomeinsatzes ist es jeweils, die Qualitätsbewertung der Bildgebung zu objektivieren und letztlich, durch die daraus ableitbaren Schlussfolgerungen zur Optimierung der Bildverarbeitungswerkzeuge, die Genauigkeit der medizinischen Bildverarbeitung zu erhöhen. Als Voraussetzung dafür müssen die Phantome selbst validiert werden.

Der Prototyp soll für weitere Anwendungen aus der Neurochirurgie und -radiologie nachnutzbar sein, dazu muss das Phantom die Möglichkeit zur Erweiterung und Modifikation bieten. Es sind Vorschläge für weitere Anwendungen aus diesen Bereichen zu konzipieren. Je nach Zweckmäßigkeit sollen die dafür notwendigen weiteren Phantomleistungen – bei stets gegebener Multimodalität – in einem Phantom vereint werden oder getrennt realisiert werden, so dass Module eines komplexen Phantombaukastensystems entstehen.

Gleichzeitig ist eine systematische Zusammenstellung der Entwicklungs- und Validierungsmethoden für Phantome zu schaffen, die als Leitlinie für neue Phantomentwicklungen genutzt werden kann. Dieses Vorgehensmodell muss allgemeingültig für verschiedene Phantomanwendungen einsetzbar sein und letztlich die zielgerichtete Entwicklung und Bewertung erleichtern und unterstützen.

3.2 Aufbau der Arbeit

Im folgenden Kapitel 4 sind die theoretisch-methodischen Grundlagen zur Phantomentwicklung und -bewertung zusammengestellt. Als Ausgangspunkt werden die Begriffe Qualitätsbewertung, Validierung und Verifizierung erläutert. Die Basis einer systematischen Phantomentwicklung und -validierung legt die dargestellte allgemeine Methodik zur Modellentwicklung und -validierung. Um insbesondere realistische Gewebskontraste im Phantom nachbilden zu können, werden die physikalischen Grundlagen der Modalitäten MRT, CT und US behandelt, aus denen sich die bildbestimmenden und damit nachzubildenden Kenngrößen als Qualitätskriterien der Phantommaterialentwicklung ergeben.

Auf dieser Grundlage wird im Kapitel 5 die Zusammensetzung des Phantommaterials festgelegt. Die Zielwerte der physikalischen bildbestimmenden Kenngrößen werden aus physiologischen Werten im menschlichen Gewebe abgeleitet. Dies geschieht auf der Basis von Veröffentlichungen, in denen diese Größen an gesunden menschlichen Geweben gemessen worden sind. Es schließt sich eine Übersicht zu bisher genutzten Phantommaterialien und deren Eigenschaften an. Ausgehend von den daraus gewonnenen Erkenntnissen zur Materialvorauswahl und darauf aufbauenden eigenen Messreihen, in denen die Abbildungseigenschaften gemessen und mit den Zielwerten verglichen werden, werden schließlich Phantommaterialien für verschiedene Anwendungen konzipiert.

Nach Festlegung der Phantommaterialien behandelt Kapitel 6 die weiteren Phantomanforderungen im Detail. Es wird geprüft, in wiefern die Fragestellungen der Qualitätsbewertung an das Bildverarbeitungstool ELECTRODE_VISUALIZATION theoretisch oder mit klinischen Daten zu beantworten sind. Ausgehend von den sich dabei ergebenden Grenzen des Erkenntnisgewinns werden die konkreten Phantomanforderungen formuliert. Anschließend entsteht ein Entwurf des Phantomprototyps.

Kapitel 7 beschäftigt sich mit dem Aufbau des Phantomprototyps und seinen Vorstufen. Das bedeutet, es werden zwei technische Phantome aufgebaut und die damit gewonnenen Phantomaufnahmen ausgewertet. Basierend auf den Erkenntnissen aus den technischen Phantomen wird der Prototyp des anthropomorphen Kopfphantoms aufgebaut. Anhand der Phantomaufnahmen erfolgt die Bewertung des ELECTRODE_VISUALIZATION-Tools, dabei zeigt sich, ob der erwünschte Erkenntnisgewinn erzielt wurde oder ob nicht.

Auf Basis der Anwendung der technischen Phantome und des Phantomprototyps beschäftigt sich Kapitel 8 mit der Validierung der Phantome. Dazu werden einheitliche Qualitätskriterien genutzt.

Anschließend sind in Kapitel 9 die sich aus der Phantombewertung ergebenden Optimierungskriterien aufgeführt. Es werden konkrete Verbesserungsvorschläge und die damit erzielbaren Vorteile für den Erkenntnisgewinn bzw. die Phantomgüte diskutiert. Außerdem werden Vorschläge zur Erweiterung des Phantomprototyps für mögliche zukünftige, spezifische Anwendungen aus der Neurochirurgie und -radiologie aufgeführt. Basierend auf diesen einzelnen entworfenen Phantommodulen entsteht ein Konzept eines Phantombaukastensystems. Dabei werden insbesondere zu beachtende Aspekte bei der Umsetzung spezieller Phantomkombinationen erläutert. Neben den zunächst behandelten Phantomen für strukturelle Bildgebung werden Phantommodule für funktionelle und gleichzeitig neuartige Modalitäten betrachtet.

Als wichtiger Bestandteil dieser Arbeit wird in Kapitel 10 das durchlaufene Vorgehen zur Phantomentwicklung und -validierung auf der Grundlage der in der Literatur zu Phantomen beschriebenen Methoden, der Theorie zur Modellierung und der eigenen Erfahrungen verallgemeinert. Das vorgestellte, systematisierte Vorgehensmodell lässt sich auf beliebige neue Phantomentwicklungen anwenden.

Abschließend fasst Kapitel 11 die Inhalte und Erkenntnisse dieser Arbeit zusammen. Zudem werden ausstehende Forschungsaufgaben, die sich aus der Arbeit ableiten, genannt.

Im Anhang sind Details zu den im Text vorgestellten Phantomen aus der Literatur sowie zu den Bildgebungskenngrößen, aus denen die Zielwerte für die Phantommaterialentwicklung abgeleitet wurden, aufgeführt. Dort finden sich auch ausgewählte Messreihen zur Langzeitstabiliät der Phantommaterialien.

4 Qualitätsbewertung, Modellierung und physikalische Grundlagen

4.1 Qualitätsbewertung und Validierung

Die im Titel dieser Dissertation – „Entwicklung und Validierung multimodal nutzbarer Phantome zur Qualitätsbewertung der medizinischen Bildgebung" – enthaltenen Begriffe der Qualität, Bewertung und Validierung sind in der Norm DIN EN ISO 9000 als Begriffe des Qualitätsmanagements in der z. Z. gültigen Fassung von 2005 [ISO-05] definiert. **Qualität** ist der „Grad, in dem ein Satz inhärenter Merkmale Anforderungen erfüllt". Inhärent bedeutet dabei „einer Einheit innewohnend" und bezieht sich insbesondere auf ständige Merkmale. **Bewertung** ist die „Tätigkeit zur Ermittlung der Eignung, Angemessenheit und Wirksamkeit der Betrachtungseinheit, festgelegte Ziele zu erreichen" [ISO-05]. Mit „Qualitätsbewertung der Bildgebung" ist in dieser Arbeit somit die Ermittlung des Grades der Erfüllung der an die Bildgebung bzw. an einen Teilprozess der Bildverarbeitungskette gestellten Anforderungen, d. h. der festgelegten Ziele, gemeint. Der Grad der Erfüllung der Anforderungen wird dabei in Bezug auf Eignung, Angemessenheit und Wirksamkeit beurteilt. Die Anforderungen an die Bildgebung kommen letztlich vom klinischen Anwender (Arzt). Diese mitunter sehr unspezifischen Anforderungen müssen in Form von Qualitätsmerkmalen als Qualitätsziel präzisiert werden (z. B. welche Details welcher Größe müssen erkennbar sein?) und möglichst als technische Anforderungen mit quantifizierbaren Kenngrößen formuliert werden (quantitatives Merkmal), um den Grad der Erfüllung objektiv erfassen und mit der Zielstellung vergleichen zu können.

Wird ein objektiver Nachweis (z. B. durch Beobachten oder Messen) durchgeführt, der bestätigt, dass die festgelegten Anforderungen erfüllt werden, nennt man dies Verifizierung [ISO-05]. Wird dieser objektive Nachweis bezüglich eines „spezifischen beabsichtigten Gebrauch[s] oder eine[r] spezifische[n] beabsichtigte[n] Anwendung" erbracht, so ist es eine **Validierung** [ISO-05]. Bei der Validierung werden die Anforderungen also aus Sicht des Anwenders, bei der Verifizierung nur in Bezug auf die vereinbarte Spezifikation geprüft. Wenn die Anforderungen des Anwenders nicht ausreichend in die Spezifikation übertragen worden sind, könnte die Verifizierung erfolgreich verlaufen, die Validierung erbringt dann aber ein negatives Ergebnis, d. h. das Produkt ist verifiziert, aber nicht validiert.

Am Ende der Entwicklung eines Bildverarbeitungstools steht die Qualitätsbewertung dieses Tools. Die Bewertung erfolgt zunächst aus Sicht des Entwicklers des Bildverarbeitungstools. Dafür werden die einzelnen vor der Entwicklung festgelegten Qualitätsmerkmale quantitativ erfasst und mit den gestellten Anforderungen verglichen. Als Ergebnis wird die Eignung und Angemessenheit des Tools beurteilt, d. h. die Qualität des Tools wird bewertet. Die Verifizierung des Tools (Anforderungen erfüllt?) ist dabei nur ein Bestandteil der Qualitätsbewertung. Das Tool kann anschließend ggf. noch modifiziert werden. Um zu zeigen, dass das Bildverarbeitungstool für den Arzt nutzbringend ist, ist zusätzlich zur Qualitätsbewertung aus Sicht des Entwicklers des Bildverarbeitungstools auch eine Validierung des Tools notwendig. Falls die Validierung nicht erfolgreich ist, muss das Tool wiederum optimiert werden. Für diese Optimierung bieten die bei der Qualitätsbewertung quantitativ ermittelten Qualitätsmerkmale die Grundlage.

Die in dieser Arbeit zu entwickelnden Phantome müssen zur Qualitätsbewertung eines spezifischen Bildverarbeitungstools bzw. eines Teils der Bildverarbeitungskette eingesetzt werden können. Der Anwender der mit den Phantomen erzielten Erkenntnisse ist vorrangig der Entwickler eines Bildverarbeitungstools oder aber auch der Nutzer eines Bildverarbeitungstools. Ziel ist es, die Anforderungen dieses Anwenders zu erfüllen, d. h. die Qualitätsbewertung der Phantome muss zwingend bis zur Validierung der Phantome durchgeführt werden. In der Phantomvalidierung ist zu prüfen, ob das Phantom für seinen Anwendungszweck geeignet ist. Das beinhaltet einerseits die Fragestellung, ob das Phantom die Möglichkeit bietet, die vom Anwender gewünschten Fragestellungen zu beantworten. Andererseits ist zu überprüfen, ob das Phantom so beschaffen ist, dass die mit ihm zu gewinnenden Erkenntnisse zuverlässig und glaubwürdig sein werden.

Mitunter wird bei der Bewertung von Bildverarbeitungstools oder Phantomen von Evaluation gesprochen. Evaluation ist gemäß der Deutschen Gesellschaft für Evaluation (DeGEval) definiert als „systematische Untersuchung des Nutzens oder Wertes eines Gegenstandes“, dieser Gegenstand kann z. B. ein Programm oder ein Produkt sein. „Die erzielten Ergebnisse [...] müssen nachvollziehbar auf empirischen qualitativen und / oder quantitativen Daten beruhen“ [DGE-08]. Eine auf Messdaten und nicht auf theoretischen Zusammenhängen beruhende Qualitätsbewertung ist somit auch eine Evaluation. „Professionelle Evaluation zielt auf eine nachvollziehbare Bewertung ihres jeweiligen Gegenstandes, so dass dessen Güte und / oder Nutzen möglichst genau bestimmt werden kann.“ Unter ‚Güte' wird dabei die zeitlich und räumlich überdauernde, intrinsische Qualität eines Evaluationsgegenstandes verstanden. ‚Nutzen' beziehet sich auf den (nur situativ bestimmbaren) Gebrauchswert für eine bestimmte Anwendung [DGE-08]. Insofern beinhaltet eine Evaluation auch die Zielstellung für eine Validierung (Nutzen). Um die Zielstellung eindeutig zum Ausdruck zu bringen, wird in dieser Arbeit von Validierung der Phantome gesprochen. Dies deckt sich – unter Berücksichtigung der verallgemeinerten Betrachtung des Phantoms als Modell – mit den in der Fachliteratur zur Modellierung genutzten Termini der Modellverifizierung und -validierung.

4.2 Grundlagen der Modellierung

4.2.1 Modelleigenschaften

Das Wort ‚Modell' wurde aus dem französischen Wort *modèle* gebildet. Dieses stammt wie das italienische *modello* von dem vulgärlateinischen *modellus*, das wiederum dem lateinischen *modulus*, d. h. der Verkleinerungsform von *modus*, entlehnt ist. *Modus* heißt ursprünglich „Maß, Maßstab, Normmaß“ und übertragen auch „Art, Weise, Form, Vorschrift“. Das deutsche Wort ‚Modell' besitzt (wie das französische und italienische) die Bedeutung:

- Abbildung von etwas oder Vorbild für etwas oder
- Repräsentation eines bestimmten Originals [STA-73].

Nach der Allgemeinen Modelltheorie von Stachowiak besitzt ein Modell drei wesentliche Eigenschaften [STA-73]:

1) **Abbildungsmerkmal:** „Modelle sind stets Modelle von etwas, nämlich Abbildungen, Repräsentationen natürlicher oder künstlicher Originale, die selbst wieder Modelle sein können. [...] Der Abbildungsbegriff fällt mit dem Begriff der Zuordnung von Modell-Attributen zu Original-Attributen zusammen. Ihm liegt der mathematische (mengentheoretische, algebraische) Abbildungsbegriff zu grunde.“
2) **Verkürzungsmerkmal:** „Modelle erfassen im allgemeinen nicht alle Attribute des durch sie repräsentierten Originals, sondern nur solche, die den jeweiligen Modellerschaffern und / oder Modellnutzern relevant sind.“
3) **Pragmatisches Merkmal:** „Modelle sind ihren Originalen nicht per se eindeutig zugeordnet. Sie erfüllen ihre Ersetzungsfunktion a) für bestimmte – erkennende und / oder handelnde, modellbenutzende – Subjekte, b) innerhalb bestimmter Zeitintervalle und c) unter Ein-

schränkung auf bestimmte gedankliche oder tatsächliche Operationen." Das bedeutet: „Modelle sind nicht nur Modelle von etwas. Sie sind auch Modelle für jemanden, einen Menschen oder einen künstlichen Modellbenutzer. Sie erfüllen dabei ihre Funktion in der Zeit, innerhalb eines Zeitintervalls. Und sie sind schließlich Modelle zu einem bestimmten Zweck."

Ein Phantom ist entsprechend dieser Merkmale wie in der Einleitung und Abschnitt 2.2 bereits ausgeführt ein Modell: Es bildet den menschlichen Körper bzw. Teile davon (anthropomorphes Phantom) oder abstrahierte künstliche Formelemente (technisches Phantom) nach. Dabei werden nicht alle Eigenschaften nachgebildet sondern nur die für den Phantomzweck notwendigen. Der Modell- bzw. Phantomzweck ist im Sinne dieser Arbeit die Qualitätsbewertung der medizinischen Bildgebung.

4.2.2 Modellentwicklung

In der Literatur zur Modellentwicklung und -validierung werden nahezu ausschließlich mathematische Modelle wie einfache formelmäßige Beschreibungen oder komplexe Simulationen behandelt. Das Entwicklungsvorgehen für körperliche Modelle wird nicht systematisch beschrieben, die Grundprinzipien der mathematischen Modellierung können jedoch übertragen werden.

Auf dem Gebiet der Biomedizinischen Technik hat sich die Arbeitsgruppe um Finkelstein / Leaning / Carson / Cobelli seit den 80er Jahren umfassend mit der (mathematischen) Modellierung befasst [z. B. LEA-83, LEA-83a, COB-84, COB-08]. Die Modellbildung lässt sich demnach in folgende Phasen untergliedern [LEA-83]:

1) Problemanalyse
2) Modellziel festlegen
3) Modellentwurf
    3a) Konzeption
    3b) Umsetzung
    3c) Synthese
    3d) Lösung
4) Modellidentifikation.

Bei diesen Prozessschritten ist stets das Hintergrundwissen mit allen verfügbaren Theorien, Gesetzen, Modellen und Daten zu berücksichtigen. Parallel zur Entwicklung muss außerdem die Modellvalidierung betrachtet werden (s. nächster Abschnitt).

Die **Problemanalyse** zielt darauf ab, die Notwendigkeit eines Modells zur Lösung praktischer Probleme, eines theoretischen Widerspruchs oder zum Informationsgewinn zu erfassen. Sie führt zur Formulierung des **Modellziel**s. Die allgemeinen Modellzielkategorien können sein:

- beschreibend
- voraussagend oder
- erklärend.

Außerdem sind der Umfang und die Tiefe des Modells festzulegen. Diese spezifischen Modellziele wie Detailreichtum, notwendige Genauigkeit, zeitliches Verhalten etc. ergeben sich aus dem zu modellierenden Originalobjekt bzw. -system.

In der ersten Phase des Modellentwurfs, der **Konzeption**, muss das nachzubildende Gesamtsystem in identifizierbare physische und funktionelle Subsysteme zerlegt werden. Aus den Ergebnissen der Problemanalyse und der festgelegten Modellziele sind die jeweils nachzubildenden Merkmale auszuwählen und die anzunehmenden Idealisierungen für die Subsysteme abzuleiten. Bei der **Umsetzung** werden die Subsysteme des Modells entworfen, bei mathematischen Modellen werden die auf den verfügbaren Daten und Hypothesen basierenden Gleichungen aufgestellt. In der **Synthese** sind die Subsysteme zu einem einheitlichen Gesamtsystem zusammenzufügen. Das Gesamtsystem ist auf Konsistenz und Vollständigkeit zu prüfen. Während der **Lösung** des Modells sind die noch benötigten Beziehungen zwischen Variablen und / oder Parametern zu finden.

Bei der **Modellidentifikation** sind die Modellstruktur und die Modellparameter durch Vergleich der Reaktion des Modells mit der des Originals unter definierten experimentellen Bedingungen festzulegen. Die einzelnen Parameter des mathematischen Modells müssen bestimmt, d. h. identifiziert, werden [LEA-83]. Teilweise findet die Identifikation der Modellparameter auch bereits bei der Erstellung der Subsysteme statt [MOR-04].

Der Entwurf eines körperlichen Phantoms kann auch als Konstruktionsprozess betrachtet werden: Es wird zunächst ein virtuelles Modell des anschließend zu fertigenden Originals (körperlichen Modells / Phantoms) konzipiert. Die Prinzipien beim Konstruieren sind denen der Modellentwicklung recht ähnlich: Zunächst sind abgeleitet von der Problemstellung die Anforderungen aufzustellen (Problemanalyse und Festlegen der Modellziele). Ausgehend von einem Gesamtentwurf werden Teilkomponenten (Subsysteme) und die von ihnen zu erfüllenden Teilanforderungen ermittelt (Konzeption), für die nach Lösungsvarianten zu suchen ist. Die Lösungsmöglichkeiten werden bezüglich der Anforderungserfüllung und der Aufwand-Nutzen-Relation miteinander verglichen. Die geeignetste Lösung wird ausgewählt (Umsetzung). Die einzelnen Komponenten sind zu dimensionieren (Identifikation) und zu einer Gesamtkonstruktion zusammenzuführen, indem die Schnittstellen aneinander angepasst werden (Synthese und Lösung). Das Zusammenspiel der Einzelkomponenten im Gesamtsystem ist ggf. ebenfalls noch so zu dimensionieren, dass das gewünschte Systemverhalten entsteht (Identifikation).

4.2.3 Modellvalidierung

Die Arbeitsgruppe um Finkelstein / Leaning / Carson / Cobelli hat sich auch intensiv mit der Modellvalidierung beschäftigt. Ihre zentralen, auf ihren eigenen Forschungsarbeiten sowie der Fachliteratur basierenden, Aussagen zur Validierung lauten [LEA-83a, COB-84, COB-08]:

- Bei der Validierung wird untersucht, ob das Modell dem beabsichtigten Zweck genügt und (nur) die dafür notwendigen Eigenschaften erfüllt.
- Die Validierung muss den Modellentwicklungsprozess von Anfang an begleiten.
- Es gibt keine absolute Validierung, sie ist abhängig vom individuellen Modellzweck. Ein validiertes Modell ist eines, das die festgelegten Validierungstests erfolgreich durchlaufen hat.
- Validierung bedarf mitunter subjektiver Elemente, die aber präzise zu definieren sind.
- Der grundlegende Ansatz ist der Vergleich des Modells mit dem Originalsystem.

Cobelli und Leaning et al. [LEA-83a, COB-84, COB-08] haben darüber hinaus **Validitätskriterien** für mathematische Modelle komplexer biologischer Systeme aufgestellt. Sie teilen Validierungskriterien in interne und externe ein. Beide müssen während der Modellentwicklung stets geprüft werden. Die **internen Validitätskriterien** sind spezifisch für mathematische Modelle, es sind die beiden Kriterien **Konsistenz**, d. h. das Modell darf keine logischen, mathematischen oder konzeptionellen Widersprüche enthalten, und **Algorithmische Validität**, d. h. die Algorithmen müssen für die Lösung oder Simulation geeignet sein und zu korrekten Ergebnissen führen (z. B. Nachweis der Stabilität und Konvergenz des Algorithmus).

Externe Kriterien sind Empirische Validität, Theoretische Validität, Pragmatische Validität und Heuristische Validität. Zum Nachweis der **Empirischen Validität** muss das Modell mit verfügbaren Daten des Originalsystems korrespondieren. Es sind gleiche Testszenarien (gleiche Eingangsgrößen) auf das Modell und das Originalsystem anzuwenden und die Ausgangsgrößen zu vergleichen. Beide Systeme sollen zum gleichen Ergebnis führen. Man vergleicht die interessierenden Eingangsgrößen und die erzielten Ausgangsgrößen miteinander. Weitere anwendungsspezifische Testszenarien, für die Referenzdaten existieren, sind dann anzuschließen.

Für die **Theoretischen Validität** ist die Konsistenz des Modells mit existierenden Modellen und Theorien zu prüfen ist. Es darf keine Widersprüche zwischen den mit den anderen Modellen und den mit dem zu prüfenden Modell erzielten Ergebnissen geben.

Die **Pragmatische Validität** bezieht sich auf die Eignung des Models in der Praxis. Ist es z. B. möglich, Voraussagen in der benötigten Zeit und Genauigkeit zu treffen?

Für die **Heuristische Validität** ist das Potential des Modells für wissenschaftliche Erklärungen, Entdeckungen und Hypothesentests zu prüfen. Die Prüfung bezieht sich dabei auf die Modellziele. Bedeutsam ist die Heuristische Validität vor allem für physiologische Hypothesen. Im Modell ist sicherzustellen, dass die in Betracht zu ziehenden Ursachen für ein zu untersuchendes Phänomen nachgebildet sind.

Die Ergebnisse der Tests auf die Validitätskriterien dienen dem Bestätigen oder Verwerfen der Gültigkeit bzw. Eignung des Modells [COB-84, COB-08]. Solange das Modell nicht verworfen wird und die festgelegten Tests erfolgreich durchlaufen hat, gilt es als validiert. Welche Kriterien für ein Modell anzuwenden sind, hängt von seinem Zweck ab. Für Modelle zur Vorhersage ist im Allgemeinen Empirische Validität nachzuweisen. Modelle, die indirekte Messungen, z. B. zur Bestimmung von diagnostischen Parametern, betreffen, sind auf Empirische und Theoretische Validität zu prüfen. Zu Forschungszwecken und wissenschaftlichen Erklärungen sind Empirische, Theoretische und Heuristische Validität zu belegen. Für Online-Anwendungen sind Pragmatische und Empirische Validität zu prüfen [LEA-83a].

4.3 Bildbestimmende physikalische Größen für MRT-, CT- und US-Bildgebung

4.3.1 Überblick über bildbestimmende physikalische Größen

Die Modalitäten, für die in dieser Arbeit Phantome entwickelt werden, sind in Tabelle 4-1 bezüglich ihrer klinischen Anwendung und der zugrunde liegenden physikalischen Wirkprinzipien zusammengestellt. In komplexen anatomisch-physiologischen Phantomen können die aufgeführten bildbestimmenden physikalischen Größen als Zielgrößen für die Nachbildung des betrachteten Gewebes dienen, da sie das Gewebe bezüglich der Bildgebungseigenschaften beschreiben und unabhängig von Bildaufnahmeeinstellungen sind. Aufgrund dieser zentralen Bedeutung für mögliche Phantomkonstruktionen und der damit verbundenen Notwendigkeit, die Genauigkeit dieser Zielgrößen und deren Einflussfaktoren zu kennen, werden im Folgenden die physikalischen Zusammenhänge dieser potentiellen Zielgrößen für die drei grundlegenden Verfahren CT, MRT und US betrachtet.

Tabelle 4-1: Funktionsprinzipien für die in dieser Arbeit relevanten Modalitäten im Vergleich

bildgebendes Verfahren (strukturell/ *funktionell*)	klinischer Einsatz	Ortsauflösung [FRE-01, UHL-06, MEY-09]	Aufnahme- und Auswertungsprinzip, genutzte Strahlung [MOR-95, DÖS-00, FRE-03]	zugrunde liegender physikalischer / biologischer Effekt	bildbestimmende physikalische Größe
Röntgen-Computertomographie (CT)	Differenzierung Knochen – Weichgewebe, Diagnose Hämatom, Tumordifferenzialdiagnostik, Patienten mit MRT-Inkompatibilität	in Schnittebene: 1…0,3 mm; Schichtdicke: 3…0,5 mm	Transmission, Röntgenstrahlung: f = 0,3…30 EHz λ = 1 pm…10 nm	Compton-streuung, Photoeffekt → Schwächungskoeffizient μ → Dichte ρ und Ordnungszahl Z	CT-Zahl
Magnet-Resonanz-Tomographie (MRT)	Differenzierung Weichgewebeart, Tumordifferenzialdiagnostik	in Schnittebene: 1…0,3 mm; Schichtdicke: 5…1 mm	Transmission, Ultrakurz-, Kurz-, (Mittel)-wellen: f = 1…100 MHz λ = 3…300 m	Ausrichtung der Kernspins im magnetischen Feld	Längs- und Querrelaxationszeit T_1 und T_2, Protonendichte ρ_P
funktionelle MRT (fMRT)	*Detektion funktionell aktiver (eloquenter) Hirnareale, Tumordifferenzialdiagnostik*	*s. MRT*	*MR-Signal-Erhöhung bei Aktivierung eines Hirnareals, Differenzbild aktiviert – nicht aktiv*	*Erhöhung Anteil an oxygeniertem Blut im Gewebe*	*s. MRT*
Ultraschall-Bildgebung (US)	Differenzierung Weichgewebeart	axial: 0,6…0,2 mm; lateral: 2…0,6 mm	Remission, Ultraschall-Wellen, diagnostisch genutzt: 1 ... 40 MHz	Reflexion → Schallkennimpedanz Z → Dichte ρ; Streuung, Absorption	Ultraschallgeschwindigkeit im Gewebe c, Schwächungskoeffizient α
Optische Bildgebung Intrinsischer Signale (OIS)	*Detektion funktionell aktiver (eloquenter) Hirnareale intraoperativ*	*< 1 mm*	*Remission, sichtbares Licht (λ = 380…780 nm), Veränderung der optischen Aktivierung eines Hirnareals, Differenzbild aktiviert - nicht aktiviert*	*Erhöhung Anteil an oxygeniertem Blut im Gewebe*	*Absorptions- und Streukoeffizient μ_a und μ_s im Aufnahmewellenlängenbereich*
Fluoreszenz-Angiographie mit Indocyanin-Grün (ICG)	*Darstellung der Gefäßdurchblutung intraoperativ*	*entsprechend Kameraauflösung und Aufnahmebereich (<< 1 mm)*	*Farbstoffgabe ins Blut, nach Anregung Emission im Nah-Infrarot* λ = 750...950 nm	*Farbstoff ICG bindet sich an Blutplasmaproteine*	*μ_a und μ_s bzw. Eindring-/ Austrittstiefe für Anregungs- und Emissionswellenlänge*

4.3.2 CT-Zahl

Wie aus Tabelle 4-1 ersichtlich ist für die Computertomographie die CT-Zahl des Gewebes ausschlaggebend für dessen Abbildung. Die CT-Zahl wurde von Hounsfield eingeführt und wird in *Hounsfield Units* (HU) angegeben. Sie gibt den linearen Schwächungskoeffizienten des Gewebes μ verglichen mit dem Referenzwert von Wasser μ_{Wasser} an:

$$\text{CT-Zahl} = \frac{\mu - \mu_{Wasser}}{\mu_{Wasser}} \cdot 1000\ \text{HU}. \tag{4-1}$$

Der Schwächungskoeffizient des Gewebes wird für Röntgenstrahlung im Wesentlichen durch den linearen Comptonschwächungskoeffizienten (inkohärente Streuung)

$$\mu_\sigma = \sigma_e(E) \cdot \rho \cdot N_A \cdot \sum_i \left(p_i \cdot \frac{Z_i}{A_i} \right) \tag{4-2}$$

mit

$\sigma_e(E)$... mit der Energie E abnehmender totaler Comptonkoeffizient, z. B. $\sigma_e(100\ \text{keV}) \approx 6 \cdot 10^{-25}\ \text{cm}^2/\text{Elektron}$
ρ... Dichte
N_A... Avogadrozahl
p_i... relativer Gewichtsanteil der Atome einer Ordnungszahl Z_i mit dem Atomgewicht A_i

und den linearen Photo-Schwächungskoeffizienten

$$\mu_\tau = C \cdot E^{-3} \cdot \rho \cdot N_A \cdot \sum_i \left(p_i \cdot \frac{Z_i^4}{A_i} \right) \tag{4-3}$$

mit

C... Konstante
E... Quantenenergie

bestimmt [SCH-85]. Die Strahlungs-Materie-Wechselwirkungen der Paarbildung und die kohärente Streuung können im Energiebereich der Röntgenstrahlen, d. h. von 20 bis 150 keV, vernachlässigt werden [FRE-02, FRE-02a]. Der lineare Schwächungskoeffizient des abzubildenden Gewebes bzw. des Materials

$$\mu = \mu_\sigma + \mu_\tau = \rho \cdot N_A \cdot \left(\sigma_e(E) \cdot \sum_i \left(p_i \cdot \frac{Z_i}{A_i} \right) + C \cdot E^{-3} \cdot \sum_i \left(p_i \cdot \frac{Z_i^4}{A_i} \right) \right) \tag{4-4}$$

ist somit von der eingestrahlten Energie, der Materialdichte und der (effektiven) Ordnungszahl des Materials abhängig.

Da von CT-Geräten polychromatische Strahlung ausgesendet wird, geht mit der Objektdurchstrahlung eine Strahlungsaufhärtung einher (niederenergetische Strahlung wird stärker als höherenergetische abgeschwächt). Für die eindeutige Rekonstruktion der μ-Werte eines durchstrahlten Objekts wird deshalb eine Eichkurve für die Strahlungsaufhärtung benötigt. Diese Eichung erfolgt mit einer homogenen Substanz, die sich im betrachteten Energiebereich radiologisch ähnlich dem zu untersuchenden Objekt verhält [MOR-95] (Linearisierungstechnik [KAS-02]). Auch der notwendige Referenzwert μ_{Wasser} in Gleichung (4-1) wird so festgelegt [MOR-95]. Außer der Strahlaufhärtung wirkt sich die im durchstrahlten Objekt entstehende Streustrahlung (z. B. gestreute Röntgenquanten des Comptoneffekts) auf die Genauigkeit der rekonstruierten μ-Werte aus [ZHA-06, REI-09]. Trotz Streustrahl- und Strahlaufhärtungskorrekturen kann es zu Ungenauigkeiten der ermittelten μ-Werte bzw. der CT-Zahlen kommen [MOR-95, BRE-08].

Für Weichgewebe (Z_{eff} = 7,1…7,36 [JAY-71]), oder allgemeiner für Materialien mit kleiner (effektiver) Ordnungszahl, d. h. etwa $Z \leq 8$, spielt der Photoeffekt gegenüber dem Comptoneffekt für die Strahlungsschwächung eine untergeordnete Rolle [SCH-85, FRE-02]. Beispielsweise beträgt in Weichgewebe der Anteil von μ_τ gegenüber $\mu_\sigma + \mu_\tau$ für 50 keV ca. 9 % und für 100 keV ca. 2 %. Für Knochen mit Z = 13,8 [MOR-95] hingegen hat der Photoeffekt einen größeren Anteil gegenüber dem Comptoneffekt, der Anteil von μ_τ gegenüber $\mu_\sigma + \mu_\tau$ beträgt für 50 keV ca. 54 % und für 100 keV ca. 11 % [nach SCH-85]. Der Quotient Z/A für die Berechnung des Comptonschwächungskoeffizienten (Gleichung (4-2)) ist für Wasserstoff 1 und ansonsten etwa 0,5 (Wasser 0,55; Muskel 0,56; Knochen 0,5; Luft 0,5 [nach MOR-95]), d. h. bei angenommenem gleichen Wasserstoffanteil im Gewebe ist der lineare Comptonschwächungskoeffizient näherungsweise nur von der Gewebedichte abhängig [SCH-85].

Zusammenfassend ist festzuhalten, dass die CT-Zahl für Weichgewebe bzw. allgemeiner für wasserähnliche Materialien damit im Wesentlichen von der Dichte abhängig ist. Bei gleichem Wasserstoffanteil im betrachteten Material (Comptoneffekt) und $Z \leq 8$ (Photoeffekt gering) ist der Einfluss der effektiven Ordnungszahl sehr gering. Der Einfluss des Energiespektrums und der entstehenden Streustrahlung wird in der CT-Auswertung bereits korrigiert, es können aber Abweichungen der CT-Zahl-Werte für verschiedene Auswerteeinstellungen auftreten. Für die CT-Aufnahmen der Phantome in dieser Arbeit wurden Siemens CT-Geräte verwendet. Bei diesen Geräten werden durch die eingestellten Parameter „Kollimation“ und „Filter-Kern“ zusätzlich verschiedene Streustrahl- und Strahlaufhärtungskorrekturen zugeschaltet, die die CT-Zahl beeinflussen [BRE-08, KIR-04]. Für den Vergleich verschiedener CT-Zahlen müssen daher gleiche Auswerteprotokolle benutzt werden (je geringer Kollimation, desto genauer absolute CT-Zahlen; keine Verwendung von Zusatzfiltern in B-(*body*)-Kernen [BRE-08]).

4.3.3 Relaxationszeiten und Protonendichte

In der MRT wird der Kernspin $\vec{I}$ für die Bildgebung ausgenutzt. Dabei handelt es sich um einen quantenmechanisch beschreibbaren Kerndrehimpuls von Atomkernen mit ungerader Anzahl von Protonen und / oder Neutronen, der sich aus den Eigendrehimpulsen und den Bahnimpulsen der Protonen und Neutronen zusammensetzt. Mit $\vec{I}$ geht ein magnetisches Kernmoment $\vec{\mu}$ einher:

$$\vec{\mu} = \gamma \cdot \vec{I} \tag{4-5}$$

mit γ als gyromagnetisches Verhältnis [SEM-97]. In der MRT-Bildgebung wird das im Körper häufig vorhandene Element Wasserstoff ^1H genutzt, welches mit $\gamma = 2\pi \cdot 42{,}577$ MHz/T [MOR-95] von allen stabilen Isotopen das größte γ besitzt. Im statischen homogenen Magnetfeld des Magnetresonanztomographen mit der magnetischen Flussdichte $\vec{B}_0$ richten sich die magnetischen Momente $\vec{\mu}$ parallel oder antiparallel zu $\vec{B}_0$ aus, durch die Drehimpulserhaltung kommt es dabei zu einer Präzessionsbewegung um die Richtungsachse von $\vec{B}_0$. Die Präzession erfolgt mit der Lamorfrequenz f_L:

$$f_L = \frac{\gamma \cdot B_0}{2\pi}. \tag{4-6}$$

Aufgrund der energetischen Verhältnisse (parallele Ausrichtung gegenüber antiparalleler geringfügig bevorzugt) entsteht eine makroskopisch messbare Magnetisierung $\vec{M}$ in $\vec{B}_0$-Richtung mit dem Betrag M_0 (Gleichgewichtszustand):

$$M_0 = \rho_P \cdot \frac{I \cdot (I+1) \cdot \gamma^2 \cdot \hbar^2 \cdot B_0}{3 \cdot k \cdot T} \tag{4-7}$$

mit ρ_P... Protonendichte (Anzahl N der magnetischen Momente pro Volumeneinheit V der Probe)
I ... Spinquantenzahl
$\hbar$ ... Planck'sches Wirkungsquantum
K ... Boltzmann-Konstante
T ... absolute Temperatur der Probe [SEM-97].

Bei In-vivo-Messungen sind die Protonendichte und die Körpertemperatur vorgegeben, M_0 lässt sich somit nur durch Erhöhung von B_0 vergrößern.

Zur Generierung des MRT-Signals wird nun die magnetische Resonanz genutzt: Durch ein zusätzliches elektromagnetisches Hochfrequenz(HF)-Feld senkrecht zu $\vec{B}_0$, das ebenfalls mit f_L pulsiert, kann der Gleichgewichtszustand gestört und die Richtung von $\vec{M}$ gedreht werden. Je nach Dauer des HF-Pulses kann $\vec{M}$ z. B. um 90° oder 180° gedreht werden (90°- bzw. 180°-Impuls) [SEM-97]. Die Magnetisierung wird nach Abschalten des HF-Feldes über das in der Empfangsspule induzierte Signal S(t) gemessen. Durch Wechselwirkungen mit Nachbarteilchen kehrt $\vec{M}$ allmählich wieder in die Ruhelage mit der Längsmagnetisierungskomponente $M_z = M_0$ und der Quermagnetisierungskomponente $M_{xy} = 0$ zurück. Diese Relaxationsprozesse folgen Exponentialfunktionen und werden durch die Längsrelaxationszeit T_1 (Spin-Gitter-Wechselwirkungen) und die Querrelaxationszeit T_2 (Spin-Spin-Wechselwirkungen) beschrieben. Im biologischen Gewebe sind die Relaxationsprozesse oft mehrkomponentig, d. h. das gemessene Signal ist ein Summensignal des beobachteten Relaxationsverhaltens der Protonen in den verschiedenen Zell- und Gewebetypen. Die in der Literatur angegebenen Relaxationszeiten sind somit gewichtete Mittelwerte aus einem Spektrum von Exponentialfunktionen [SEM-97].

Die Ortskodierung für die Bildrekonstruktion wird über zusätzliche Magnetfeld-Gradienten in x-, y- und z-Richtung realisiert. So werden z. B. schichtselektiv verschiedene Lamorfrequenzen f_L eingestellt. Da bei der Bildgewinnung aus der Lamorfrequenz auf den Ort geschlossen wird, können Magnetfeldinhomogenitäten zu Bildverzeichnungen führen [DÖS-00]. Um ein homogenes Magnetfeld zu gewähren, werden zur Kalibrierung Shimspulen oder -bleche genutzt [FRE-03].

Der Bildkontrast eines MRT-Bildes wird im Wesentlichen durch die unterschiedlichen Relaxationszeiten T_1 und T_2 der Gewebe bestimmt (vgl. Gleichung (4-8) und (4-9)). Die Protonendichte spielt bei Weichgeweben demgegenüber nur eine untergeordnete Rolle für den Bildkontrast. Der Bildkontrast wird jedoch neben diesen intrinsischen Gewebeeigenschaften auch durch die verwendeten Impulssequenzen und den damit verbundenen Aufnahmeparametern beeinflusst [SEM-97]. Um von den Aufnahmeeinstellungen unabhängige, klinisch vergleichbare, Gewebekontraste zu erzielen, sollen in dieser Arbeit für die Nachbildung von MRT-typischen Gewebekontrasten die beiden entscheidenden intrinsischen Eigenschaften T_1 und T_2 benutzt werden.

Die Relaxationszeiten werden hier mit *Single-Echo*-Sequenzen (SE-Sequenzen) und *Inversion-Recovery*-Sequenzen (IR-Sequenzen) bestimmt. Für die Bild-Datensätze kommen die klinisch üblichen Sequenzen für die jeweiligen Hirnaufnahmen zum Einsatz (meist SE-Sequenzen).

Bei SE-Sequenzen wird erst ein 90°- und dann ein 180°-Impuls gesendet. Der Signalabfall nach dem 90°-Impuls erfolgt mit der Relaxationszeit T_2^*, die bedingt durch Feldinhomogenitäten (technisch bedingt bzw. durch die Materialumgebung bedingt [DÖS-00]) kürzer als T_2 ist. Nach dem 180°-

Impuls werden die durch die Feldinhomogenitäten bedingten Phasenunterschiede der Spins kompensiert, so dass T_2 gemessen werden kann. Die gesamte Sequenz wird nach der Repetitionszeit T_R wiederholt, um den kompletten Datensatz einer Schicht zu erhalten [FRE-03]. Werden weitere 180°-Impulse um jeweils die Echozeit T_E versetzt angeschlossen, spricht man von einer Multiechosequenz (MSE-Sequenz) bzw. Carr-Purcell-Sequenz (CP-Sequenz) [MOR-95]. Mit n als Nummer des Echos und $T_E(n) = n \cdot T_E$ gilt:

$$S_{SE} = \rho_p \cdot (1 - e^{-\frac{T_R}{T_1}}) \cdot e^{-\frac{T_E(n)}{T_2}} = A(\rho_p, T_R, T_1) \cdot e^{-\frac{T_E(n)}{T_2}} . \qquad (4\text{-}8)$$

Bei $T_R >> T_1$, d. h. praktisch $T_R > 5\ T_1$, strebt $e^{(-TR/T1)}$ gegen Null, das Signal ist somit nur von T_2 abhängig. Alternativ kann das Signal mit einem konstanten Faktor A, der durch ρ_p, T_1 und T_R bestimmt ist, beschrieben werden. Aus den einzelnen Echoamplituden wird T_2 berechnet.

Bei der IR-Sequenz wird für die Bildgebung erst ein 180°-Impuls gesendet (Inversion). Um die Längsrelaxationszeit zu messen, erfolgt nach der Inversionszeit T_i – wie bei SE-Sequenzen – erst ein 90°-Impuls (zum Messen in x-y-Ebene) und dann ein 180°-Impuls (Ausgleich der Dephasierung) [SEM-97].

$$S_{IR} = \rho \cdot (1 - 2e^{-\frac{T_i}{T_1}} + e^{-\frac{T_R}{T_1}}) \cdot e^{-\frac{T_E}{T_2}} . \qquad (4\text{-}9)$$

Da bei der IR-Sequenz die Längsmagnetisierung zu Beginn durch einen 180°-Impuls invertiert wird, durchläuft das gemessene Signal während der Relaxation einen Nulldurchgang. Aus dem Nulldurchgang ergibt sich unter der Bedingung $T_R >> T_1$, praktisch $T_R > 5\ T_1$:

$$T_1 = \frac{T_i}{\ln 2} = 1{,}443 \cdot T_i . \qquad (4\text{-}10)$$

Zur T_1-Bestimmung müssen Messungen für verschiedene T_i durchgeführt werden (Abbildung des Relaxationsprozesses). Alternativ zu Gleichung (4-10) kann T_1 aus der Kurvennäherung mit Gleichung (4-9) berechnet werden. Dieser Ansatz wird in der vorliegenden Arbeit verwendet.

Gemessene Relaxationszeiten T_1 und T_2 hängen insbesondere von der magnetischen Flussdichte (allgemein fälschlicherweise als „Feldstärke" bezeichnet) des MRT-Gerätes, die in Tesla (1 T) angegeben wird, und den verwendeten Aufnahmeeinstellungen ab (Tabelle 4-2). Für Vergleiche von T_1 und T_2 müssen daher gleiche Flussdichten (hier 1,5 T) und ähnliche Messprotokolle benutzt werden. Berücksichtigt man weitere Messbedingungen (Messgerät, Messort im Magnetfeld, Wiederholungsmessgenauigkeit, s. Tabelle 2-1) ergibt sich, dass T_1 und T_2 nicht auf mehr als 10 % genau bestimmbar ist [LAR-92].

Tabelle 4-2: Gerätetechnische Einflussfaktoren auf die gemessenen Relaxationszeiten

<table>
<tr><th rowspan="2">Einflussgröße</th><th colspan="2">Art des Einflusses auf...</th></tr>
<tr><th>T_1</th><th>T_2</th></tr>
<tr><td>magnetische Flussdichte $\vec{B}_0$ (allgemein als „Feldstärke“ bezeichnet)</td><td>mit steigendem $\vec{B}_0$ zunehmend
Bsp.: Weiße Substanz für je 7 Regionen in 12 Probanden [ORO-08]:
ΔT_1(1,5 T zu 3 T) = 140...170 ms</td><td>theoretisch kein Einfluss, durch Diffusionsbewegungen von Wassermolekülen in inhomogenen Magnetfeldern und Eisendepots im Hirn [ORO-08] geringe Abhängigkeit nachweisbar:
mit steigendem $\vec{B}_0$ abnehmend
Bsp.: Graue Substanz eines repräsentativen Probanden [ORO-08]:
T_2(1,5 T) = 94 ms → T_2(3 T) = 86 ms</td></tr>
<tr><td rowspan="2">Pulssequenz und deren Parameter</td><td colspan="2">Bsp.: Phantommessungen für je 12 verschiedene Relaxationszeiten mit 6 (T_1) bzw. 7 (T_2) verschiedenen Auswertemethoden bei 1,5 T (Sequenzen und Sequenzparameter variiert) im Vergleich zu einer unabhängigen Referenz [THO-90]:</td></tr>
<tr><td>mittlere T_1-Abweichung zwischen 8 % und 16 %</td><td>für 5 Methoden mittlere T_2-Abweichung zwischen 4 % und 13 %, bei SE-Sequenzen mit nur 2 bzw. 4 Berechnungsstützstellen Abweichungen von 20 % bzw. 25 %</td></tr>
<tr><td rowspan="2">MRT-Gerät</td><td colspan="2">Bsp.: homogenes Phantom, für drei 1,5 T-MRT-Geräte bei gleichen Sequenzen jeweils mehrere Messorte verglichen [BRE-86]:</td></tr>
<tr><td>T_1-Abweichungen 1 bis 14 %</td><td>T_2-Abweichungen 2 bis 10 %</td></tr>
<tr><td>Messort im Magnetfeld des MRTs</td><td colspan="2">Bsp.: homogenes Phantom, bei 1,5 T im Umkreis von 10 cm zum Isozentrum Abweichungen der gemessenen Relaxationszeiten T_1 und T_2 5 bis 10 % [KJA-87]</td></tr>
<tr><td rowspan="4">Reproduzierbarkeit</td><td colspan="2">Bsp.: Kurzzeitreproduzierbarkeit – 3 Wiederholungsmessungen am Phantom für 12 verschiedene Relaxationszeiten (1,5 T) [BRE-86]:</td></tr>
<tr><td>Standardabweichung: 1 bis 4 %</td><td>Standardabweichung: 1 bis 4 %</td></tr>
<tr><td colspan="2">Bsp.: Langzeitreproduzierbarkeit – 4 Wiederholungsmessungen am Phantom für gleiche Relaxationszeiten (gleicher Messort) über 14 Tage (1,5 T) [BRE-86]:</td></tr>
<tr><td>Standardabweichung: 5 bis 14 %</td><td>Standardabweichung: 2 bis 10 %</td></tr>
</table>

4.3.4 Schallgeschwindigkeit und Schwächungskoeffizient

Die Abbildung von Gewebestrukturen im Ultraschallbild wird durch die Schallausbreitungsgeschwindigkeit c und die Schallschwächung α im Gewebe sowie die Schallreflexion an Gewebegrenzen bestimmt. Die durchschnittliche Ultraschallausbreitungsgeschwindigkeit c in Weichgewebe beträgt 1540 m/s. Medizinische Ultraschallgeräte sind auf diese Geschwindigkeit geeicht. Eine davon abweichende Schallausbreitungsgeschwindigkeit muss bei Abstandsmessungen mit diesen Geräten berücksichtigt werden.

Schallreflexion an Gewebegrenzen tritt bei unterschiedlichen Schallkennimpedanzen

$$Z = \rho \cdot c \tag{4-11}$$

der Gewebe auf (ρ Gewebedichte). Große Impedanzsprünge (z. B. von Weichgewebe zu Knochen) führen zu einem hohen prozentualen Reflexionsgrad

$$R = \left(\frac{Z_2 - Z_1}{Z_1 + Z_2} \right)^2 \tag{4-12}$$

[HEN-02]. Beim Übergang von Weichgewebe zu Luft wird praktisch das gesamte Signal reflektiert (R = 99,9 %). Zwischen unterschiedlichen Weichgeweben ist der Reflexionsgrad gering: Beim Übergang von Fett zu Leber z. B. wird 0,8 %, beim Übergang von Hirn zu Blut nur 0,03 % der einfallenden Schallintensität reflektiert (berechnet aus Angaben in [HEN-02]). Die geringe Reflexion führt dazu, dass mehrere Gewebeschichten durchschallt und im Ultraschallbild dargestellt werden können.

Die Eindringtiefe wird durch die Schallschwächung im Gewebe nach dem Beer-Lambert-Gesetz begrenzt:

$$p(x) = p_0 \cdot e^{-\alpha \cdot x} \tag{4-13}$$

mit p... Schalldruck
p_0... einfallender Schalldruck
α... Schwächungskoeffizient bezüglich des Schalldrucks
x... vom Schall durchlaufene Wegstrecke.

Die Schallschwächung erfolgt durch Absorption, Streuung, Divergenz des Schallfeldes, Brechungseffekte und winkelabhängige Reflexion [MIL-87]. Im Weichgewebe beruht die Schwächung zu 60 bis 90 % auf Absorption, der restliche Anteil entfällt nahezu vollständig auf Streuung [HIL-86]. Die Schallabsorption wie auch die Schallschwächung ist für Weichgewebe (z. B. Gehirn) in erster Näherung direkt proportional zur Frequenz [SHU-06, HED-95, HIL-04]. Genauere Messungen gehen von

$$\alpha = \alpha_0 \cdot f^n \tag{4-14}$$

mit α_0... Schwächungskoeffizient bezüglich des Schalldrucks bei 1 MHz,
f... Frequenz in MHz,
n... Konstante, die die Frequenzabhängigkeit beschreibt

aus [MAD-78, HIL-04]. Für Hirngewebe wurden für die Konstante n Werte von 1,08 [KRE-81, ex vivo] bzw. 0,94 [STR-08, in vivo] ermittelt (Werte für α_0 s. Abschnitt 5.2). Der Schwächungskoeffizient α wird je nach Anwendungsgebiet in cm^{-1} (Einheit Neper pro cm) oder in dB/cm angegeben [HIL-04]. In den meisten Veröffentlichungen zur Charakterisierung von Ultraschallgewebeeigenschaften findet man Angaben in dB/cm. Der Schwächungskoeffizient α kann aus den Schallamplituden ermittelt werden:

$$\frac{\alpha}{\mathrm{dB\,cm^{-1}}} = \frac{20}{\frac{x}{\mathrm{cm}}} \cdot \lg \frac{U_0}{U} \tag{4-15}$$

mit U_0... der Schalldruckamplitude proportionaler Anregungsspannungswert
U... Spannungswert des empfangenen Schallsignals [HIL-04].

Die exakte Messung des Schwächungskoeffizienten ist sehr diffizil, insbesondere ist die Vergleichbarkeit von Werten, die mit verschiedenen Messmethoden ermittelt wurden, nicht gegeben [HIL-04].

In der Ultraschalldiagnostik werden Schallköpfe mit Frequenzen von 2 bis 10 MHz genutzt [MOR-95]. Mit der Frequenz nimmt die Auflösung des Ultraschallbildes zu, gleichzeitig sinkt wie oben beschrieben durch stärkere Schwächung die Eindringtiefe. Für Hirnaufnahmen durch das Ultraschallfenster an den Schläfen (Schädelnähte zwischen Scheitel- und Schläfenbein sind aufgrund der geringeren Knochendichte für Ultraschall durchlässig [MAC-05]) bzw. bei intraoperativen Aufnahmen am offenen Hirn werden Eindringtiefen von ca. 10 cm benötigt, dafür können 5 MHz-Schallköpfe verwendet werden.

Biologische Gewebe sind keine homogenen Wellenmedien. Sie weisen mehr oder weniger stark innere Strukturen [KUT-88] und insbesondere viele dicht beieinander liegende Inhomogenitäten bezüglich der Materialkompressibilität, der Absorption oder / und der Dichte auf [MIL-87], die im Bereich der Wellenlänge bzw. deutlich darunter liegen (z. B. Zellen des Gewebes). Die an diesen Inhomogenitäten zurückgestreuten Ultraschallwellen führen zu zeitlich stark fluktuierenden Interferenzerscheinungen. Diese verursachen die für klinische Ultraschallbilder typische granulierte Bildtextur (*Speckle*-Muster) [DÖS-00, JAC-09]. Die *Speckle*-Struktur enthält einerseits diagnostisch relevante Informationen zur Gewebedifferenzierung, andererseits begrenzt sie die Auflösung [SHU-06].

Die Charakterisierung der Gewebe anhand ihrer Schwächungs- und Streueigenschaften ist sehr komplex, es gibt noch keine zufrieden stellenden Erklärungen für die verschiedenen Abhängigkeiten und Einflussfaktoren auf diese Eigenschaften [HIL-04]. Für die bisher erforschten Zusammenhänge und die Bestimmung weiterer Gewebekenngrößen wie beispielsweise der Rückstreuung sei daher auf [HIL-04] und [SHU-06] verwiesen.

5 Multimodal nutzbare Phantommaterialien

5.1 Grundlegende Materialanforderungen

Grundvoraussetzung für die Nutzung eines Materials im Phantom ist die Kompatibilität, d. h. die Materialverträglichkeit in der entsprechenden Modalität. Dafür sind die in Tabelle 5-1 genannten Ausschlusskriterien zu berücksichtigen. Darüber hinaus ist die Erreichung der beabsichtigten Bildkontraste zwischen benachbarten Strukturen entscheidend. In technischen Phantomen sind meist kontrastreiche Strukturen gefordert, in anatomisch-physiologischen Phantomen kommt es auf patientenäquivalente Kontraste an. Die für die Strukturkontraste in den Modalitäten MRT-, CT- und US-Bildgebung erforderlichen Eigenschaften sind in Tabelle 5-1 als notwendige Bedingungen zusammengefasst. Demnach sind wasserähnliche Materialien mit Dichteunterschieden erforderlich.

Tabelle 5-1: Allgemeine Phantommaterialanforderungen für MRT-, CT- und US-Bildgebung

	CT	MRT	US
AUSSCHLUSS-KRITERIEN	**Unverträglichkeit**		
		keine Stoffe mit magnetischen Suszeptibilitäten $\lvert\chi\rvert > 10^{-2}$, da auf diese Stoffe Beschleunigungskräfte wirken [WIN-02]; insbesondere keine Ferromagnetika verwenden	Luft-Grenze (dahinter kein Signal)
	Vermeiden von Artefakten		
	keine Metalle (Strahlaufhärtung)	homogenes Magnetfeld anstreben, d. h. Vermeiden großer Suszeptibilitätsunterschiede (z. B. keine Lufteinschlüsse)	keine großen Schallkennimpedanzsprünge
NOTWENDIGE BEDINGUNGEN	**Bildgebungssignal (Grundvoraussetzung zur Strukturerkennbarkeit)**		
	notwendiger Schwächungskoeffizient im Phantommaterial $\mu > \mu_{Luft}$	Atome mit ungerader Protonen- und / oder Neutronenanzahl mit relativ großem magnetischen Moment (großes gyromagnetisches Verhältnis γ bzw. γ^*) → vorwiegend Nutzung der H-Atome von Wasser / Fett; oder Nutzung von (paramagnetischen) Kontrastmitteln	Ultraschallreflexion / -streuung an Grenzflächen und Absorption / Streuung im Gewebe
	Strukturerkennbarkeit		
	unterschiedliche μ (gemessen als CT-Zahl) nötig ↓ unterschiedliche Dichte ρ (bei wasserähnlichen Materialien ρ ausschlaggebend für μ)	unterschiedliche Relaxationszeiten T_1, T_2 oder Protonendichten nötig	unterschiedliche Schallkennimpedanzen $Z = \rho c$ (teilweise reflektiertes Signal) ↓ unterschiedliche ρ (ausschlaggebend für Z)

Grundsätzlich kann die Phantommaterialentwicklung nach zwei verschiedenen, bereits in [OES-05] dargelegten, Methoden erfolgen:

1) Chemisch-analytisch: Die Eigenschaften und die Zusammensetzung menschlichen Gewebes werden nachgebildet.

2) Phänomenologisch: Die beobachteten Abbildungseigenschaften des menschlichen Gewebes werden mit anderen, in der chemischen Zusammensetzung u. U. von menschlichen Geweben abweichenden, Materialien nachgebildet.

Die chemisch-analytische Methode ist äußerst komplex und käme der Herstellung von künstlichem Gewebe gleich. In der Bildgebung allgemein üblich ist die phänomenologische Methode: Es werden nur die für die Bildgebung relevanten Eigenschaften nachgebildet. Dieses Vorgehen genügt auch der Zielstellung dieser Arbeit.

Mit den zu entwickelnden Phantommaterialien sollen nicht nur nach einfacher phänomenologischer Herangehensweise für spezifische Aufnahmeeinstellungen die relevanten Bildkontraste nachgebildet werden. Es sollen die von den Bildaufnahmeeinstellungen unabhängigen bildbestimmenden physikalischen Größen erreicht werden, d. h. die CT-Zahl, die Relaxationszeiten T_1 und T_2, die Schallgeschwindigkeit c sowie der Ultraschallschwächungskoeffizient α (vgl. Abschnitt 4.3). Diese Größen werden nachfolgend kurz Bildgebungskenngrößen genannt. Ziel ist es, die Phantommaterialien für verschiedene Aufnahmeprotokolle (z. B. T_1- oder T_2-gewichtete MRT-Sequenzen) und Bildaufnahmegeräte (verschiedene Hersteller) nutzen zu können. Im Sinne universaler Phantommaterialien ist dieses Vorgehen nahe liegend, um auch für veränderte Aufnahmeeinstellungen einsetzbar zu sein.

5.2 Zielwerte der ausgewählten Bildgebungskenngrößen

CT-Zahl

Die CT-Zahl für WS beträgt im Mittel 27 HU (Standardabweichung 3 HU) und für GS 36 HU (Standardabweichung 2 HU). Diese Angaben sind Mittelwerte aus verschiedenen Quellen nach Anhang A3. Die probandenspezifischen Abweichungen der CT-Zahlen liegen zwischen 3 HU und 5 HU (s. Tabelle 5-2, S. 39). Diese Schwankungen entsprechen dem CT-Zahl-Homogenitätskriterium einer Wasserregion von ± 4 HU [KAL-00] und müssen daher nicht weiter berücksichtigt werden.

Die CT-Zahl von Liquor schwankt nach [BUT-96] zwischen 0 und 10 HU. Die durchschnittliche CT-Zahl für Haut beträgt nach [WEG-96] -65 HU (Standardabweichung 10 HU). Knochen besitzt CT-Zahlen von 300 bis 1000 HU [BUT-96].

Blut (venös) weist nach [WEG-96] eine CT-Zahl von (55 ± 5) HU auf. Diese Angabe deckt sich mit der für Hämatome von 50 bis 70 HU nach [BUT-96].

Relaxationszeiten T_1 und T_2

Wie in Abschnitt 4.3.3 zitiert spielt die Protonendichte bei Weichgeweben für den Bildkontrast gegenüber den T_1- und T_2-.Zeiten nur eine untergeordnete Rolle. Daher wurde festgelegt, dass hier für die Nachbildung von MRT-typischen Gewebekontrasten nur die beiden entscheidenden intrinsischen Eigenschaften T_1 und T_2 als Zielwerte betrachtet werden.

Man findet in der Literatur sehr widersprüchliche Angaben zu T_1- und T_2-Zeiten von Hirngewebe, deren angegebene Standardabweichungen sich häufig nicht einmal überschneiden. Für die Ableitung der T_1- und T_2-Zielwerte wurden nur bei 1,5 T gemessene Relaxationszeiten berücksichtigt, da ca. zwei Drittel der klinischen MRT-Geräte mit 1,5 T arbeiten (3 T nur ca. 20 %) [KRA-11] und die relevanten Kontraste zwischen WS und GS bei 1,5 T ausgeprägter sind als bei 3 T [FIS-90]. Außerdem wurden ausschließlich Quellen einbezogen, bei denen etablierte Sequenzen (d. h. keine neuen Sequenzen, deren Genauigkeit zu prüfen ist) mit mehreren Stützstellen zur Berechnung der Relaxationszeiten von GS und WS benutzt wurden. Zur T_1-Bestimmung wurden vorwiegend *Inversion-Recovery-*

Sequenzen (IR) mit variierten Inversionszeiten T_i oder *Saturation-Recovery*-Sequenzen (SR) mit variierten Repetitionszeiten T_R und zur T_2-Bestimmung in der Regel Multiechosequenzen (MSE) oder Carl-Purcell-Meiboom-Gill-Sequenzen (CPMG) mit variierten Echozeiten T_E genutzt.

Abbildung 5-1 und Abbildung 5-2 geben einen Überblick über die recherchierten T_1- und T_2-Zeiten für WS und für kortikale, d. h. oberflächige, GS gesunder Probanden (kGS). Die in den Diagrammen eingezeichneten Werte sind die angegebenen Mittelwerte bzw. berechneten arithmetischen Mittelwerte aus den gegebenen Werten für einzelne Hirnregionen. Angaben zu den zugrunde liegenden Probandenspezifika (Anzahl, Geschlecht, Alter), den genutzten Sequenzen und den berücksichtigten Hirnregionen inkl. deren einzelner Relaxationszeiten sind in Anhang A2 zusammengefasst. Die einzelnen T_1-Mittelwerte liegen für WS zwischen 570 ms [ORO-08] und 889 ms [BAR-94] und für kGS zwischen 998 ms [BRE-98] und 1404 ms [AUB-09]. Die T_2-Mittelwerte variieren für WS zwischen 69 ms [DEO-03] und 98 ms [AUB-09] und für kGS zwischen 83 ms [WHI-97] und 116 ms [AUB-09]. Die Schwankungen zwischen den Mittelwerten aus verschiedenen Literaturquellen für WS und kGS betragen damit trotz der genutzten Auswahlkriterien 39 % (T_2 für kGS) bis 56 % (T_1 für WS). Die Ursachen können messtechnisch bedingt oder probandenspezifisch sein.

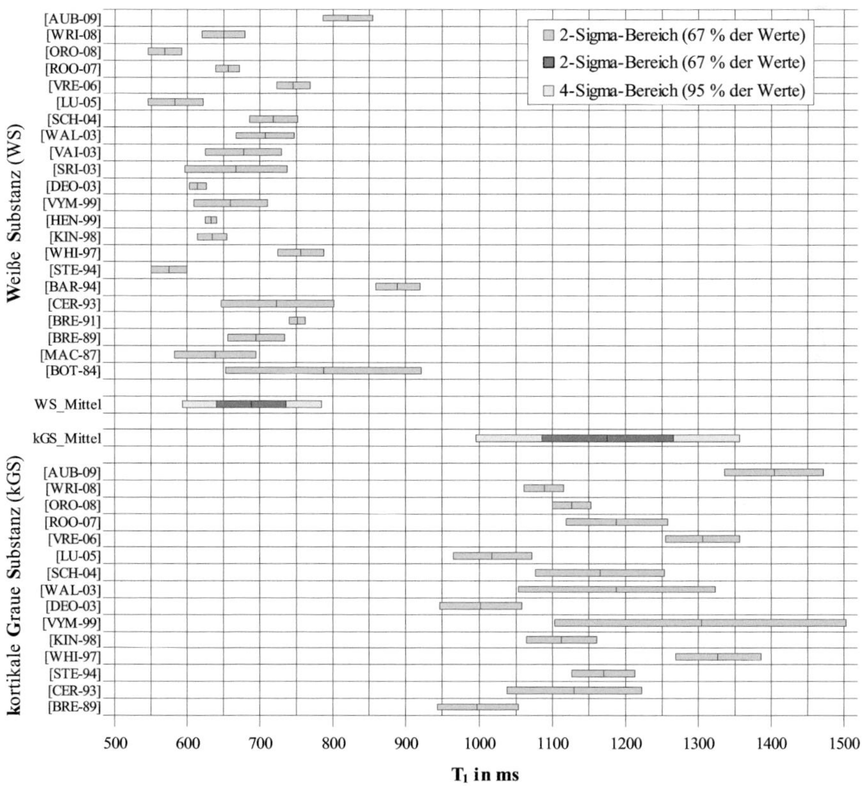

Abbildung 5-1: T_1-Zeiten für Weiße Hirnsubstanz (WS) und kortikale Graue Hirnsubstanz (kGS) nach verschiedenen Quellen (vgl. Anhang A2) und daraus gemittelte Zielwerte

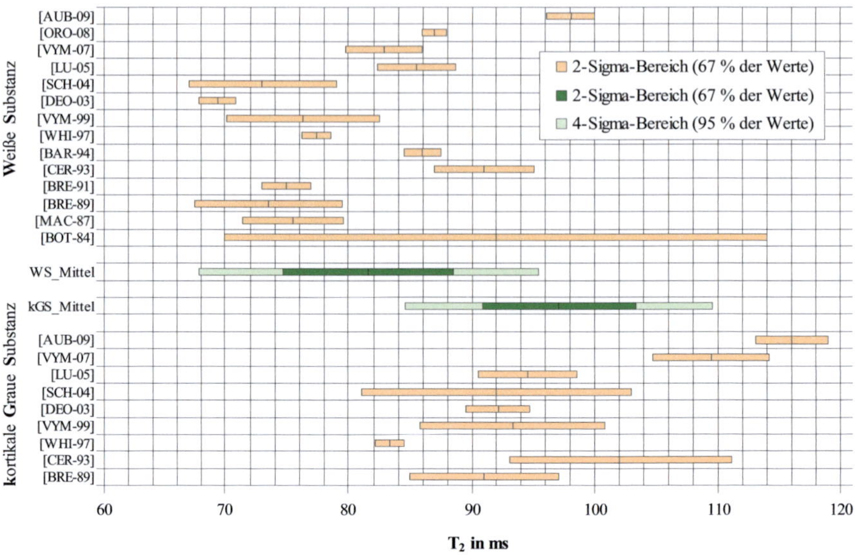

Abbildung 5-2: T_2-Zeiten für Weiße Hirnsubstanz (WS) und kortikale Graue Hirnsubstanz (kGS) nach verschiedenen Quellen (vgl. Anhang A2) und daraus gemittelte Zielwerte

Die messtechnisch bedingten Schwankungen liegen nach Abschnitt 4.3.3 (Tabelle 4-2) bei durchschnittlich 10 % bis 15 % (vereinzelt 25 %). Die probandenspezifischen Schwankungen in Abhängigkeit von Geschlecht, Alter und Lage innerhalb des Gehirns (Ortsabhängigkeit) sind in Tabelle 5-2 aufgeschlüsselt. Ungeachtet widersprüchlicher Angaben (z. B. bezüglich der Geschlechtsabhängigkeit von T_1- und T_2-Zeiten) betragen die Abweichungen der T_1-Werte für WS bis zu 13 % (geschlechtsabhängig) bzw. für kGS bis zu 14 % (ortsabhängig). Die Abweichungen der T_2-Zeiten sind für WS ≤ 13 % (ortsabhängig) und für kGS ≤ 18 % (geschlechtsabhängig) bzw. ≤ 35 % in einzelnen Hirnregionen. Unter Berücksichtigung der individuellen und messtechnisch bedingten Schwankungen der Relaxationszeiten können somit die relativ großen Abweichungen der Angaben in verschiedenen Literaturstellen erklärt werden.

Bei der Festlegung von repräsentativen Zielwerten für die Nachbildung von Hirngewebe für MRT-Bildgebung ist die Bildung eines arithmetischen Mittelwerts und der dazugehörigen Standardabweichung aus den Literaturwerten ein geeignetes Mittel. Man erhält einen Mittelwert, der alle messtechnisch bedingten und probandenspezifischen Schwankungen aus der klinischen Praxis berücksichtigt und vereinzelte, physiologisch mögliche Überlappungsbereiche, entsprechend ihres Auftretens in der Literatur wichtet. So sind die Zielwerte der einzelnen Relaxationszeiten für GS und WS eindeutig.

Die ermittelten globalen Mittelwerte der T_1-Zeiten mit den zugehörigen Standardabweichungen (Werte für 2-Sigma-Bereich in Klammern) entsprechend der Abbildung 5-1 und der Abbildung 5-2 (dunkelgrüne Bereiche) betragen für WS 714 (47) ms und für kGS 1176 (90) ms, die berechneten mittleren T_2-Zeiten sind für WS 82 (7) ms und für kGS 97 (6) ms. Die Standardabweichungen dieser globalen Mittelwerte betragen somit zwischen 6,4 % (T_2 für kGS) und 8,5 % (T_2 für WS) und die Werte selbst überlappen sich nicht.

Tabelle 5-2: Probandenspezifische Einflussfaktoren auf T_1-Zeit, T_2-Zeit (bei magnetischen Flussdichten von 1,5 T bzw. angegebenen) und CT-Zahl für Weiße und Graue Hirnsubstanz (WS und GS)

individuelle Einflussgröße	Art des Einflusses auf...		
	T_1	T_2	CT-Zahl
Geschlecht des Probanden	bei Frauen signifikant größer als bei Männern : T_1(GS, Frau) = 1393 ± 16 ms, T_1(GS, Mann) = 1286 ± 19 ms T_1(WS, Frau) = 893 ± 13 ms, T_1(WS, Mann) = 788 ± 13 ms, Angaben bei 3 T [WAN-99]	bei Frauen für GS signifikant kleiner als bei Männern, für WS nicht signifikant kleiner: T_2(GS, Frau) = 99 ± 2 ms, T_2(GS, Mann) = 117 ± 3 ms, Angaben bei 3 T [WAN-99]	k. A.
	T_1 und T_2 nicht signifikant geschlechtsabhängig [BRE-91]		
Alter des Probanden	Relaxationszeiten bei Geburt am höchsten im Leben, dann von 0 bis 2 Jahren stark abnehmend, von 2 bis 20 Jahren weitere Abnahme, von 20 bis 60 Jahren etwa konstant bleibend, ab 60 Jahren wieder geringer Anstieg [SAI-09]:		abfallend mit steigendem Alter [PEA-91]
	ΔT_1(0-2 Jahre) ≈ -120 ms ΔT_1(2-20 Jahre) ≈ -80 ms ΔT_1(20-60 Jahre) ≈ konst. {ΔT_1(20-50 Jahre, GS) ≈ -50 ms [ORO-08]} ΔT_1(ab 60 Jahre) ≈ +30 ms	ΔT_2(0-2 Jahre) ≈ -40 ms ΔT_2(2-20 Jahre) ≈ -25 ms ΔT_2(20-60 Jahre) ≈ konst. ΔT_2(ab 60 Jahre) ≈ +5 ms	ΔCT(30-65 Jahre) ≈ konst. (± ca. 4 HU), ΔCT(66-94 Jahre) ≈ -5 HU [FUK-90]
Lage in verschiedenen Hirnhälften	für WS keine signifikanten Abweichungen, für GS T_1-Differenzen um -180…100 ms (ortsabhängig) [STE-00]	keine signifikanten Abweichungen [WAN-99]	keine signifikanten Unterschiede [ARI-77]
Lage in verschiedenen Hirnregionen	Abweichungen statistisch nicht signifikant bei Feldstärken von 3 T, bei 0,25 T bzw. 0,5 T lokale Unterschiede [WAN-99]	signifikante Differenzen: ΔT_2(GS) ≤ 34 ms (occipital am höchsten), ΔT_2(WS) ≤ 10 ms (frontal am niedrigsten), Angaben bei 3 T [WAN-99]	regionale Unterschiede < 3 HU [ARI-77]
	Ursache Differenzen: verschiedene Eisenkonzentrationen (höherer Eisenanteil = kürzere Relaxationszeiten) [WAN-99]		

Für T_1- und T_2-Zeiten von Liquor existieren widersprüchliche Angaben [CON-87]. Für T_1 gibt es einerseits Angaben um 2000 ms [WEH-84, KÖC-98], andererseits um 4000 ms [HOP-86, STE-94, HEN-99, SCH-04, ROO-07]. Dazu korrespondierend betragen die T_2-Angaben einerseits ca. 200 ms [WEH-84, KÖC-98, IBR-98], andererseits ca. 2000 ms [WON-01, HEL-03, SCH-04]. Da die Mehrzahl der Autoren die höheren T_1- und T_2-Werte messen, wird dieser Wertebereich als zutreffend betrachtet. Bei In-vitro-Messungen [IBR-98] gegenüber In-vivo-Messungen können die Abweichungen zumindest teilweise durch erhöhten Sauerstoffgehalt (Luftkontakt) und veränderte Stofftemperatur [CON-87] erklärt werden. Die Hauptursachen für die Differenzen der T_1- und T_2-Zeitangaben liegen aber vermutlich in den Aufnahme- und Auswerteprozeduren selbst. Für die festzulegenden Zielwerte wurden die Quellen mit sehr geringen T_1- oder T_2-Zeiten ausgeschlossen und nur in vivo Messungen verwendet. Die T_1- und T_2-Zeiten für Liquor, aus denen die Zielwerte berechnet wurden, sind in Anhang A2 zusammengestellt. Die Zielwerte betragen für T_1 4207 ms mit einer Standardabweichung von 495 ms und für T_2 2421 ms mit einer Standardabweichung von 107 ms.

Physiologische Relaxationszeiten für Blut sind in Anhang A4 zusammengetragen. Die T_1-Zeiten betragen im Mittel 1463 ms mit einer Standardabweichung von 61 ms, die T_2-Zeiten liegen bei 205 ms mit einer Standardabweichung von 22 ms.

Da die oberen Hautschichten relativ dünn im Vergleich zur Unterhaut sind, wird das Erscheinungsbild der Haut im Wesentlichen durch die fetthaltige Unterhaut bestimmt. Für die Zielparameter für Haut wurde daher auf Werte für subkutanes Fettgewebe zurückgegriffen. Im Mittel betragen dafür die T_1-Zeiten 333 ms (Standardabweichung 49 ms) und die T_2-Zeiten 92 ms (Standardabweichung 15 ms). Die den Berechnungen zugrunde liegenden Quellenangaben sind in Anhang A4 zusammengestellt.

Relaxationszeiten für Knochen findet man in der Literatur kaum, da Knochen für die MRT-basierte Diagnostik keine Rolle spielt. Für Knochenmark wird eine T_2-Zeit von ca. 59 ms mit einer Standardabweichung von 24 ms [BOT-87] angegeben. Die T_1-Zeit für Knochen bei 2,35 T beträgt 554 ms [DAM-74].

Schallgeschwindigkeit c und Schwächungskoeffizient α

Die Schallgeschwindigkeit in Hirngewebe liegt im Bereich von Weichgewebe und ist in [MOR-95] und [HEN-02] zwischen 1530 und 1560 m/s angegeben. Der Schwächungskoeffizient α_0 bei 1 MHz beträgt zwischen 0,85 und 1 dB/MHz/cm [MOR-95, HEN-02]. Im Rahmen dieser Arbeit wird die Näherung der linearen Frequenzabhängigkeit des Schwächungskoeffizienten für Hirngewebe (vgl. Abschnitt 4.3.4) genutzt, d. h. die Angabe von α_0 genügt. Für eine nichtlineare Betrachtung sei auf die Literatur verwiesen [KRE-81, BAM-81, STR-08, AZH-10]. Eine Differenzierung zwischen WS und GS ist aufgrund der oberflächigen Lage der GS und der dadurch bedingten Nichtsichtbarkeit bei intraoperativer US-Bildgebung nicht nötig. Der Fakt, dass α_0 prinzipiell für GS geringer ist als für WS (s. Tabelle 5-3) kann daher vernachlässigt werden. Für die weiteren, für intraoperative US-Bildgebung nicht interessierenden Kopfgewebe Haut und Knochen (Schallkopf auf Hirnoberfläche) sind die Schallgeschwindigkeiten und α_0 in Tabelle 5-3 zum Vergleich mit angegeben.

Die Schallgeschwindigkeit wird wesentlich von der Gewebedichte bestimmt. Für Hirngewebe beträgt die Dichte 1,02 g/cm³, für Blut 1,06 g/cm³ und für Knochen (kompakt) 1,7 g/cm³ [MOR-95]. Die Dichte der entsprechenden Phantommaterialien sollte daher ähnlich sein.

Für die diagnostisch relevante Unterscheidung von Tumor und gesundem Hirngewebe anhand der Schallgeschwindigkeit und verschiedener Schwächungsgrößen sei auf [VEN-71] und [STR-08] verwiesen. Entscheidend für die Gewebedifferenzierung ist letztlich das komplexe Zusammenspiel der veränderten Absorptions- und Streueigenschaften. Als erste Näherung für die Gewebenachbildung soll in dieser Arbeit daher vereinfachend ein direkter Struktur-Bildvergleich stattfinden.

Zusammenfassung der Zielbildgebungskenngrößen

Alle mittleren Bildgebungskenngrößen der relevanten Gewebe (gemessen an gesunden Probanden) sind in Tabelle 5-3 zusammengefasst. Sie dienen als Zielwerte für die einzelnen Phantommaterialien. Die mit den Phantommaterialien zu erzielenden Bildgebungskenngrößen sollen im Bereich der angegebenen Standardabweichungen liegen. Eine Nachbildung des statistischen Schwankungsbereiches ist nicht angestrebt.

Aufgrund der verschiedenen Abbildungseigenschaften in den Modalitäten (vgl. Abschnitt 2.3 und 2.4) sind jeweils die Nachbildung bestimmter Gewebe besonders relevant. Für MRT-Bildgebung sind WS, GS und Liquor entscheidend. Da der Schädel sich im MRT-Bild schwarz darstellt, ist außerdem dringend die Hautschicht nachzubilden, um auf die Lage des Schädels schließen zu können. Denn bei

CT-Bildgebung ist der Schädel das dominierende Element. GS und WS sind bei CT-Bildgebung abhängig von den Aufnahmeeinstellungen mal mehr und mal weniger unterscheidbar. Im Sinne eines nachnutzbaren Phantom-Prototyps soll hier daher GS und WS für CT-Bildgebung entsprechend ihrer natürlichen (geringen) Kontrastunterschiede nachgebildet werden. Auch die Abbildung von Liquor ist bei CT-Bildgebung notwendig. Die Hautschicht wird zwar prinzipiell abgebildet, spielt aber aufgrund der Knochen-Dominanz nur eine untergeordnete Rolle. Bei US-Bildgebung liegt wie zuvor bereits ausgeführt das Hauptinteresse auf der strukturellen Unterscheidung von Hirn- und Tumorgewebe. Die Simulation von Blut ist nur für die Nachbildung von Blutgefäßen relevant.

*Tabelle 5-3: Bildbestimmende physikalische Zielgrößen (Ziel-Bildgebungskenngrößen) für MRT-, CT- und US-Bildgebung, Mittelwerte mit Standardabweichungen in Klammern, *berechneter Mittelwert aus verschiedenen Quellen s. Anhang A2, A3 und A4, [1)] [MOR-95], [2)] [HEN-02], [3)] [KRE-81], [4)] [BUT-96], [5)] [PET-02] (genutzte Simulationswerte ohne nähere Quellenangabe), [6)] [WEG-96], [7)] [DAM-74], [8)] [BOT-87]*

<table>
<tr><th></th><th>T_1 in ms</th><th>T_2 in ms</th><th>CT-Zahl in HU</th><th>c in m/s</th><th>α_0 in dB/MHz/cm</th></tr>
<tr><td>Graue Hirnsubstanz</td><td>1176 (90)*</td><td>97 (6)*</td><td>35…36 (2)…50*</td><td rowspan="2">1530...1560 [1), 2)]</td><td rowspan="2">0,85...1 [1),2)];
GS: 0,72; WS: 1 [3)]</td></tr>
<tr><td>Weiße Hirnsubstanz</td><td>714 (47)*</td><td>82 (7)*</td><td>25…27 (3)…35*</td></tr>
<tr><td>Liquor</td><td>4207 (495)*</td><td>2421 (107)*</td><td>0…10 [4)]</td><td>1533 [5)]</td><td>0,0023 [5)]</td></tr>
<tr><td>Haut (Subcutis / Fett)</td><td>333 (49)*</td><td>92 (15)*</td><td>-65 (10) [6)]</td><td>1475 [2)]</td><td>0,6 [2)]</td></tr>
<tr><td>Blut</td><td>1463 (61)*</td><td>205 (22)*</td><td>Vollblut venös:
55 (5) [6)]
Hämatom:
50…70 [4)]</td><td>1570 [2)]</td><td>0,18 [2)]</td></tr>
<tr><td>Schädelknochen</td><td>554 ms [7)]
(Knochen, 2,35 T)</td><td>59 (24) [8)]
(Knochen-mark)</td><td>300...1000 [4)]</td><td>3360 [2)]</td><td>20 [2)]</td></tr>
</table>

5.3 Potentielle Phantommaterialien

5.3.1 Basismaterialien

Die in Abschnitt 2.5 vorgestellten Phantome bestehen aus verschiedenen Materialien. Dabei gibt es immer einen Hauptbestandteil des Phantommaterials, der für den Zusammenhalt des Phantomkörpers sorgt und die mechanischen Eigenschaften maßgeblich beeinflusst. Dieser Hauptbestandteil wird im Folgenden „Basismaterial" genannt. Für die Phantomentwicklung in dieser Arbeit wird angestrebt, zunächst ein Basismaterial zu wählen, das es ermöglicht, weitere Zusatzstoffe beizumischen, mit denen die Zielbildgebungskenngrößen eingestellt werden können.

Die aus der Literatur bekannten Basismaterialien für multimodal nutzbare Phantome (Abschnitt 2.5) sind Agarose, Gelatine oder Polyvinyl-Alkohol-Cryogel (PVA-C). Die Eigenschaften dieser Materialien sind in Tabelle 5-4 zusammengefasst. Das Zumischen von Zusatzstoffen ist bei all diesen Materialien möglich. Die gewünschte elastische Materialdeformierbarkeit wird von Gelatine und PVA-C prinzipiell erreicht. Agarose eignet sich aufgrund der in eigenen Versuchen beobachteten Bruchanfälligkeit bei Druckeinwirkung nur bedingt. Das im Vergleich zur Agarose nach [YOS-03] bruchsicherere und elastischere Carrageen wurde in eigenen Voruntersuchungen [OES-05, CES-03] ebenfalls als bruchempfindlich und damit ungeeignet eingestuft. PVA-C ist in der Herstellung sehr aufwendig. Zu der gewünschten Menge einer flüssigen Ausgangslösung müssen alle ggf. nötigen Zusatzstoffe gegeben werden. Bereits in die Zielform gegossen, müssen mehrere Gefrier-/ Auftauzyklen von je ca. 12 h durchlaufen werden, um die Zielbildgebungskenngrößen einzustellen [SUR-04]. Die Herstellung von Phantommaterialien aus Gelatine ist einfacher: Ausgehend von einer Ausgangsgelatine kann jeweils die gewünschte Menge durch Erwärmen wieder aufgeschmolzen und mit weiteren, die Bildgebungskenngrößen beeinflussenden, Zusatzstoffen versehen werden. In die Zielform gegossen, erstarrt die Gelatine wieder.

Tabelle 5-4: Eigenschaften möglicher Basismaterialien für ein deformierbares Phantom, Hauptentscheidungskriterien fett gedruckt

	Elastizität	Herstellung	Schmelz-/ Erstarrungs-temperatur	Schimmel-neigung	Langzeit-stabilität
Agarose/ Agar (Agarose ist Hauptbestandteil von Agar)	unter 0,5 Ma-% Agarose nicht stabil [MIT-86, LIT-01]; **> 1 Ma-% Agarose kaum deformierbar, bruchempfindlich** (im Vergleich zu 15 Ma-% Gelatine)	vollständige Pulverauflösung (klare Lösung) am Siedepunkt [MIT-86], Erstarrung bei Abkühlung	Agar 3%: Schmelzpunkt 78 °C [BUR-80]	ja, aber bei vollständig gefüllten dichten Probengefäßen kaum Pilz-/ Bakterienbefall [MIT-86]	für Relaxationszeiten ohne Konservierungsmittel mindestens 1 Jahr [MIT-86]
Gelatine	**elastisch deformierbar,** für hochbloomige Gelatine (210 - 280 Bloom) ab 18 Ma-% stark ansteigende Viskosität [GEL-06]	quellen, auflösen bei ca. mindestens 40 °C, Erstarrung; Gelierkraftverlust bei hohen Temperaturen (zeitdauerabhängig): Verlust z. B. bei 60 °C über 1,5 h 5 %, bei 120 °C über 0,5 h 50 % [GEL-06]	Schmelzpunkt bei 20 Ma-% 32,5°C [MAD-78, BUR-80]; mit Bloom-Wert und Konzentration ansteigend, für hochbloomige Gelatine bei 15 Ma-% 35 °C und bei 25 Ma-% 40 °C [GEL-06]	ja	keine Angabe
Poly-vinyl-Alkohol-Cryogel (PVA-C)	**elastisch,** ähnlich Weichgewebe [MAN-86, COM-00]; Festigkeit außer von Konzentration auch von Gefrier- und Auftaudauer abhängig, Festigkeit zunehmend mit Anzahl der Gefrier-/ Auftauzyklen [SUR-04]	**aufwendige Herstellung**: flüssige Lösung wird nach wiederholten (min. 1, bei großem Volumen mehrere nötig [YOS-03]) gesteuerten mehrstündigen Gefrier-/ Auftauvorgängen fest [SUR-04]	keine Angabe	ja, aber bei Aufbewahrung in 5 °C deionisiertem Wasser ohne Schimmelbildung lagerfähig [SUR-04]	über 6 Monate [MAN-86]: bei Luftlagerung 1 % Gewichtsverlust, T_1- und T_2-Abnahme 4 bis 12 %

Mit keinem der bekannten Basisphantommaterialien werden alle Zielbildgebungskenngrößen erreicht, s. Abbildung 5-3 und Tabelle 5-5. Daher sind in jedem Fall noch Zusatzstoffe nötig. Die CT-Zahlen für Agarose liegen im Zielbereich. Für Gelatine- und die PVA-C-Mischungen sind die CT-Zahlen bedingt durch den hohen Wasseranteil auch im Zielbereich von WS, GS und Liquor zwischen 0 und 50 HU zu erwarten (CT-Zahl von Wasser ca. 0 HU). Bei MRT-Bildgebung ist die gleichzeitige Erreichung der Zielwerte für T_1 und T_2 besonders wichtig, um klinisch äquivalente MRT-Bildkontraste zu erzielen. Einzig 15 Ma-%iges PVA-C nach dem ersten Gefrier-/ Auftauzyklus nach

[CHU-97] bzw. 10 Ma-%iges PVA-C nach dem vierten Gefrier-/ Auftauzyklus nach [SUR-04] kommt den T_1- und T_2-Zielwerten für WS sehr nahe (s. Abbildung 5-3). Für alle anderen Materialien sind T_1- und / oder T_2-verändernde Zusatzstoffe nötig. Die Schallgeschwindigkeiten der Materialien liegen im Zielbereich, die Ultraschallschwächungseigenschaften müssen aber durch Zusatzstoffe verändert werden.

Tabelle 5-5: Vergleich der CT- und US-Bildgebungsparameter der möglichen Phantommaterialien mit den Zielwerten, fett: geeignete Bereiche

	Zielwerte		Agarose (0,7...6 Ma-%)	PVA (10 Ma-%)	Gelatine (15 Ma-%)
	WS	**GS**			
CT in HU	**27**	**36**	**20..35** [LIT-01]	keine Angabe	keine Angabe
α_0 in dB/(MHz cm)	**0,8..1**		0,044 [RIC-95]	0,08..0,2 [SUR-04]	keine Angabe
c in ms	**1530..1560**		**1505** [RIC-95]	**1521..1540** [SUR-04]	**1532..1558** [RYA-97]

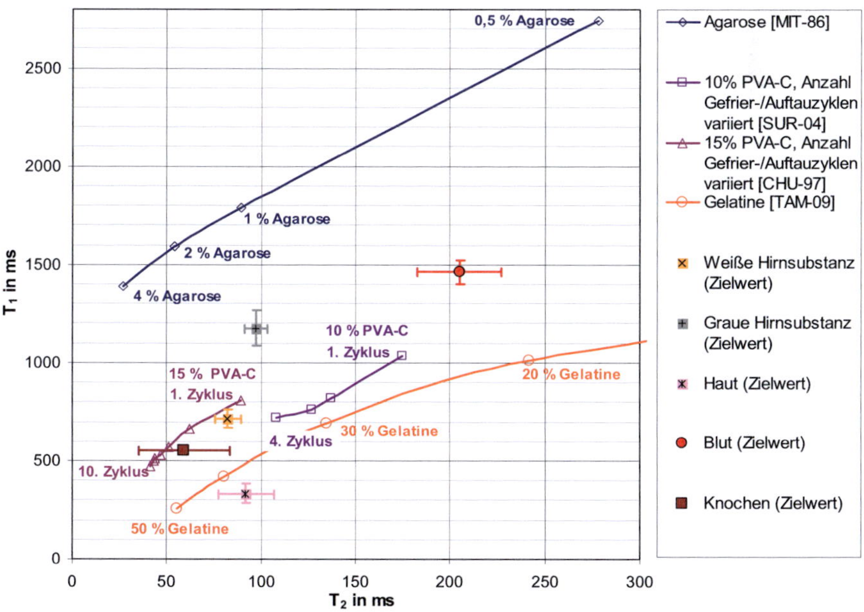

Abbildung 5-3: Relaxationszeiten der möglichen Phantom-Basismaterialien für variierte Stoffkonzentrationen im Vergleich zu den Zielwerten (eingezeichnet mit Standardabweichungen)

5.3.2 Kontrastbeeinflussende Zusatzmaterialien

Ziel ist es, Stoffe zu finden, die immer nur eine Bildgebungskenngröße beeinflussen und auf die weiteren keine Auswirkung haben. In der Praxis gibt es solche Stoffe nicht. Allerdings gibt es gemäß Tabelle 5-6 zum einen Stoffe, die in geringen Konzentrationen eine Bildgebungskenngröße in relevanten Größenordnungen verändern und auf andere einen vernachlässigbar geringen Einfluss haben (z. B. hat Gadolinium als $GdCl_3$ bzw. Gd-DTPA im Mikromol-Bereich starken Einfluss auf T_1, aber erst im Millimol-Bereich einen nachweisbaren Einfluss auf CT-Zahl), zum anderen Stoffe, die vorwiegend eine Bildgebungskenngröße beeinflussen. Zusatzstoffe, die vorrangig T_1 oder T_2 beeinflussen, verändern allerdings immer auch den anderen Parameter in meist bezüglich des Zielbereiches nicht zu vernachlässigenden Größenordnungen. Veränderungen der Relaxationszeiten T_1 und T_2 durch Zusatzstoffe können daher nie isoliert voneinander betrachtet werden.

Tabelle 5-6: Einfluss von Zusatzstoffen auf die Bildgebungskenngrößen, wenn nicht anders angegeben MRT-Messwerte bei 1,5 T

MRT			CT		US	
vorrangig T_1 verringernd	vorrangig T_2 verringernd	T_1 und T_2 verringernd	CT-Zahl verringernd	CT-Zahl erhöhend	c erhöhend	α erhöhend
ΔT_1(25... 45 Ma-% **Glycerol** (in Gelatine u.a.)) ≈ -470 ms (1 T) [BLE-88]	ΔT_2(0...2 Ma-% **Graphit** (in Gelatine u. a.)) ≈ -150 ms (0,25 T) [MAD-82]	ΔT_1 / ΔT_2 (0,5...4 mM **$CuSO_4$**) ≈ -1150 ms / -950 ms [MIT-86]	Stoffe mit $\rho < 1$ g/cm³, d. h. z. B. **Ethanol, n-Propanol**	Stoffe mit $\rho > 1$ g/cm³, d. h. z. B. **Glycerol**	Δc(**Glycerol** (in Agar)) ≈ 20 m/s pro 5 Ma-% [RIC-95]	Δα(**Graphit**, (in Gelatine u. a.)) ≈ 0,4 dB/ (cm MHz) pro 5 Ma-% [MAD-82]
ΔT_1(0... 20 µM **$GdCl_3$** (in Carrageen)) ≈ -1000 ms [YOS-03]	ΔT_2(0... 100 Ma-% **n-Propanol**) ≈ -1340 ms (ΔT_1 ≈ -1200 ms) [TOF-00]	ΔT_1 / ΔT_2 (3...15 mM **$NiCl_2$**) ≈ -400 ms / -300 ms (0,23 T) [SCH-88]		ΔCT-Zahl (**Gd-DTPA**) ≈ 6,7 HU/ mM [QUI-94]	Δc(**n-Propanol** (in Gelatine bzw. Agar)) ≈ 20 m/s pro 5 Ma-% [MAD-78, BUR-80]	Δα(**Cellulose** (in Agar)) ≈ 0,2 dB/ (cm MHz) pro 5 Ma-% [RIC-95]
	ΔT_2(0... 100 Ma-% **Ethanol**) ≈ -1350 ms (ΔT_1 ≈ -450 ms) [TOF-00]	ΔT_1 / ΔT_2 (1... 70 mM **$Co(NO_3)_2$**) ≈ -2200 ms / -1050 ms (0,23 T) [SCH-88]		ΔCT-Zahl (**$BaSO_4$**, (in Agarose)) ≈ 140 HU/ Ma-% [LIT-01]	Δc(0... 25 Ma-% **Ethanol**) ≈ 120 m/s; ab 25 Ma-% abfallend [GIA-47]	
	ΔT_2(0... 0,4 Ma-% **Agarose** (in Carrageen)) ≈ -300 ms [YOS-03]	ΔT_1 / ΔT_2 (0,1...0,6 mM **$MnCl_2$**) ≈ -750 ms / -200 ms (0,23 T) [SCH-88]		ΔCT-Zahl (**Agarose**) ≈ 2,8 HU/ Ma-% [LIT-01]		

5.3.3 Materialvorauswahl und Materialauswahlkriterien

Für die Nachbildung von WS und GS eignet sich als Basismaterial Gelatine aufgrund der Deformierbarkeit und einfachen Herstellungsprozedur am besten, sofern mit weiteren Zusatzstoffen alle Bildgebungskenngrößen erzielt werden. In eigenen Untersuchungen sind daher zunächst alle relevanten Bildgebungskenngrößen zu ermitteln und die nötigen Zusatzstoffe auszuwählen. Daneben sind auch Gesichtspunkte zur Herstellung zu beachten. Bei nicht wasserlöslichen Zusatzstoffen wie $BaSO_4$ oder Graphit beispielsweise muss ein Absetzen der Partikel bei der Erstarrung der Gelatine verhindert werden. Das kann durch schnelle Abkühlung erfolgen, die zur Einhaltung eines homogenen Materials zusetzbaren Mengen sind dabei aber begrenzt. Beim Zusatz von Agarose andererseits muss das notwendige Aufkochen beachtet werden und der Einfluss der hohen Temperaturen auf die Gelierkraft der Gelatine.

Für die Simulation von Liquor in CT- und MRT-Bildgebung sind aufgrund der hohen zu erzielenden Relaxationszeiten und fehlender Zusatzmaterialien mit denen die Relaxationszeiten nachträglich erhöht werden können, Materialien mit hohem Wasseranteil nötig. Dabei sind ggf. weitere Randbedingungen bezüglich der erforderlichen Konsistenz der Phantommaterialien zu beachten. Bei flüssigen Materialen angrenzend an gelatinebasierte Phantommaterialien wären zusätzliche, evtl. störende Begrenzungsschichten nötig, daher sind feste Materialien zur Liquorsimulation zu bevorzugen.

Für die Hautnachbildung kann evtl. das von Valentino et al. [VAL-92] beschriebene Material zur Nutzung im MRT auch in den anderen Modalitäten eingesetzt werden. Valentino et al. nutzen in Agar getränkte Verbandmullpads, die, um sie vor dem Austrocknen zu schützen, mit einer chirurgischen Abdeckfolie (“*plastic surgical drape*”) umhüllt wurden. Statt Agar könnte auch Fett (Dichte geringer als Wasser) genutzt werden, um die erforderlichen negativen CT-Zahlen zu erreichen.

Zur Nachbildung von Knochen im CT und MRT sind hochdichte Stoffe zur Erzielung der hohen CT-Zahlen nötig. Dafür kann beispielsweise Knochenmehl genutzt werden. Realitätsnah könnte für die Kopfnachbildung auch ein echter für den Forschungseinsatz freigegebener Schädelknochen eingesetzt werden.

5.4 Messbedingungen

Die Relaxationszeiten werden am Siemens Magnetom Sonata 1,5 T gemessen. Aus MSE-Sequenzen mit T_R = 5 s und 32 Echos mit T_E = (15; 30; 45; ...; 480) ms werden mit der internen Software des MRT-Gerätes die T_2-Zeiten berechnet. Für ausgewählte ROIs (*regions of interest*) erhält man die Mittelwerte und Standardabweichungen der T_2-Zeiten. Für die Bestimmung der T_1-Zeiten kommen IR-Sequenzen mit T_R = 9000 ms, T_E = 11 ms (mitunter auch 109 ms) und T_i = (200; 500; 700; 900; 1200; 1400) ms (für einzelne Messungen auch T_i ab 50 ms) zum Einsatz. Aus den ermittelten Grauwerten über einzelne ROIs eines Bilderstapels wird über eine Kurvenannährung nach Gleichung (4-9) die T_1-Zeit bestimmt, dazu wird ein Berechnungsprogramm von Hietschold [HIE-05] bzw. ein dafür erstelltes Matlab-Programm genutzt. Das Matlab-Programm ermittelt ähnlich wie bei der T_2-Auswertung pro Bildpixel einen T_1-Wert, so dass über eine ROI der Mittelwert sowie die Standardabweichung berechnet werden.

Die CT-Zahlen werden anhand von CT-Aufnahmen am Siemens Sensation 16 ermittelt. Es werden Standard-Protokolle für die Kopfaufnahme verwendet. Die CT-Zahl korrespondiert mit den Grauwerten des CT-Bildes, teilweise ist dabei noch ein Off-Set-Wert zu berücksichtigen. Die Bestimmung der CT-Zahl aus dem Bild erfolgte mit MRIcro [MRI-05], welches den Offset-Wert bei der Auswertung einer ROI berücksichtigt (Angabe der skalierten CT-Zahl). Um die CT-Zahlen mit den Angaben aus der Literatur vergleichen zu können, sollten entsprechend Abschnitt 4.3.2 keine vorgeschalteten Korrekturfilter verwendet werden, d. h. im genutzten Siemensgerät müssen B-Kerne zur Bildrekonstruktion und dünne Schichtdicken und Kollimationen zum Einsatz kommen [BRE-08]. Ein Vergleich zwischen den mit einem B-Kern (B30f) bei der Schichtdicke von 0,75 mm (Kollimation 16 x 0,75) und den mit dem H-Kern (H21s, H für *head*) bei der Schichtdicke von 1,5 mm (Kollimation 12 x 1,5) ermittelten CT-Zahlen ergab einerseits, dass die Standardabweichungen der Messwerte des B-Kerns um ca. das Dreifache höher sind als beim H-Kern. Andererseits unterscheiden sich die CT-Zahlen aus den Berechnungen mit den B- und H-Kernen nur um maximal die für die H-Kern-Rekonstruktion angegebene Standardabweichung von 4 HU (entspricht dem Homogenitätskriterium einer Wasserregion, Abschnitt 5.2). Die CT-Zahlen bei Nutzung des H21s-Kerns können folglich unter Berücksichtigung der Standardabweichung mit Literaturangaben verglichen werden. Die CT-Zahlen werden daher aus den rekonstruierten Bildern mit den H21s-Kernen ermittelt, um gleichzeitig die typischen CT-Protokolle für Hirnaufnahmen einsetzen zu können.

Die Schallgeschwindigkeiten und Schwächungskoeffizienten für Ultraschall werden aus Laufzeitmessungen bestimmt. Dafür wird ein an einen Pulsgenerator angeschlossener Sende-Empfangs-Schallkopf auf die Materialprobe bekannter Höhe gesetzt. Aus dem zurückgelegten Weg und der an einem angeschlossenen Oszilloskop ablesbaren Laufzeit errechnet sich die Schallgeschwindigkeit. Der Schwächungskoeffizient wird nach Gleichung (4-15) ermittelt. In der Regel wurden jeweils drei Proben der gleichen Zusammensetzung vermessen. Um ein Maß für die Schwankungsbreite der Messwerte zu erhalten, wird anhand der drei Werte eine Bereichsschätzung für den Arbeitspunkt mit einer statistischen Sicherheit von 95 % durchgeführt. Der in dieser Arbeit für US-Messungen angegebene Fehler entspricht diesem Bereich. Die Aufnahme von Ultraschall-B-Bildern fand am US-Gerät 3D/4D Voluson 730 der Firma General Electric statt.

5.5 Basismaterial Gelatine

Eigenschaften und Herstellung des Basismaterials Gelatine

Gelatine ist ein Protein, das aus Kollagen von Haut, Knochen oder Knorpelgewebe gewonnen wird. Für Details zur Gewinnung und zum chemischen Aufbau sei auf [BAB-96] verwiesen. Das thermoreversible Aufschmelzen und Erstarren der Gelatine basiert vermutlich auf der allmählichen Ausbildung eines Wasserstoffbrückenbindungssystems [PAR-11]. Beim Erstarren der zuvor flüssigen Gelatine lagern sich die einzelnen Aminosäure-Ketten als Helix-Strukturen aneinander und bilden aus zwei bis drei Segmenten Kristallite. Stabilisiert werden die Strukturen durch Wasserstoffbrückenbindungen innerhalb und zwischen den Helix-Strukturen sowie zwischen OH-Gruppen der Aminosäuren und den eingelagerten Wassermolekülen. Man nimmt an, dass beim Erwärmen der Gelatine das Gel durch die erhöhte Beweglichkeit der Wassermoleküle erweicht und dadurch die pseudo-tripelhelicale Struktur zusammenbricht, d. h. die Gelatine schmilzt [BAB-96]. Der Schmelzpunkt hängt von der Gelatinequalität und -konzentration ab, typische Werte betragen zwischen 21 und 35 °C, die Erstarrungstemperaturen liegen jeweils 2 bis 5 °C darunter [PAR-96, BAB-96]. Je höher der Bloom-Wert der Gelatine, desto höher ist ihre Schmelz- und Erstarrungstemperatur und desto kürzer ihre Erstarrungszeit [GEL-06]. Der Bloom-Wert handelsüblicher Gelatinen liegt zwischen 60 und 300 [GEL-11]. Der Schmelzpunkt für mittel- bzw. hochbloomige Gelatinen liegt für 15 Ma-% bei ca. 28 bzw. 33 °C und für 25 Ma-% bei ca. 30 bzw. 38 °C [GEL-06]. Der Schmelzpunkt der im Phantom eingesetzten Gelatine sollte mindestens über 30 °C liegen, um auch bei Temperaturschwankungen, etwa beim Phantomtransport im Sommer, die Form beizubehalten. Kurze Erstarrungszeiten sind bei Zusatz von wasserunlöslichen Stoffen wie $BaSO_4$ oder Graphit (s. Tabelle 5-6) ebenfalls vorteilhaft. Folglich sollte ein hochbloomiger Gelatinetyp genutzt werden. Zu berücksichtigen ist weiterhin, dass mit steigendem Bloomwert die Elastizität der Gelatine sinkt [GEL-06]. Für alle Gelatinemischungen wird Gelatine reinst mit 240 Bloom (aus Schweineschwarte) der Firma Carl Roth GmbH + Co. KG, Karlsruhe, verwendet.

Das Gelatinepulver quillt ca. 30 min im kalten doppelt destillierten Wasser. Anschließend wird das Gemisch abgedeckt auf 55 °C erhitzt. Mit Hilfe eines elektrischen Rührwerks erfolgt dabei die vollständige Auflösung der Gelatine in weiteren 30 min (Dauer mengenabhängig). Um die Luftblasen aufsteigen zu lassen, verbleibt die Gelatine über ca. 4 h im 55 °C warmen Wasserbad. Mit zunehmender Temperatur und Einwirkungsdauer verliert die Gelatine an Gelierkraft, bis 60 °C sind die Verluste jedoch relativ gering [GEL-11]. Danach wird die Gelatine auf Raumtemperatur abgekühlt und später im Kühlschrank gelagert. Es wird eine 25 Ma-%ige Rohgelatine hergestellt, aus der später niedriger konzentrierte Gelatinemischungen sowie Materialien mit weiteren Zusatzstoffen erzeugt werden können. Die Rohgelatine wird in einzelnen Chargen von je 4 bis 8 kg hergestellt. Der Zusatz von 0,5 Ma-% Phenol verhindert späteren Bakterienbefall. Zur Herstellung anderer Gelatinekonzentrationen bzw. Phantommaterialien mit Zusatzstoffen wird die benötige Rohgelatine gemeinsam mit den weiteren Stoffen wieder auf 55 °C erwärmt und vermengt. Die neue Mischung wird (mengenabhängig) erneut über ca. 30 min im 55 °C warmen Wasserbad ruhen gelassen, damit die Luftblasen entweichen. Schließlich werden die Mischungen in die Probengefäße bzw. ins Phantom gefüllt. Die Abkühlung erfolgt bei Raumtemperatur oder bei enthaltenen wasserunlöslichen Zusatzstoffen im Eiswasserbad (schnelles Abkühlen, um das Absetzen von Partikeln zu verhindern).

Einfluss der Gelatinekonzentration auf die Bildgebungskenngrößen

Die Bildgebungskenngrößen hängen von der Gelatinekonzentration ab: Mit zunehmender Konzentration sinken die T_1- und T_2-Zeiten, die Schallgeschwindigkeit und die CT-Zahl hingegen steigen, s. Abbildung 5-4 und Abbildung 5-5. Auch der Schwächungskoeffizient steigt nach [MAE-08] mit der Gelatinekonzentration an. Unterschiedliche Gelatinekonzentrationen beeinflussen das Erscheinungsbild des Ultraschallbildes, wie in Vorarbeiten [OES-05] nachgewiesen wurde, nicht. Die Elastizität der Gelatine nimmt mit steigender Konzentration ab (Tabelle 5-4). Es muss daher ein Kompromiss gefunden werden zwischen geeigneter Elastizität (Gelatinekonzentration um 15 Ma-% nach [KIN-00]) sowie den Zielbildgebungskenngrößen der Relaxationszeiten (Gelatinekonzentration zwischen 20 und 25 Ma-%, s. Abbildung 5-4), der CT-Zahl (Gelatinekonzentration kleiner 16 Ma-%, s. Abbildung 5-5) und der Schallgeschwindigkeit (Gelatinekonzentration 25 Ma-%, Abbildung 5-5). Da die Elastizität gewährleistet werden soll und Stoffe zur Erniedrigung von T_1 und T_2 sowie zur Erhöhung von c existieren, wird eine Basisgelatinekonzentration von 15 Ma-% gewählt.

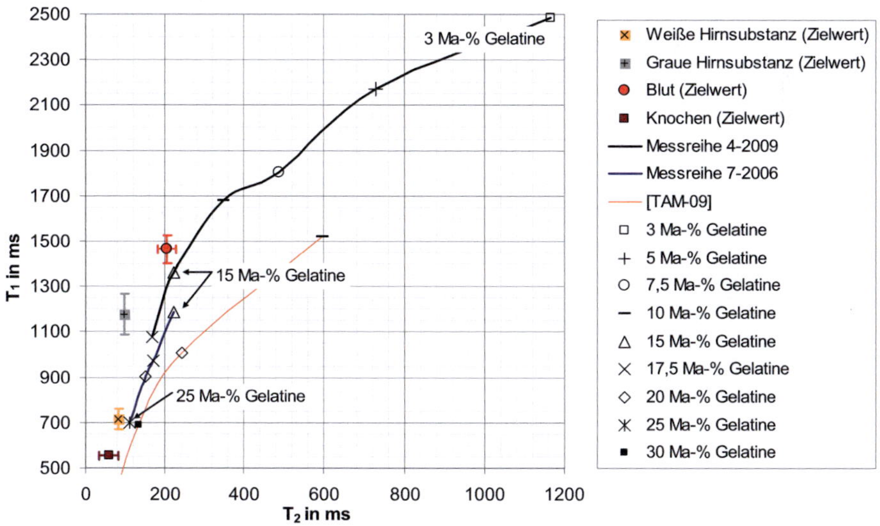

Abbildung 5-4: Gemessene Relaxationszeiten für variierte Gelatinekonzentration im Vergleich zu Literaturdaten und den Zielwerten

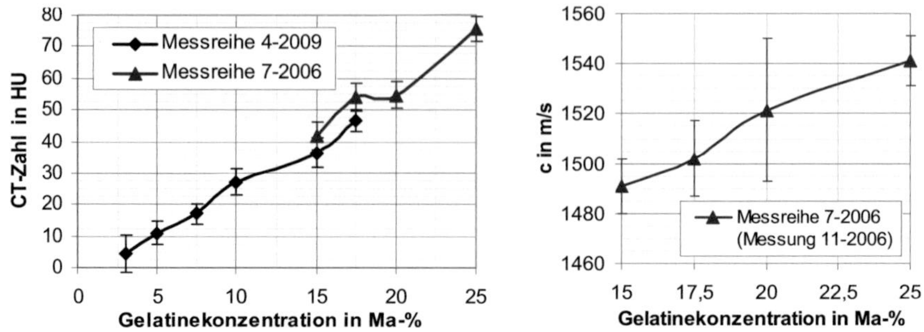

Abbildung 5-5: Gemessene CT-Zahlen (links) und Schallgeschwindigkeiten (rechts, bei 19,4 ± 0,3 °C) für variierte Gelatinekonzentration

Die Messwerte der Bildgebungskenngrößen weichen einerseits teilweise von den Literaturangaben ab (T_1 und T_2, s. Abbildung 5-4), andererseits variieren die ermittelten Bildgebungskenngrößen für zwei verschiedene Messreihen (15 und 17 Ma-%ige Gelatine in Abbildung 5-4 und Abbildung 5-5) und überschneiden sich auch bei Berücksichtigung der Messabweichungen nicht (T_1, T_2) bzw. kaum (CT-Zahl). Die Messreihen stammen aus zwei Herstellungschargen und wurden zu unterschiedlichen Zeitpunkten (Juli 2006 bzw. April 2009) vermessen. Da eine zuverlässige Bestimmung der Bildgebungskenngrößen für verschiedene Materialkombinationen für die Ableitung der Phantommaterialzusammensetzung entscheidend ist, werden im Folgenden Einflussfaktoren auf die gemessenen Bildgebungskenngrößen untersucht. Ziel ist es, die Genauigkeit ermittelter Bildgebungskenngrößen zu bestimmen.

Einfluss von Mess- und Herstellungsbedingungen auf die Bildgebungskenngrößen

Die Bildgebungskenngrößen für das gewählte 15 Ma-%ige Gelatine-Basismaterial schwanken für von einander unabhängig hergestellte Proben. Verglichen wurden die Messwerte für 5 bis 15 separat hergestellte Proben aus je 3 bis 8 verschiedenen Chargen, s. Tabelle 5-7. Die Messungen fanden verteilt über einen Zeitraum von 3 Jahren in der Regel wenige Tage nach der Herstellung der Proben statt. Für die 15 Ma-%ige Gelatine beträgt die mittlere T_1-Zeit 1194 ms, die T_2-Zeit 213 ms, die CT-Zahl 43 HU, die Schallgeschwindigkeit c 1507 m/s und der Schwächungskoeffizient α bei ca. 1 MHz 0,9 dB/cm. Wie aus Tabelle 5-7 ersichtlich liegt die Standardabweichung über die einzelnen Messwerte der verschiedenen Proben meist (außer für α und die CT-Zahl) oberhalb der Messabweichungen der einzelnen Messwerte. Daher müssen die Ursachen für diese zusätzlichen Messwertabweichungen für gleiche Probenzusammensetzungen identifiziert und später ausgeschlossen werden. Die Standardabweichungen der T_1- und T_2-Mittelwerte betragen bis 9 % und liegen damit innerhalb der nach Tabelle 4-2 zu erwartenden Abweichungen für verschiedene Messorte im Magnetfeld bzw. der Reproduzierbarkeitsgenauigkeit von MRT-Messungen. Die CT-Zahl-Abweichungen von 4 HU entsprechen dem festgelegten Homogenitätskriterium für eine Wasserregion und sind daher zulässig. Die prozentuale Standardabweichung der Schallgeschwindigkeitsmessung ist mit 1 % relativ gering. Die durchschnittliche Messabweichung der Einzelmessung des Schwächungskoeffizienten α ist mit 11 % recht hoch. Die Standardabweichung des Mittelwertes beträgt mit 6 % nur etwa die Hälfte, d. h. für eine präzisere Bestimmung des Schwächungskoeffizienten ist die Messanordnung zu optimieren.

Alle Schwankungen der Mittelwerte der Bildgebungskenngrößen können demnach aufnahmetechnisch begründbare Ursachen haben. Weitere Einflussfaktoren können in den Herstellungsbedingungen der Materialien bzw. deren Lagerung liegen. Diese Faktoren werden nachfolgend untersucht, um sie ggf. zielgerichtet minimieren zu können.

Tabelle 5-7: Schwankungen der Bildgebungskenngrößen für voneinander unabhängig hergestellte und gemessene 15 Ma-%ige Gelatineproben

	T_1	T_2	CT-Zahl	c	α
Probenanzahl	15 (8 Chargen)	15 (8 Chargen)	14 (8 Chargen)	10 (6 Chargen)	5 (3 Chargen)
Mittelwert (MW)	**1194 ms**	**213 ms**	**43 HU**	**1507 m/s (bei 20 ±1 °C)**	**0,9 dB/cm (1 MHz)**
Minimum	1077 ms	188 ms	37 HU	1491 m/s	0,85 dB/cm
Maximum	1412 ms	240 ms	51 HU	1534 m/s	0,96 dB/cm
absolute Schwankungsbreite	335 ms	52 ms	14 HU	43 m/s	0,11 dB/cm
mittlere Abweichung der Einzelwerte	25 ms	3 ms	4 HU	6 m/s	0,1 dB/cm
	2 %	1 %	9 %	0,4 %	11 %
Standardabweichung des MWs	101 ms	15 ms	4 HU	11 m/s	0,05 dB/cm
	9 %	**7 %**	**9 %**	**1 %**	**6 %**

Um den Einfluss der Herstellung der Materialien isoliert betrachten zu können, wurden drei Proben aus separaten Gelatinechargen hergestellt und gemeinsam vermessen. So kann beurteilt werden, ob unvermeidbare Messabweichungen in der Einwaage oder Variationen im wirkenden Temperaturprofil bei der Materialherstellung zu Änderungen der Bildgebungskenngrößen in den beobachteten Größenordnungen führen können. Die Schwankungen zwischen den Proben betragen ausgedrückt als Standardabweichung für T_1 2 %, für T_2 4 %, für die CT-Zahl 2 % und für c 0,1 %. Sie liegen somit etwa im Bereich der mittleren Abweichung einzelner Messwerte (Tabelle 5-7). Außerdem wurden pro Probe drei Abfüllungen hergestellt und vermessen. Hier variieren also einzig der Messort und die unabhängig durchgeführte Messwertgewinnung. Die Abweichungen zwischen diesen drei Abfüllungen je Probe erreichen ebenfalls Werte bis zur Schwankungsbreite zwischen den 3 Proben. Somit können Abweichungen in der Herstellungsprozedur als Ursache ausgeschlossen werden. Die beobachteten Änderungen in den zuvor aufgeführten unabhängig hergestellten und vermessenen Proben liegen demnach wie bereits vermutet in der Messung.

Da die Erhitzungsdauer und -höhe einen Einfluss auf die Gelierfähigkeit der Gelatine hat (s. Tabelle 5-4), wurde ergänzend gezielt ihr möglicher Einfluss auf die Bildgebungskenngrößen untersucht. Messreihen mit je drei unabhängig voneinander hergestellten Probenchargen für 35, 45, 55 bzw. 65 °C Erhitzung über je 4 h und bei 55 °C mit variierter Erwärmungsdauer von 40 min bis 7 h 40 min (Variation in 1-Stunden-Schritten) ergaben jedoch keinen Einfluss dieser Größen – die Schwankungen liegen innerhalb der Standardabweichungen der einzelnen Messwerte und zeigen keinen eindeutigen Trend. Das bedeutet, dass eine Abweichung von der hier standardmäßig genutzten Erhitzungshöhe und -dauer bei der Gelatineherstellung unkritisch ist und individuell im untersuchten Bereich variiert werden kann.

Um die Konstanz der Bildgebungskenngrößen des Basisphantommaterials über eine Zeitspanne von mindestens zwei Jahren beurteilen zu können, wurde ihre Langzeitstabilität untersucht. Die Ergebnisse werden einerseits von eventuellen Veränderungen im Material (z. B. lagerungsbedingt), andererseits durch die bereits aufgezeigten Messabweichungen (Langzeitreproduzierbarkeit) beeinflusst.

Insgesamt wurden 5 Proben aus 15 Ma-%iger Gelatine aus 3 Chargen untersucht (in jeweils 3, einmal auch 10 Abfüllungen), die Proben werden nachfolgend kurz als Langzeitproben bezeichnet. Beispielhaft ist der Verlauf der gemessenen Relaxationszeiten für 4 Proben über knapp 3 Jahre im Anhang A5 dargestellt.

Die Standardabweichungen der Mittelwerte der einzelnen Messreihen liegen für T_1 zwischen 7 und 8 % und somit unterhalb der Standardabweichung des Mittelwertes für separate Proben und Messtermine jeweils kurz nach Probenherstellung von 9 % (Tabelle 5-7). Auch für die T_2-Zeiten liegen die Standardabweichungen mit 3 bis 6 % unterhalb der 7 % nach Tabelle 5-7. Die Schwankungen der CT-Zahlen und der Schallgeschwindigkeiten über die Zeit liegen sogar nur innerhalb der Messabweichungen der einzelnen Werte. Ein Trend der Änderungen zu größeren oder kleineren Bildgebungskenngrößen ist bei keiner Messreihe erkennbar. Dies alles deutet darauf hin, dass sich die Materialparameter nicht geändert haben und die Schwankungen nur durch die Langzeitreproduzierbarkeit bzw. die Messungenauigkeit der Bildgebungskenngrößen zustande kommen. Die eingehende Analyse (s. u.) stützt diese Annahme.

Untersuchungen zum Einfluss der Probentemperatur zeigen, dass Temperaturänderungen auf T_2 einen vernachlässigbaren Einfluss (-0,3 ms pro 1 K) haben und bei T_1 zu einem Anstieg auf ca. 25 ms pro Kelvin führen (Messbereich zwischen 17 und 23 °C). Diese Beobachtungen decken sich mit Untersuchungsergebnissen von Blechinger et al. [BLE-88]. Die Schwankungen der T_1- und T_2-Zeiten der Langzeitproben lassen sich aber, wie die erfassten Probentemperaturen belegen, nicht durch die temperaturbedingt zu erwartenden Änderungen erklären, da sie diese teilweise bis zum vierfachen übersteigen (T_1-Änderung). Zudem existieren für gleiche Probentemperaturen Messwerte, die sich ebenso beträchtlich unterscheiden wie bei verschiedenen Temperaturen. Die CT- und Ultraschallmessungen wurden unabhängig von den MRT-Messungen durchgeführt, so dass temperaturbezogene Quervergleiche entfallen. Temperaturinduzierte CT-Zahlabweichung bewegen sich zudem vermutlich – in Anlehnung an Angaben nach denen für 5 Ma-%ige Gelatine die CT-Zahländerung -0,4 HU/K beträgt [WHI-93] – im Bereich typischer Raumtemperaturschwankungen unterhalb der CT-Messgenauigkeit. Die Ultraschallgeschwindigkeit steigt um 2,7 m/s pro Kelvin (Messbereich zwischen 12 und 36 °C), die Schwankungen der Schallgeschwindigkeit für die Langzeitproben lassen sich durch die Temperaturänderungen erklären.

Bei offen gelagerten Gelatineproben ist eine Materialschrumpfung zu beobachten. Mit der Zeit verdunstet Wasser, die Dichte der Probe nimmt zu. Die vermessenen Langzeitproben befinden sich zwar alle in geschlossenen Gefäßen, allerdings sind Verdunstungsprozesse durch die Kunststoffgefäßwände hindurch nicht vollständig auszuschließen. Die Änderungen müssten sich dann aber in allen Bildgebungskenngrößen gleichermaßen äußern. Der Einfluss zunehmender Dichte bei vorliegenden Verdunstungsvorgängen kann anhand der untersuchten Bildgebungskenngrößen bei steigender Gelatinekonzentration abgeschätzt werden. Die T_1- und T_2-Zeiten würden abnehmen (pro 100 ms T_2-Änderung T_1-Abfall um ca. 2000 ms), die CT-Zahlen und die Schallgeschwindigkeit zunehmen. Messungen an luftgelagerten geschrumpften Proben bestätigten dieses Verhalten. Für das Verhalten der Bildgebungskenngrößen der Langzeitproben ist allerdings kein Zusammenhang mit einer möglichen Materialschrumpfung nachweisbar: T_1- und T_2- Änderungen treten nicht gleichzeitig im vorhergesagten Verhältnis auf und die CT-Zahlen und Schallgeschwindigkeiten nehmen nicht parallel zu.

Zusammenfassend ist die Langzeitstabilität der Bildgebungskenngrößen des Basisphantommaterials Gelatine somit gegeben. Die Genauigkeit der ermittelten Bildgebungskenngrößen wird aber bei MRT-Messungen durch die Reproduzierbarkeit der Messergebnisse und bei US- und CT-Messungen durch deren Messungenauigkeit beschränkt. Die zu erwartende Ungenauigkeit der Bildgebungskenngrößen betragen für die T_1-Messung bis 9 %, für die T_2-Messungen bis 7 %, für die CT-Zahl-Bestimmung bis 9 % und für die Schallgeschwindigkeitsermittlung bei konstanter Temperatur bis 1 %. Beim Vergleich mit den zu erreichenden Zielwerten sind diese messbedingten Abweichungen zu berücksichtigen.

5.6 Zusatzmaterialien

Aus den Bildgebungskenngrößen für das Basismaterial 15 Ma-%iger Gelatine nach Tabelle 5-7 (T_1-Zeit = 1194 ms, T_2–Zeit = 213 ms, CT-Zahl = 43 HU, c = 1507 m/s, α(1 MHz) = 0,9 dB/cm) lässt sich ableiten, welche Größen durch Zusatzstoffe noch zu variieren sind, um die Zielwerte nach Tabelle 5-3 zu erreichen. Die T_1-Zeit liegt in Übereinstimmung mit der Vorhersage für Gelatine aus der Literatur im Bereich von GS. Die T_2-Zeit der Gelatine ist um ca. den Faktor zwei geringer als die Literatur-Prognose, beträgt aber noch ca. das Doppelte des Sollwertes für GS und WS. Die CT-Zahl liegt im Zielbereich von GS. Die Schallgeschwindigkeit ist (bei gleicher Temperatur) geringer als die Literaturprognose für Gelatine und befindet sich etwas unterhalb des Zielbereichs von 1530 bis 1560 m/s. Der Schwächungskoeffizient liegt im Zielbereich für gesundes Hirngewebe.

Zur Nachbildung von WS und GS mit Gelatine als Basismaterial (vgl. Abschnitt 5.3.3) sind somit hauptsächlich Stoffe für eine starke T_2-Verringerung nötig. Die T_1-Zeit ist nur für WS noch auf ca. 700 ms zu verringern. Die CT-Zahl für WS ist ebenfalls niedriger einzustellen (25 bis 35 HU). Die Schallgeschwindigkeit muss leicht erhöht werden.

In Tabelle 5-6 sind bereits die möglichen Zusatzstoffe zur Beeinflussung der Bildgebungskenngrößen aufgeschlüsselt. Die T_2-Zeit kann mit Graphit oder Agarose oder auch Ethanol oder n-Propanol erniedrigt werden. Allerdings ist zu testen, welche konzentrationsabhängige Änderung für die genutzte Gelatine tatsächlich erreicht werden kann und inwiefern dabei T_1 sowie die anderen Bildgebungskenngrößen verändert werden. Für eine zeitgleiche T_1- und T_2-Verringerung (WS) soll $CuSO_4$ getestet werden. Mit n-Propanol und Ethanol sind geeignete Konzentrationen zu ermitteln, um die Schallgeschwindigkeit wie gewünscht zu erhöhen. Die CT-Zahl kann nur mit Stoffen einer Dichte kleiner Wasser erniedrigt werden, z. B. mit Ethanol oder n-Propanol. Beide Stoffe sind allerdings flüchtig und daher evtl. nur bedingt geeignet. Dies ist zu prüfen. Fett als alternativer Zusatzstoff ist wiederum in der wasserbasierten Gelatine nicht löslich. Entweder ist die Gelatinekonzentration zu verringern oder es ist nur das CT-Zahl-Verhältnis nachzubilden, wofür dann auch Stoffe zur Erhöhung der CT-Zahl genügen würden ($BaSO_4$).

Die genannten Varianten werden systematisch untersucht, wobei zunächst für jeden Zusatzstoff ein geeigneter Konzentrationsbereich gesucht wird (abgeleitet aus Literaturangaben bzw. eigenen Vorversuchsreihen) und dann für Konzentrationsvariationen im relevanten Bereich der Einfluss auf alle Bildgebungskenngrößen gemessen und ausgewertet wird. Durch Regressionsgeraden wird auf Grundlage der Versuchsreihen eine geeignete Zusatzstoffkonzentration festgelegt und iterativ – nach jeweiligem Erfassen der anderen Bildgebungskenngrößen und nötigen Anpassungen – weitere Zusatzstoffe ausgewählt. Ausgewählte Messreihen (Konzentrationsreihen) sind im folgenden Abschnitt zur Materialwahl aufgeführt.

5.7 Materialwahl

5.7.1 Ansatz zur Materialwahl zur Nachbildung von Hirngewebe

Da die meisten Zusatzstoffe zur Verringerung von T_1 und T_2 kaum einen Einfluss auf die CT-Zahl und die US-Bildgebungskenngrößen haben, sollen die Relaxationszeiten hier zuletzt eingestellt werden. Ausgehend von dem Basismaterial 15 Ma-%iger Gelatine muss zunächst die Schallgeschwindigkeit erhöht werden. Die CT-Zahl ist noch etwas zu verringern (WS) bzw. konstant zu halten (GS). Der bereits korrekt eingestellte Schwächungskoeffizient sollte sich dabei nicht verändern (vgl. Abschnitt 5.6). Die Rückwirkung der abschließend einzustellenden Relaxationszeiten auf die CT-Zahl, c und α ist danach zu prüfen, um evtl. noch notwendige Korrekturen vornehmen zu können.

Zur Erhöhung von c kommt nach Tabelle 5-6 Glycerol, n-Propanol oder Ethanol in Frage. Ethanol und n-Propanol würden gleichzeitig die CT-Zahl verringern und auch die Relaxationszeiten geringfügig erniedrigen (ohne Einfluss auf α). Glycerol würde die CT-Zahl erhöhen, könnte aber das unerwünschte Austrocknen der Gelatine bei nicht vollständig luftdichter Lagerung verhindern. Glycerol, auch als Glycerin bzw. 1,2,3-Propantriol bezeichnet, ist ein Feuchthaltemittel [HED-11], es wirkt hygroskopisch, d. h. zieht Wasser an. Die CT-Zahl-Erhöhung kann durch zeitgleichen Einsatz von n-Propanol oder Ethanol wieder ausgeglichen werden.

Messreihen mit n-Propanol, auch 1-Propanol genannt, und Ethanol haben gezeigt, dass die Wirkung auf die verschiedenen Bildgebungskenngrößen etwa die gleiche ist. Da 1-Propanol als reizend einzustufen ist, wurde Ethanol ausgewählt. Zu beachten ist bei Ethanol (ähnlich wie bei 1-Propanol), dass es zehnmal (1-Propanol: fünfmal) schneller verdunstet als Wasser (Vergleich der Verdunstungszahlen nach [RÖM-99] und [MER-11]), d. h. gerade bei Zusatz dieses leicht flüchtigen Stoffes ist der Einsatz von Glycerol sinnvoll.

Ausgehend von den einzelnen Konzentrationsreihen mit Glycerol und Ethanol wurden geeignete Konzentrationsbereiche ausgewählt und miteinander kombiniert. Die mit den Materialkombinationen gemessenen Schallgeschwindigkeiten und CT-Zahlen sind in Abbildung 5-6 dargestellt. Um die Schallgeschwindigkeit von 1540 m/s, auf die Ultraschallgeräte geeicht sind und die im Bereich des Zielwertes für Hirngewebe von 1530 bis 1560 m/s liegt, zu erreichen, kommt die Materialkombination von 1 Ma-% Glycerol und 5 Ma-% Ethanol (c = 1543 m/s, Bereichsschätzung 1527…1559 m/s) oder 2,5 Ma-% Glycerol und 2,5 Ma-% Ethanol (c = 1536 m/s, Bereichsschätzung 1531…1540 m/s) in Frage. Bei letzterer Kombination mit gleichen Ethanol- und Glycerolanteilen steigt die CT-Zahl von ursprünglich 43 HU auf 47 HU an, für GS ist dies zulässig. Für die andere Materialkombination sinkt die CT-Zahl auf 38 HU. Dies liegt eingerechnet der Standardabweichung des Messwertes von 5 HU am oberen Zielbereich für WS (25 HU bis 35 HU) und ist relativ gesehen ausreichend.

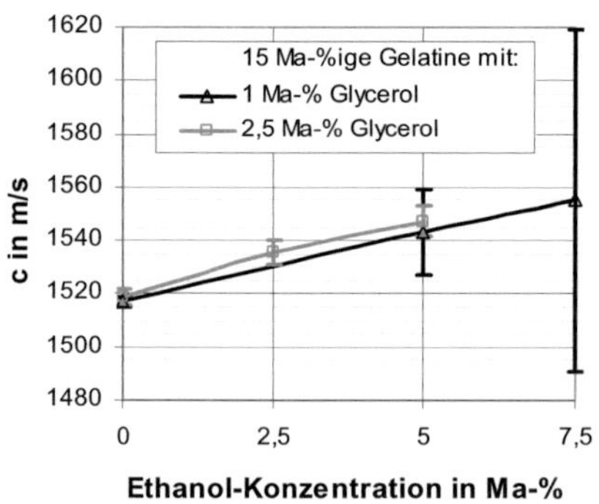

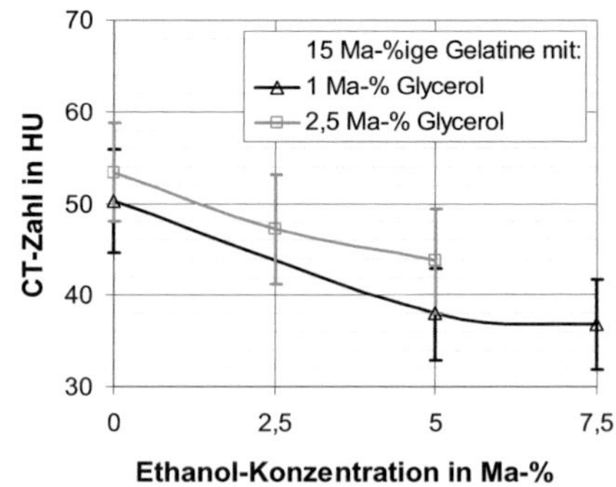

Abbildung 5-6: Gemessene Schallgeschwindigkeiten (links, bei 19,5 ± 0,2 °C) und CT-Zahlen (rechts) für variierte Glycerol- und Ethanolkonzentrationen in Gelatine (Messreihen 2-2007)

Die parallel ermittelte T_1-Zeit für die Probe mit 1 Ma-% Glycerol und 5 Ma-% Ethanol beträgt 1107 ms, die T_2-Zeit 212 ms, für die Probe mit gleichen Ethanol- und Glyerolanteilen beträgt T_1 1070 ms und T_2 202 ms. Wie erwartet sind die Relaxationszeiten durch den Ethanol- und Glycerolzusatz somit unter Berücksichtigung der Reproduzierbarkeit (Tabelle 5-7) nicht gesunken. Um vordergründig T_2 zu erniedrigen, kann beispielsweise Graphit eingesetzt werden. Testreihen mit Graphitzusatz zu den beiden favorisierten Glycerol- und Ethanolkonzentrationen in Gelatine ergeben für 1 Ma-% Graphit mit 1 Ma-% Glycerol und 5 Ma-% Ethanol eine T_2-Zeit von 91 ms und eine T_1-Zeit von 1056 ms, eingerechnet der zulässigen bzw. zu erwartenden Toleranzen liegt dies nahezu im Zielbereich von GS (T_1 = 1176 ± 90 ms, T_2 = 97 ± 6 ms). Um dem Zielbereich der Relaxationszeiten insgesamt näher zu kommen, ergibt sich nach exponentieller Kurvenannäherung über die jeweiligen zugrunde liegenden Messreihen für T_1 bzw. T_2 eine zu wählende Graphitkonzentration von 0,85 Ma-% (T_1 = 1064 ms, T_2 = 102 ms).

Für 15 Ma-%ige Gelatine mit 2,5 Ma-% Glycerol, 2,5 Ma-% Ethanol und 1 Ma-% Graphit wurde eine T_2-Zeit von 81 ms gemessen, die somit im Zielbereich von WS liegt (T_1 = 714 ± 47 ms, T_2 = 82 ± 7 ms). Allerdings ist die erreichte T_1-Zeit von 923 ms noch zu hoch und muss durch weitere T_1-verkürzende Zusatzstoffe (z. B. mit $GdCl_3$) verringert werden.

Eine Rückwirkung von Graphitzusatz auf die gemessene Schallgeschwindigkeit gibt es nach eigenen Untersuchungen [OES-05] und Literaturangaben [MAD-78, BUR-80] nicht. Der Schwächungskoeffizient wird durch Graphit allerdings erhöht. Entsprechend [MAD-82] dürfte die Erhöhung aber mit etwa 0,08 dB/cm/MHz pro 1 Ma-% Graphit relativ gering ausfallen. Graphit beeinflusst insbesondere auch die Streueigenschaften, mit Graphitzusatz wird eine ähnliche Textur wie in klinischen Bilddaten erzielt [OES-05]. Allerdings bewirkt die Graphitzugabe auch einen Anstieg der CT-Zahl. Sie beträgt für 15 Ma-%ige Gelatine mit 0,85 Ma-% Graphit, 1 Ma-% Glycerol und 5 Ma-% Ethanol (GS) nunmehr 47 HU, und für Zusatz von 2,5 Ma-% Glycerol und Ethanol mit 1 Ma-% Graphit 67 HU. Das Kontrastverhältnis zwischen den CT-Zahlen ist allerdings näherungsweise gewahrt geblieben und hat nur geringfügig zugenommen, bewegt sich aber noch im Zielbereich (da die CT-Zahlen aus den Grauwerten der CT-Bilder unter Berücksichtigung eines fixen Offsetwertes ermittelt werden, können die CT-Zahlen wie Grauwerte behandelt werden). Die CT-Zahl-Verschiebung kann hier daher toleriert werden. Um die Schwächungs- und Streueigenschaften für Ultraschall, d. h. letztlich die Bildtextur und den -kontrast, unabhängig von der CT-Zahl, der Schallgeschwindigkeit und den Relaxationszeiten zu variieren, z. B. für die Simulation von Tumoren, kann wie die Untersuchungen in [OES-05] zeigten Sab Simplex® als Zusatzstoff genutzt werden.

Die genannten beiden Materialzusammensetzungen, 15 Ma-%ige Gelatine mit 1 Ma-% Glycerol, 5 Ma-% Ethanol und 0,85 Ma-% Graphit bzw. mit 2,5 Ma-% Glycerol, 2,5 Ma-% Ethanol und 1 Ma-% Graphit (ggf. noch T_1-optimiert durch $GdCl_3$-Zugabe), können für mit MRT-, CT- und US-Bildgebung darstellbare Materialien zur Nachbildung von GS bzw. WS genutzt werden. Will man aus Gründen der Reproduzierbarkeit, unerwünschter Nebeneffekte der Graphitzugabe o. Ä. die Zusatzstoffkonzentrationen weiter optimieren, so bleibt die dargestellte Strategie die gleiche.

Erweiternd muss die Wirkung der zur Erniedrigung der Relaxationszeiten gewählten Stoffe bereits in den ersten Materialauswahlschritten berücksichtigt werden, ggf. ist dazu auch iterativ vorzugehen. Die CT-Zahl bei späterer Graphitzugabe müsste also bereits viel niedriger eingestellt werden. Dies könnte beispielsweise durch höhere Ethanolkonzentration erfolgen, ggf. unter Verzicht auf Glycerol. Weitere Ansätze und Messergebnisse zur Einstellung der Relaxationszeiten und CT-Zahlen folgen in Abschnitt 5.7.4.

5.7.2 Phantommaterialien für kontrastreiche Abbildungen

In technischen Phantomen kommt es häufig nicht auf die Nachbildung physiologischer oder pathologischer Gewebekontraste an, sondern auf kontrastreiche Abbildungen zweier verschiedener Materialien. Bei multimodal einsetzbaren Phantommaterialien müssen in allen interessierenden Modalitäten diese Kontraste erzielt werden. Dazu wurden ausgehend von entsprechenden Konzentrationsreihenmessungen ein Basismaterial und ein Kontrastmaterial abgeleitet, s. Tabelle 5-8. Abbildung 5-7 zeigt die Aufnahmen der Materialien in den einzelnen Modalitäten, die innere kreisförmige Struktur besteht dabei aus dem Kontrastmaterial, die Umgebung aus dem Basismaterial. Der Zusatz von Sab Simplex® (enthält Siliciumdioxid) im Basismaterial und von Graphit im Kontrastmaterial verändern jeweils die Streu- und Absorptionseigenschaften im US-Bild, so dass die Unterscheidung der Materialien möglich wird und die für US-Bildgebung typische Bildtextur entsteht. Diese Phantommaterialien können in Phantomen für die MRT-, CT- und US-Bildgebung eingesetzt werden, um kontrastreiche Strukturen zu erzeugen.

Tabelle 5-8: Zusammensetzung der kontrastreichen Phantommaterialien und ermittelte Bildgebungskenngrößen

	Materialzusammensetzung in Ma-%					Bildgebungskenngrößen			
	Gelatine	Phenol	Graphit	$BaSO_4$	Sab Simplex	T_1 in ms	T_2 in ms	CT-Zahl in HU	c in m/s
Basismaterial	15	0,3	0	0	0,1	1400	239	45	1513
Kontrastmaterial	15	0,3	3	0,3	0	654	38	133	1505

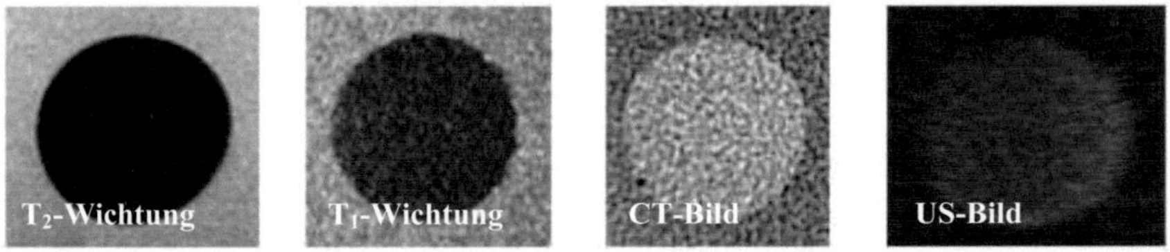

Abbildung 5-7: Kontrastreiche Phantommaterialien in MRT- (T_1- und T_2-Wichtung), CT- und US-Bildgebung, kreisförmige Struktur aus Kontrastmaterial, Umgebung aus Basismaterial

5.7.3 Vorläufige Materialien für ein MRT-CT-Kopfphantom

Für etliche Phantomanwendungen, wie z. B. auch für die der Überprüfung des Bildverarbeitungstools für die Epilepsiechirurgie, ist nur die MRT- und CT-Bildgebung relevant. Trotz der Reduktion ist die Entwicklung geeigneter Phantommaterialien aufgrund des komplexen Zusammenspiels von Zusatzstoffkonzentrationen und den verschiedenen Bildgebungskenngrößen ein langwieriger Prozess mit zahlreichen Versuchsreihen. Um bereits vor Abschluss dieser Untersuchungen im Phantomprototyp geeignete (Test-)Phantommaterialien nutzen zu können, wird zwischenzeitlich eine andere Strategie genutzt. Bei dieser vereinfachten Phantommaterialentwicklungsstrategie werden die MRT-Bildkontraste bei definierten Aufnahmeparametern als Zielwerte betrachtet. Der Schwerpunkt liegt auf der Einstellung des WS-GS-Kontrastes in T_1-gewichteten Bildern, da für die genannte Anwendung hauptsächlich T_1-gewichtete Datensätze zum Einsatz kommen. Der Kontrast in T_2-gewichteten Bildern wird auch betrachtet, sein Erreichen ist aber nur ein Wunsch-Kriterium. Für Liquor wird versucht, die T_1-

und T_2-Zeiten näherungsweise zu erreichen. Die CT-Zahlen für WS, GS und Liquor sollen möglichst den Zielwerten entsprechen, ggf. kann aber auf die Nachbildung der Kontrastverhältnisse zurückgegriffen werden.

Details zu den einzelnen gemessenen Kontrasten und den gewählten Phantommaterialien sind in [KUß-11] nachzulesen. Verglichen werden die Kontraste zwischen WS und GS

$$\text{Kontrast}_{WS:GS} = \frac{I_{WS} - I_{GS}}{I_{max}} \cdot 100\% \qquad (5\text{-}1)$$

mit I_{WS} ... Grauwert einer ROI (*region of interest*) für Weiße Hirnsubstanz
I_{GS} ... Grauwert einer ROI für Graue Hirnsubstanz
I_{max} ... maximaler Grauwert des Datensatzes (Grauwertbereich)

für gleiche, in der klinischen Routine typischerweise genutzte Aufnahmeeinstellungen für MRT-Kopfaufnahmen. In klinischen Datensätzen einer Studiendatenbank der Klinik und Poliklinik für Neurochirurgie des Universitätsklinikums Carl Gustav Carus der TU Dresden [SAN-06] beträgt für T_1-gewichtete Aufnahmen der SE-Sequenz mit T_E = 7 ms und T_R = 500 ms der WS-GS-Kontrast 2 bis 6 % (Zielwert). Von den verschiedenen, genügend abgestuften, Konzentrationsreihen existieren jeweils Bilder unter den genannten Aufnahmeeinstellungen, so dass die erreichten Kontraste mit den Zielwerten verglichen werden können. Kriterien der Materialauswahl sind dabei einerseits möglichst wenige Zusatzstoffe zu nutzen, andererseits Zusatzstoffe zu wählen, die eine einfache Anwendung gewährleisten. Anhand der $CuSO_4$-Konzentrationsreihe wird schließlich für GS das 15 Ma-%ige Basisphantommaterial und für WS das Basismaterial mit einem Zusatz von 0,004 Ma-% $CuSO_4$ gewählt. Da die CT-Zahl der beiden Materialien gleich ist und im Bereich des Zielwertes für GS (35...50 HU) liegt, bleibt die Möglichkeit, das CT-Zahl-Verhältnis einzustellen. Dem Material zur Nachbildung von GS wird die aus den Versuchsreihen errechnete Konzentration von 0,046 Ma-% $BaSO_4$ zugesetzt.

Für die Nachbildung von Liquor müssen hohe Relaxationszeiten im vierstelligen Bereich und CT-Zahlen von 0 bis 10 HU erreicht werden, dafür sind stark wasserhaltige Materialien nötig. Um trotzdem feste Materialien nutzen zu können, wird niedrig konzentrierte Gelatine ausgewählt. Die Konzentration für das Phantommaterial für Liquor wird auf 3 Ma-% festgelegt, da dies die experimentell bestimmte Untergrenze für ein gerade noch festes Gelatinegel ist. Die gegenüber den Zielwerten nur etwa halb so großen Relaxationszeiten dieses Materials liegen gegenüber den Werten für die gewählten Materialien für WS und GS genügend hoch, um eine klinisch vergleichbare Unterscheidung der Materialien zu gewährleisten. Da die so niedrig konzentrierte Gelatine allerdings sehr temperatur- und druckempfindlich ist, muss zur Nachbildung der für Hirnaufnahmen charakteristischen Seitenventrikel, welche bei der Phantomherstellung in Kontakt mit der noch warmen flüssigen Gelatine für das Phantommaterial der WS kommen, ein anderer Stoff eingesetzt werden. Es wird noch ein zweites Liquormaterial aus 3 Ma-%iger Agarose, das nur die Seitenventrikel nachbildet, ausgewählt.

Zur Simulation der Haut wird das in Abschnitt 5.3.3 genannte Verfahren nach Valentino et al. [VAL-92] etwas abgewandelt genutzt. Es werden Verbandmullpads in Vaseline (hier: Melkfett der Firma Aurica Naturheilmittel und Naturwaren GmbH, Schwalbach-Elm) getränkt, die Vaseline simuliert realistischer als das von Valentino et al. [VAL-92] genutzte Agar die Fettschicht der Haut.

Die mit den Phantommaterialien erzielten Kontraste im Vergleich zu Patientenaufnahmen können in Abbildung 7-12 und Abbildung 8-1 betrachtet werden. Die Kontraste der T_1-Bilder sind dabei visuell entsprechend der Zielstellung mit Patientenaufnahmen vergleichbar. Quantitativ ergibt sich für WS-GS ein Kontrast von 17 % für die festgelegten Vergleichsaufnahmeeinstellungen (der Kontrast wurde anhand separater Phantommaterialproben zur eindeutigen Materialzuordnung ermittelt). Die

Ursache für die große Differenz zur Prognose von 6 % konnte nicht geklärt werden. Da die Materialien, wie die Abbildungen zeigen, der Zielstellung der Patientenvergleichbarkeit genügen, ist die quantitative Kontrastabweichung jedoch nicht als kritisch zu betrachten. Für die weitere Diskussion der Materialien im Vergleich zu Patientenaufnahmen sei auf Abschnitt 8.4 bzw. [Kuß-11] verwiesen. Ergänzend sei noch angemerkt, dass auch für andere als die festgelegten Aufnahmeeinstellungen in T_1- und T_2-gewichteten MRT-Aufnahmen die gewünschten Kontrastverhältnisse beobachtbar sind.

Die mit den Phantommaterialien erzielten Bildgebungskenngrößen sind in Tabelle 5-9 zusammengefasst. Sie spiegeln im Wesentlichen die Größenverhältnisse der Zielwerte zueinander wieder. Zur Nachbildung typischer Kontrastverhältnisse in T_1- und T_2-gewichteten MRT-Bildern kommt es insbesondere auf die gewahrten Größenverhältnisse der Bildgebungskenngrößen zueinander an. Je genauer die Zielwerte jedoch eingestellt sind, desto unempfindlicher sind die beobachteten Kontraste gegenüber den Aufnahmeeinstellungen.

Das gewählte Material zur Hautsimulation eignet sich, wie die Aufnahmen zeigen, für die MRT-Bildgebung. In den CT-Aufnahmen ist die nachgebildete Hautschicht nur bei gezielter Grauwertfensterung sichtbar. Die erreichten CT-Zahlen betragen zwischen -300 HU und -100 HU, im Gegensatz zu -65 ± 10 HU als Zielwert für Haut. Mit der Zugabe von 3 Ma-% Gelatine zum Melkfett werden jedoch CT-Zahlen von -100 HU bis -30 HU erzielt. Die Darstellung im MRT wird dadurch nicht verändert.

Tabelle 5-9: Zusammensetzung und Bildgebungskenngrößen der vorläufigen Phantommaterialien für ein Kopfphantom mit Hirnstrukturen

	Materialzusammensetzung in Ma-%					**Bildgebungskenngrößen**		
	Gelatine	Phenol	$CuSO_4$	$BaSO_4$	Agarose	T_1 in ms	T_2 in ms	CT-Zahl in HU
Weiße Substanz	15	0,3	0,004	0	0	998	194	42
Graue Substanz	15	0,3	0	0,046	0	1399	237	48
Liquor	3	0,06	0	0	0	2485	1165	4
Liquor der Seitenventrikel	0	0	0	0	3	2026	65	6

5.7.4 Phantommaterialien für physiologische MRT- und CT-Kontraste

Im Folgenden wird für die Phantommaterialentwicklung zur Anwendung in der MRT- und CT-Bildgebung eine gegenüber Abschnitt 5.7.1 modifizierte Schrittfolge genutzt, um damit sowohl die Ziel-Relaxationszeiten als auch die Ziel-CT-Zahlen zu erreichen. Da in Abschnitt 5.7.1 nach Zufügen von Zusatzstoffen die CT-Zahl zu hoch wurde, soll nun als erstes die CT-Zahl über die Gelatinekonzentration eingestellt werden. Das bedeutet, die Gelatinekonzentration ist zu verringern. Die damit verbundene Zunahme der Elastizität der Gelatine gewährleistet weiterhin die gewünschte Materialdeformierbarkeit. Anschließend werden die Relaxationszeiten eingestellt. Für die Nachbildung der außer WS und GS noch benötigten Gewebe, Liquor und Haut, können die in 5.7.3 genannten Materialien beibehalten werden. Das Material für die Seitenventrikel sollte dabei aber mit 3 Ma-%iger Gelatine ersetzt werden (z. B. Freiraum im WS-Hirnkörper nachträglich füllen, um Temperaturempfindlichkeit zu umgehen).

Die CT-Zahl muss insbesondere für WS (Zielwert 25...35 HU) erniedrigt werden. Nach Abbildung 5-5 wird eine Gelatinekonzentration von 10 Ma-% für die Nachbildung von WS gewählt, das entspricht einer CT-Zahl von 27±4 HU. Für GS wird die 15 Ma-%ige Gelatine beibehalten (CT-Zahl von 37 HU bzw. 42 HU, je nach Messreihe).

Zur Simulation von GS mit der 15 Ma-%igen Gelatine muss T_2 noch stark verringert werden, T_1 hingegen möglichst unverändert bleiben. Am effektivsten dafür geeignet ist Graphit als Zusatzstoff. Es hat sich gezeigt, dass bis zu einer Konzentration von ca. 1 Ma-% Graphit bei raschem Abkühlen nach dem Vermengen mit der flüssigen Gelatine ein homogenes Gelatine-Graphit-Gemisch ohne Absetzen von Graphitpartikeln erzielt werden kann. Aus der Konzentrationsreihe mit Graphit ergibt sich, dass mit 0,7 Ma-% Graphit der Zielbereich von T_2 und T_1 erreicht wird. T_1 beträgt 1095±10 ms (Ziel: 1176±90 ms), T_2 103±4 ms (Ziel: 97±6 ms). Die CT-Zahl wird durch die Graphitzugabe auf 46±5 HU erhöht – dies liegt noch im Zielbereich von 35 bis 50 HU. Als Nachbildung der GS für MRT- und CT-Bildgebung wird daher die 15 Ma-%ige Gelatine mit 0,7 Ma-% Graphit festgelegt.

Die Relaxationszeiten für die 10 Ma-%ige Gelatine betragen T_1 = 1680±10 ms und T_2 = 348±3 ms. Beide Werte müssen noch stark erniedrigt werden, um die Zielwerte von T_1 = 714±47 ms und T_2 = 82±7 ms für WS zu erreichen. Als ein Zusatzstoff, der beide Relaxationszeiten beträchtlich erniedrigt, wird $CuSO_4$ ausgewählt. Die dafür durchgeführte Messreihe verschiedener $CuSO_4$-Konzentrationen in 10 Ma-%iger Gelatine ist in Abbildung 5-8 dargestellt. Wird T_2 durch Interpolation aus der Kurvenannäherung entsprechend dem Zielwert eingestellt, ist T_1 bereits viel zu niedrig. Wird versucht die T_1-Zeit durch eine geeignete $CuSO_4$-Konzentration zu erreichen, ist T_2 noch zu hoch. Da eine nachträgliche Verringerung von T_2 nicht völlig ohne eine T_1-Erniedrigung möglich ist, wird $CuSO_4$ nur soweit zur Verringerung beider Werte eingesetzt, dass sie noch oberhalb der Zielwerte liegen und für eine T_2-Verkürzung durch einen weiteren Stoff eine T_1-Pufferzone besteht. Mit Zugabe von 0,008 Ma-% $CuSO_4$ wird ein T_1 = 834±302 ms und T_2 = 253±2 ms erzielt, welches als Ausgangspunkt für die weiteren Versuchsreihen genutzt wird.

Zur T_2-Verkürzung wird Agarose, Graphit und Mehl getestet. Mehl wird als potentieller Ersatz für Graphit genutzt, da die Konzentrationsreihen zeigten, dass die Wirkung auf die Bildgebungskenngrößen ähnlich ist. Mehl hätte allerdings zwei Vorteile: Es kann in Wasser gelöst werden und setzt sich (bis zu einer Konzentration von 10 Ma-%) nicht auf dem Boden ab. Außerdem könnte mit Mehl als Zusatzstoff eine optische Unterscheidung der Phantommaterialien für GS und WS erfolgen (Material

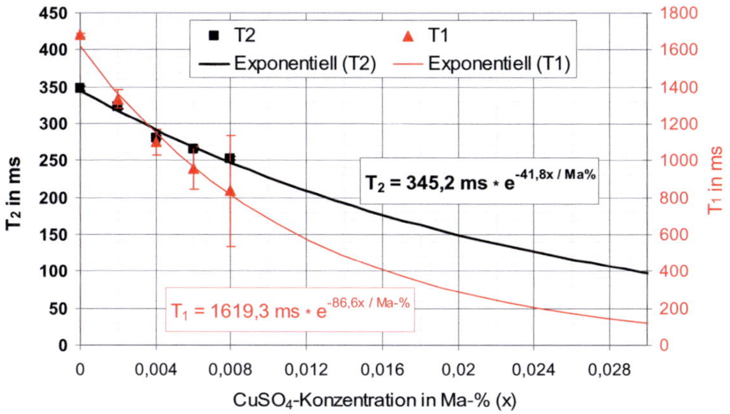

Abbildung 5-8: Gemessene Relaxationszeiten für variierte $CuSO_4$-Konzentration in 10 Ma-%iger Gelatine mit eingezeichneter exponentieller Kurvenannäherung

für GS bereits durch Graphit schwarz gefärbt). Agarose böte ebenfalls den Vorteil einer optischen Unterscheidung.

Jedoch musste festgestellt werden, das selbst mit 10 Ma-% Mehl der T_2-Zielwert nicht erreicht wird und bei Verwendung von Agarose die T_1-Werte zu stark abfallen (Abbildung 5-9). Experimentelle Untersuchungen für das Material mit Zusatz von 0,9 Ma-% Graphit ergaben, dass der T_1- und T_2-Zielwert nahezu erreicht wird und die CT-Zahl mit 28±3 HU ebenfalls den Zielbereich trifft. Aus Messkurveninterpolationen wurde abgeleitet, dass die Zielwerte mit einem Zusatz von 1 Ma-% Graphit (T_1 = 691 ms, T_2 = 88 ms, CT-Zahl = 30 HU) erreicht werden. 10 Ma-% Gelatine mit 0,008 Ma-% $CuSO_4$ und 1 Ma-% Graphit wird daher als Phantommaterial zur Simulation von WS gewählt.

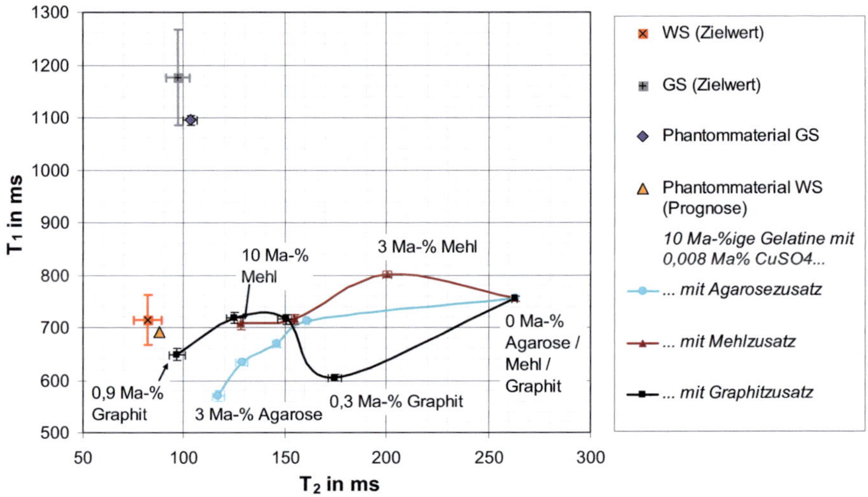

Abbildung 5-9: Relaxationszeiten der ausgewählten Phantommaterialien und der Messreihen zur Ableitung der Materialien für WS mit Agarosekonzentrationen von 0,5 / 1 / 2 / 3 Ma-% Agarose, Mehlkonzentrationen von 3 / 5 / 10 Ma-% und Graphitkonzentrationen von 0,3 / 0,5 / 0,7 / 0,9 Ma-%

Mit den hier vorgestellten Phantommaterialien liegen die Voraussetzungen für den Aufbau von anwendungsrelevanten Phantomen vor, wie in den folgenden Kapiteln gezeigt wird. Für ggf. gewünschte weitere Phantommaterialoptimierungen zur Nachbildung von GS und WS sollen im Folgenden kurz einige Empfehlungen gegeben werden.

Durch weitere geringe Variation der Ausgangsgelatinekonzentration oder der $CuSO_4$-Zugabe könnten auch technologisch günstiger mit geringerer Graphitkonzentration oder mit Agarose bzw. Mehl die Zielwerte erreicht werden. Alternativ könnte entsprechend Abbildung 5-3 10 Ma-%iges PVA-C nach einem Gefrier-Auftau-Zyklus zur Nachbildung von WS getestet werden. Wenn die Relaxationszeiten aus der Literatur damit reproduziert werden könnten, wäre noch die Kombinierbarkeit mit dem gelatinebasierten Phantommaterial für GS zu testen. Unter Auslassung der Deformierbarkeitsanforderung könnte des Weiteren eine wesentlich höhere Gelatinekonzentration (25 Ma-%) eingesetzt werden, um die T_1- und T_2-Zeit direkt einzustellen. Um darüber hinaus die Materialien auch für US-Anwendungen einzusetzen, können die Ansätze aus 5.7.1 aufgegriffen und mit den hier für MRT- und CT-Bildgebung ausgewählten Materialien kombiniert werden.

6 Entwicklung eines multimodal nutzbaren Kopfphantoms

6.1 Analyse der Anwenderanforderungen

6.1.1 Funktionsweise des Bildverarbeitungstools

Am Institut für Biomedizinische Technik der TU Dresden wurde für die gewünschte Anwendung in der Epilepsiechirurgie das Tool ELECTRODE_VISUALIZATION zur dreidimensionalen Darstellung von subdural implantierten Elektroden auf der Hirnoberfläche erstellt [WAG-09, WAG-09b]. Dieses Tool ist in ein am Institut entwickeltes 3D-Demonstratorsystem integriertet [MOR-06, OES-07, MEY-08, KUß-10]. Die Funktionsweise dieses Bildverarbeitungstools muss bei der in dieser Arbeit behandelten Phantomentwicklung zur Qualitätsbewertung dieses Tools berücksichtigt werden und wird im Folgenden kurz dargestellt.

Das Tool ermittelt aus MRT-Daten vor und CT-Daten nach der Elektrodenimplantation die Lage der Elektroden auf der Hirnoberfläche. In den MRT-Daten ohne Elektroden ist die Hirnstruktur sehr gut sichtbar. In den CT-Daten mit implantierten Elektroden ist die Hirnstruktur durch Strahlungsartefakte um die Elektroden kaum sichtbar. Berücksichtigt werden müssen bei der Datenfusion noch die evtl. auftretenden Hirndeformationen bzw. Elektrodenverschiebungen zwischen den MRT-Daten vor und den CT-Daten nach der Elektrodenimplantation. Die Funktionsweise des Tools ist schematisch in Abbildung 6-1 dargestellt.

Die CT- und die MRT-Datensätze werden in ein gemeinsames Koordinatensystem überführt, so dass sie anatomisch aufeinander passen (Registrierung). Im Tool werden die CT-Daten auf die MRT-Daten registriert (*Normalized-Mutual-Information (NMI)*-Algorithmus), d. h. das Koordinatensystem

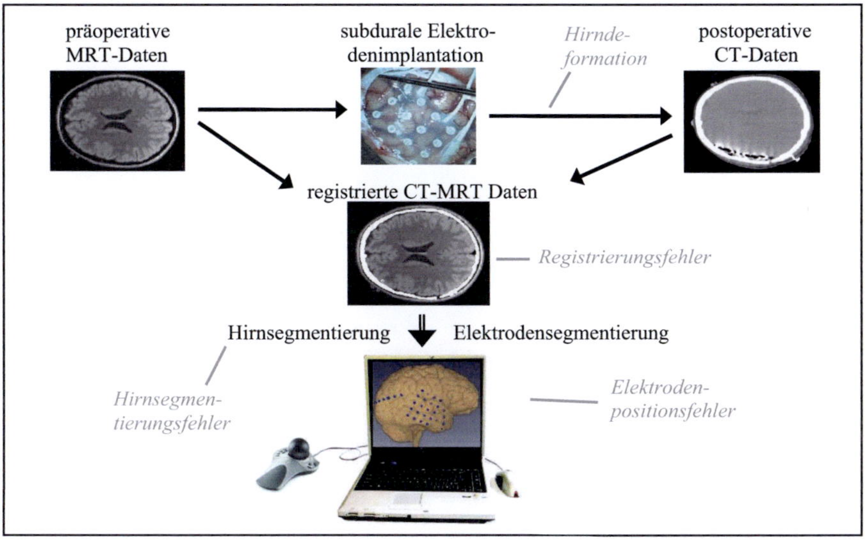

Abbildung 6-1: Bildverarbeitungsablauf des Tools ELECTRODE_VISUALIZATION, unten: Ergebnisdarstellung im 3D-Demonstrator; grau: mit Phantom simulierbare bzw. messbare Bildverarbeitungsfehler

des MRT-Datensatzes ist das Bezugssystem, auf das die CT-Daten transformiert werden. Im nächsten Schritt müssen einzelne Geweberegionen aus den Grauwertdarstellungen extrahieren werden, um sie weiter verarbeiten zu können. Dazu werden nach zuvor definierten Kriterien Grauwerte verschiedenen Klassen bzw. Labeln zugewiesen, d. h. segmentiert. Die automatische Segmentierung des Gehirns findet in den MRT-Daten (*Skull-Stripping* mit dem neuen MED-Algorithmus [WAG-09, WAG-09b]) und die der Elektroden in den CT-Daten (schwellwertbasiertes Verfahren) statt. Die 3D-Darstellung erfolgt über ein *Volume-Rendering*.

Die starre CT-MRT-Registrierung führt dazu, dass mitunter die bei der CT-Aufnahme mit der Hirnoberfläche Richtung Hirninneres verschobenen Elektroden unter der segmentierten Hirnoberfläche der MRT-Daten (undeformierter Zustand) nicht oder nur teilweise zu sehen sind (Abbildung 6-2a und b). In diesem Fall kann der Nutzer optional die Funktion „Tiefenverschiebungskompensation" benutzen. Dabei wird zur Darstellungsoptimierung das Elektrodengitter entlang eines definierten Verschiebungsvektors nach außen gezogen. Der Verschiebungsvektor wird vom Volumenschwerpunkt des segmentierten Gehirns zum Volumenschwerpunkt des segmentierten (dilatierten) Elektrodengitters konstruiert (Abbildung 6-2c) [WAG-09]. Diese nachträgliche Lagekorrektur erfolgt unter der Annahme, dass die physikalische Elektrodenverschiebung im Gehirn, wie von Winkler et al. [WIN-00] beschrieben, vornehmlich senkrecht zur Hirnoberfläche erfolgt.

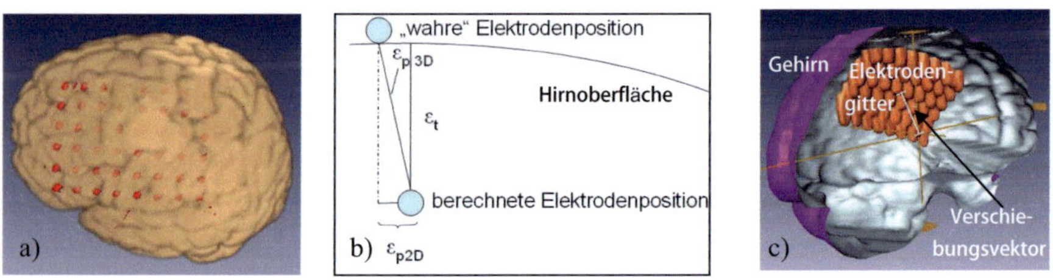

Abbildung 6-2: Tiefenverschiebungskompensation im ELECTRODE_VISUALIZATION-Tool, a) berechnete verdeckte Elektrodenlage, b) Elektrodenlage in a), ε_t: Tiefenverschiebung, ε_{p2D}: Querverschiebung (2D-Projektionsfehler), ε_{p3D}: absolute Lageabweichung, c) Lage des Verschiebungsvektors, [WAG-09]

6.1.2 Anforderungen an die Qualitätsbewertung des Bildverarbeitungstools

Die klinische Qualitätsanforderung an das Tool ELECTRODE_VISUALIZATION ist, dass die berechnete Elektrodenposition in der Projektion senkrecht zur Hirnoberfläche (OP-Feld-Sicht des Neurochirurgen, „Querverschiebung") maximal 5 mm von der tatsächlichen Elektrodenlage während der EEG-Aufnahme abweichen darf [WAG-09], d. h. der Elektrodenpositionsfehler in Querrichtung darf maximal 5 mm betragen. Das Problem für den Nachweis dieser Bedingung ist, dass die reale Lage der Elektroden nicht bekannt ist und lediglich durch Bildgebungsmomentaufnahmen dokumentiert wird, deren Realitätstreue ebenfalls unbekannt ist.

Die Anforderungen an die Qualitätsbewertung des Bildverarbeitungstools aus Ingenieurssicht ergeben sich aus dieser klinischen Anforderung und gehen über diese hinaus. Um den auftretenden summarischen Elektrodenpositionsfehler quantifizieren zu können, müssen die einzelnen Fehler, die während der Bildverarbeitungskette auftreten, analysiert und bestimmt werden. Das Schema in Abbildung 6-3 zeigt die Zusammensetzung des Elektrodenpositionsfehlers. Das Verständnis der einzelnen Bildverarbeitungsfehler ist sowohl für die Phantomentwicklung als auch für die Auswertung der mit dem Phantom gewonnenen Messdaten wichtig; die Fehler werden im Folgenden kurz erklärt.

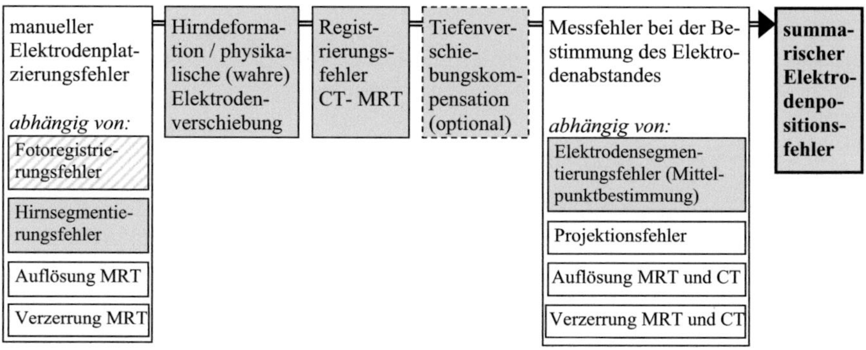

Abbildung 6-3: Fehlerkette des summarischen Elektrodenpositionsfehlers für das Tool ELECTRODE_VISUALIZATION, grau: Bildverarbeitungsfehler, weiß: Messfehler

Summarischer Elektrodenpositionsfehler

Der summarische Elektrodenpositionsfehler ist der Abstand zwischen berechneter Elektrodenlage und zuvor definierter Elektrodenreferenzlage. Als Elektrodenreferenzlage wird die intraoperative Lage der Elektroden auf dem Gehirn vor dem Schließen des Schädels definiert. Zeitlich zwischen den Aufnahmen zur Bestimmung der Elektrodenreferenzlage und zur Berechnung der Elektrodenlage findet die physikalische Elektrodenverschiebung statt. Treten keine zusätzlichen Bildverarbeitungsfehler auf, entspricht der summarische Elektrodenpositionsfehler betrags- und richtungsmäßig der physikalischen Elektrodenverschiebung.

Der summarische Elektrodenpositionsfehler wird im Folgenden entweder als Mittelwert der Elektrodenpositionsfehler aller Einzelelektroden eines Elektrodengitters angegeben oder – wenn als solcher benannt – als Maximalwert dieser gemessenen Einzelelektrodenpositionsfehler. Zu beachten ist dabei, dass der Elektrodenpositionsfehler – wie auch alle weiteren Fehler, aus denen er sich zusammensetzt – dreidimensional im Raum entsteht. Für eine Gesamtfehlerabschätzung ist eine Raumrichtungs-Komponentenzerlegung der Fehler zweckmäßig. Entsprechend der klinischen Fragestellung sollen dabei nur zwei Richtungskomponenten relativ zur Gehirnlage betrachtet werden: Die Quer- und die Längsrichtung. Unter der Längs- oder auch Tiefenverschiebung soll die Verschiebung in Richtung der möglichen Tiefenverschiebungskompensation mit dem ELECTRODE_VISUALIZATION-Tool (s. ε_t in Abbildung 6-2b) verstanden werden. Als Querrichtung wird eine Verschiebung parallel zum Elektrodengitter definiert. Das Elektrodengitter auf der Hirnoberfläche wird dazu mit einer ebenen Fläche angenähert durch deren Ausrichtung die Querrichtung bestimmt ist. Die Querverschiebungen werden vom lotrechten Betrachtungswinkel über dem Mittelpunkt des Elektrodengitters gemessen. Die so ermittelte Querrichtung entspricht der Verschiebung in der Projektionssicht des Arztes auf das OP-Feld (Querverschiebung ε_{p2D} in Abbildung 6-2b).

Manueller Elektrodenplatzierungsfehler

Der Elektrodenplatzierungsfehler ist der Messfehler bei der Bestimmung der Elektrodenreferenzlage. Wird die Referenzlage aus intraoperativen Fotos bestimmt, müssen die Elektroden auf der virtuellen, aus dem präoperativen MRT-Datensatz gewonnenen, 3D-Hirnoberfläche platziert werden, da im Foto nur eine Projektion der Elektroden zu sehen ist. Die Bezeichnung Elektrodenplatzierungsfehler leitet sich von dieser notwendigen, aber fehlerbehafteten Platzierung der Elektroden ab. Die Platzierung der Elektroden kann manuell oder automatisch erfolgen. Bei einer automatischen Elektrodenplatzierung kann die manuelle Platzierung (bisherige Goldstandardmethode) als Vergleichsreferenz dienen. Den Elektrodenplatzierungsfehler beeinflussende Fehler sind:

- *Fotoregistrierungsfehler:*

  Ein nicht korrekt registriertes Foto führt zu einer fehlerhaft bestimmten Referenzelektrodenlage. Für die Fotoregistrierung werden in der Regel zusätzlich platzierte Marker oder / und anatomische Landmarken wie z. B. Gefäßverläufe benutzt. Die Fotoregistrierungsgenauigkeit hängt insbesondere von der korrekten Rückprojektion des 2D-Fotos auf die virtuelle 3D-Hirnoberfläche ab, d. h. vom richtigen, mit dem bei der Datenaufnahme identischen, (Rück-)Projektionswinkel.

- *Hirnsegmentierungsfehler:*

  Die Hirnsegmentierung erfolgt im MRT-Datensatz. Der Hirnsegmentierungsfehler ist die lokale Lageabweichung zwischen tatsächlichem und segmentiertem Hirn. Segmentierungsfehler können zu falsch platzierten Referenzelektroden führen, da für ihre manuelle Platzierung die oberflächige Hirnstruktur als Orientierung benutzt wird.

  Der Segmentierungsfehler wird häufig als Jaccardkoeffizient J ermittelt. Er wird berechnet aus dem Quotient der Schnittmenge der korrekten Segmentierung und der Vereinigungsmenge der korrekten und falschen Segmentierung:

$$J(S_{Ref}, S_{Tool}) = \frac{|S_{Ref} \cap S_{Tool}|}{|S_{Ref} \cup S_{Tool}|}. \tag{6-1}$$

  mit S_{Ref}... als korrekt angenommene Referenzsegmentierungsregion
  S_{Tool}... die vom zu testenden Bildverarbeitungstool segmentierte Region.

  Ein Jaccardkoeffizient von 1 steht für eine mit der Referenz übereinstimmende Segmentierung.

- *Auflösungs- und Verzerrungsfehler im CT- bzw. MRT-Datensatz:*

  Die Ortsauflösung von MRT- und CT-Daten ist nicht in allen Raumrichtungen gleich. Die Auflösung in der Aufnahmeschnittebene (Pixelgröße) ist in der Regel höher als die durch die Schichtdicke festgelegte Auflösung. Die Elektroden können bedingt durch unterschiedliche Positionen auf dem Gehirn räumlich beliebig zum Aufnahmekoordinatensystem ausgerichtet sein. Die geringste Auflösung im Aufnahmekoordinatensystem ist somit die limitierende Auflösung. Die doppelte Auflösung ergibt den *Worst Case* für eine Messungenauigkeit in den jeweiligen Daten.

  In MRT-Aufnahmen können durch Inhomogenitäten des statischen oder dynamischen Magnetfeldes Verzerrungen auftreten. Normalerweise sollten die Feldinhomogenitäten durch vorheriges Shimmen (Einstellen der Magnetfeldhomogenität, ggf. zusätzlich mit Shim-Spulen) unterbunden sein. In der Praxis treten aber häufig (theoretisch vermeidbare) Verzerrungen der Bilder auf, die erst an Phantomaufnahmen festgestellt werden können (bei Kopfgeometrien fallen z. B. radiale Ungleichmäßigkeiten nicht auf).

  In CT-Aufnahmen können Kalibrierungsfehler bzw. Fehleinstellungen des Gantrywinkels oder gewichtsabhängiges Durchbiegen der Scannerliege Verzerrungen verursachen [BRE-99]. Sie treten jedoch nicht lokal auf, sondern sind als Stauchung bzw. Dehnung oder Scherung über eine Gesamtfläche verteilt.

Physikalische (wahre) Elektrodenverschiebung

Die tatsächliche, bei Patientenaufnahmen aber nicht bekannte, Elektrodenverschiebung nach der Elektrodenimplantation bestimmt den zu erwartenden summarischen Elektrodenpositionsfehler, wenn keine zusätzlichen Bildverarbeitungsfehler auftreten. Ursache für die Elektrodenverschiebung ist eine Hirndeformation oder eine Verschiebung der Elektroden relativ zum Gehirn („verrutschen").

Registrierungsfehler der CT- und MRT-Daten

Der Registrierungsfehler ist die Abweichung, die bei der Registrierung der Kopf-CT-Daten auf die MRT-Daten im Vergleich zur originalen Kopfanatomie auftritt. Da der hier genutzte NMI-Registrierungsalgorithmus für alle Grauwertdaten die größte Übereinstimmung sucht, beeinflussen lokale Deformationen um das Elektrodengitter herum das Registrierungsergebnis kaum.

Querverschiebungsfehler bei Tiefenverschiebungskompensation

Das Elektrodengitter kann entlang dem Tiefenverschiebungsvektor in den 3D-Daten verschoben werden, die Verschiebungsrichtung ist dabei durch die Verbindung Elektrodengitterschwerpunkt und Volumenschwerpunkt des Gehirns festgelegt. Der summarische Elektrodenpositionsfehler wird aber lotrecht zur angenäherten ebenen Fläche durch das Elektrodengitter (Querverschiebungsebene) gemessen. Anatomisch bedingt können Winkelabweichungen zwischen dem Lot zum Elektrodengitter und der Tiefenverschiebungsrichtung entstehen. Nach Anwendung der Tiefenverschiebungskompensation kommt es bei solchen Winkelabweichungen zu Querverschiebungsfehlern bei der Tiefenverschiebungskompensation.

Messfehler bei der Bestimmung des Elektrodenabstandes

Die Genauigkeit des gemessenen summarischen Elektrodenpositionsfehlers als Differenz zwischen – beispielsweise aus intraoperativen Fotos – bestimmter Referenzelektrodenlage und der berechneten Elektrodenposition hängt auch von der Genauigkeit dieser Elektrodenabstandsmessung ab. Gemessen wird der Elektrodenabstand von Mittelpunkt zu Mittelpunkt der Elektroden. Das Ergebnis der Abstandsmessung hängt von nachfolgend aufgeführten Fehlern ab:

- *Elektrodensegmentierungsfehler:*
  Bei der Elektrodensegmentierung aus den CT-Daten über das Schwellwertverfahren können Formabweichungen zur zylindrischen Form der Elektroden entstehen. Der Mittelpunkt der Elektroden wird anhand dieser Elektrodensegmentierung bestimmt. Fehlsegmentierungen führen somit zu Elektrodenabstandsmessfehlern.
- *Projektionsfehler der Elektroden:*
  Der Elektrodenabstand wird vom lotrechten Betrachtungswinkel zur Mitte des Elektrodengitters gemessen. Dadurch kommt es zu projektionsbedingten Messfehlern in Querrichtung. Ursache für die Projektionsfehler sind geringfügig abweichende Projektionswinkel, da das Elektrodengitter sich an die gewölbte Hirnoberfläche anschmiegt.
- *Auflösungs- und Verzerrungsfehler im CT bzw. MRT:*
  s. Beschreibung dazu unter Manueller Elektrodenplatzierungsfehler

6.2 Grenzen des Erkenntnisgewinns aus Theorie und klinischen Daten

Die Bildverarbeitungsfehler werden erst mit klinischen Patientendaten und theoretischen Berechnungen bestimmt. Aus den verbleibenden Fragen lassen sich die Phantomanforderungen präzisieren.

Um mit klinischen Daten, d. h. Patientendatensätzen, das Bildverarbeitungstool testen zu können, wurde eine Epilepsiedatenbank der Klinik und Poliklinik für Neurochirurgie des Universitätsklinikums Carl Gustav Carus der TU Dresden genutzt. Darin sind die MRT- und CT-Bilddatensätze vor und nach der Elektrodenimplantation sowie die intraoperativen Fotos abgelegt. Für vier Patienten dieser internen Datenbank existieren intraoperative Fotos vom implantierten Elektrodengitter, mit deren Hilfe die wahre Lage der Elektroden auf dem Gehirn ermittelt werden kann. Um einzelne spezielle Bildverarbeitungsfehler abschätzen zu können, werden zudem die ersten acht Patientendatensätze aus der frei verfügbaren IBSR-Datenbank [CMA-10] verwendet. Diese Datenbank enthält MRT-Daten des Gehirns und zugehörige manuelle Gehirnsegmentierungen von Experten (vgl. Abschnitt 2.1). Ergänzt werden die gewonnenen Auswertungsdaten um Ergebnisse von Messungen an Patienten von anderen Autoren. Bildverarbeitungsfehler, die sich theoretisch errechnen lassen oder aus Aufnahmeparametern abgeschätzt werden können, werden im Folgenden ebenfalls berücksichtigt.

Summarischer Elektrodenpositionsfehler

Die Elektrodenreferenzlage wurde für klinische Daten anhand intraoperativer Fotos bestimmt. Bei Auswertung der Datensätze der Epilepsiedatenbank betrug der maximale summarische Elektrodenpositionsfehler in Querrichtung 9 mm. Die maximale nötige Tiefenverschiebungskompensation betrug 11,4 mm [WAG-09, KUß-09]. Als Ursachen für diesen in Bezug auf die klinische Tool-Anforderung großen Fehler in Querrichtung sind physikalische Elektrodenverschiebungen und / oder Bildverarbeitungsfehler möglich. Im Folgenden werden diese potentiellen ursächlichen Fehler entsprechend Abbildung 6-3 einzeln ermittelt bzw. abgeschätzt.

Manueller Elektrodenplatzierungsfehler

Der Elektrodenplatzierungsfehler kann mit klinischen Daten nur bedingt gemessen werden, da keine absolute Referenz der Elektrodenposition zur Verfügung steht, relativ zu der der auftretende Fehler ermittelt werden könnte. Wellmer et al. [WEL-02] bestimmten den Fehler mit 1,2 mm indem sie die Elektrodenplatzierung zweier Experten, die intraoperative Fotos als Vorlage nutzten, miteinander verglichen. Dieser Wert ist folglich subjektiv beeinflusst. Solch ein Vergleich der Elektrodenplatzierung verschiedener Experten wäre für die Testdaten der internen Epilepsiedatenbank ebenfalls denkbar. Zu erwarten sind ähnliche Ergebnisse, d. h. es kann zunächst näherungsweise von diesen 1,2 mm ausgegangen werden.

- *Fotoregistrierungsfehler*

  Die Genauigkeit der auf anatomischen Landmarken basierenden Fotoregistrierung kann anhand von weiteren Landmarken, die selbst nicht zur Registrierung benutzt werden, beurteilt werden. Als Marker eignen sich dafür auch die Elektroden. Allerdings ist ihre Lage im 3D-Raum bei den üblichen Patientenaufnahmen nicht erfasst. Mit intraoperativen CT- oder MRT-Daten könnte ihre Lage (mit Abbildungsfehlern behaftet) abgebildet werden, und der Fotoregistrierungsfehler ermittelt werden. Diese intraoperativen Patientenaufnahmen stehen hier jedoch nicht zur Verfügung, d. h der Fotoregistrierungsfehler kann nicht gemessen werden.

- *Hirnsegmentierungsfehler*

  Für die genannten Datensätze der IBSR-Datenbank wurde das Segmentierungsergebnis des zu prüfenden Algorithmus mit den manuellen Hirnsegmentierungen der Experten verglichen. Der ermittelte Hirnsegmentierungsfehler wird somit wiederum subjektiv beeinflusst sein. Die Auswertung ergab mit dem ELECTRODE_VISUALIZATION-Tool 3 bis 9,7 % falsch segmentierte (d. h. über- und untersegmentierte) Hirnregionen. bzw. Jaccardkoeffizienten von 0,91 bis 0,96 [KUß-09]. Für andere übliche Segmentierungsalgorithmen wurden für diese IBSR-Datensätze Jaccardkoeffizienten von 0,79 (BET-Algorithmus nach [SMI-02]), 0,93 (BSE-Algorithmus nach [SHA-01]) und 0,94 (HEAD-Algorithmus nach [BAL-07]) bestimmt [WAG-09]. Die Genauigkeit des im Tool genutzten MED-Algorithmus ist somit vergleichbar mit anderen Algorithmen.

Entscheidend für den summarischen Elektrodenpositionsfehler sind die lokalen Abweichungen der Segmentierung einzelner Gyri. Mit dem Gesamtgütemaß für die Segmentierung kann die lokale Abweichung nur tendenziell beurteilt werden. Da zudem für den Einfluss auf den summarischen Elektrodenpositionsfehler letztlich der vom Segmentierungsfehler abhängige Elektrodenplatzierungsfehler entscheidend ist, muss der Segmentierungsfehler zunächst nicht zwingend einzeln ermittelt werden. Zur Qualitätsbewertung des gesamten Bildverarbeitungstools ist die Ermittlung des Segmentierungsfehlers aber von großer Bedeutung.

- *Auflösungs- und Verzerrungsfehler im MRT*

  Die Auflösung der Datensätze limitiert die Messgenauigkeit der Fehler in klinischen Daten. Eine Verbesserung der Auflösung wiederum erhöht die notwendige Messzeit und bei CT-Aufnahmen zusätzlich die Strahlenexposition. Die Auflösung der Datensätze aus der Epilepsiedatenbank beträgt für MRT- bzw. CT-Daten 0,4 bis 1 mm bzw. 0,4 mm in der Aufnahmeschnittebene und senkrecht dazu (Schichtdicke) 0,7 bis 2 mm bzw. 1,5 bis 2 mm. Es sind also durchschnittlich Messfehler bei der Bestimmung einzelner Abmaße oder Positionen von 1 bis 2 mm zu erwarten. Verzerrungsfehler können allein aus Patientendaten aus der klinischen Routine, d. h. ohne Referenzgeometrie, nicht ermittelt werden.

Physikalische Elektrodenverschiebungen

Die tatsächliche physikalische Verschiebung der implantierten Elektroden in den Patientenhirnen ist weder bezüglich ihrer Richtung noch bezüglich ihrer Dimension bekannt. Richtwerte für die Größenordnung der zu erwartenden Verschiebungen können nur abgeschätzt werden. In Literaturangaben wird von Tiefenverschiebungen bis zu 10 mm [WIN-00, DAL-08] und Querverschiebungen der Elektroden bis zu 2 mm [WIN-00] bzw. bis zu 15 mm [DAL-08] berichtet.

Aus der internen Epilepsiedatenbank wurden für dieselben Patienten CT-Daten ein bis zwei Tage nach der Elektrodenimplantation und CT-Daten direkt vor der Geweberesektion, d. h. nach weiteren drei bis acht Tagen (während der das intrakranielle EEG aufgezeichnet wurde), verglichen. Die Messungen der Elektrodenpositionen ergaben für vier Fälle Querverschiebungen von 2 bis 4 mm und Tiefenverschiebungen von 0 bis 11 mm [WAG-09c]. Die Größe der Verschiebungen zwischen Implantation und den CT-Daten ein bis zwei Tage danach konnten aus den vorhandenen Daten nicht ermittelt werden.

Somit sind keine Rückschlüsse auf den Beitrag der physikalischen Elektrodenverschiebung zum summarischen Elektrodenpositionsfehler möglich. Es kann lediglich festgestellt werden, dass die physikalisch zu erwartenden Verschiebungen um den kritischen Bereich der Zielanforderungen liegen.

Registrierungsfehler

Der Registrierungsfehler kann mit klinischen Daten nur unter Nutzung von externen, für die Aufnahme angebrachten, Markern oder unter Nutzung anatomischer Landmarken bestimmt werden. Externe Marker dürfen zwischen den Aufnahmen mit verschiedenen Modalitäten ihre Lage nicht verändern und sind daher nur begrenzt einsetzbar. Für die hier zu vergleichenden MRT- und CT-Aufnahmen existieren keine Daten mit externen Markern und wären aufgrund der dazwischen liegenden OP auch nicht praktikabel.

Nelles et al. [NEL-04] nennen für die MRT-CT-Registrierung geeignete Landmarken. Dabei wird die Lage von Weichgewebe im MRT-Datensatz mit der dazugehörigen (umgebenden oder charakteristischen angrenzenden) knöchernen Struktur im CT-Datensatz verglichen. Der translatorische Registrierungsfehler ergibt sich aus der Positionsabweichung der Hypophyse. Der Registrierungsfehler in Rotationsrichtung wird als Winkelabweichung zwischen Linien entlang der Hirnsichel (transversale und koronare Ebene) sowie zwischen Verbindungslinien vom Keilbeinflügel zur Spitze des Felsenbeins (Sagittalebene) gemessen. Der Messfehler liegt dabei nach Nelles bei 1,06 mm translatorisch und 1,7° in Rotationsrichtung [NEL-04]. Für die sechs Datensätze der Epilepsiedatenbank wurde der Registrierungsfehler für diese Methode mit maximal 1,5 mm und 2° ermittelt [WAG-09], inkl. Messfehler also maximal 2,6 mm bzw. 3,7°.

Wenn die zu registrierenden Strukturen anatomisch identisch sind, stellt der lokal an definierten Punkten gemessene Registrierungsfehler ein Fehlermaß dar, das in der gesamten Struktur gilt. Sind die Strukturen jedoch durch Deformationen zwischen den MRT- und CT-Aufnahmen lokal verschieden, kann vom (Gesamt-)Registrierungsfehler nicht auf die lokale, anatomisch korrekte Übereinstimmung der Strukturen (lokaler Registrierungsfehler) im deformierten Bereich geschlossen werden. Über die Registrierungsgenauigkeit im Bereich des Elektrodengitters können auf Grundlage der anatomischen Landmarken daher nur Annahmen getroffen werden.

Aufgrund der unbekannten Verschiebungen in den klinischen Daten ist auch der Einfluss verschiedener Verschiebungsrichtungen und -dimensionen des Elektrodengitters auf das Registrierungsergebnis mit klinischen Daten nicht quantifizierbar. Insbesondere kann der bezüglich der Zielanforderung relevante lokale Querregistrierungsfehler nicht bestimmt werden.

Querverschiebungsfehler bei Tiefenverschiebungskompensation

Die anatomisch bedingten Abweichungen zwischen der Tiefenverschiebungsrichtung und dem Lot auf das Elektrodengitter liegen in den Hirnregionen, die für die Elektrodengitterimplantation relevant sind, bei bis zu 5° [WAG-09]. Für die maximale gemessene Tiefenverschiebung von 11,4 mm ergibt sich dafür nach einfachen trigonometrischen Beziehungen ein Querverschiebungsfehler von 1 mm. Geht man von lokal anatomisch bedingten Winkelabweichungen von bis zu 10° aus [WAG-09], ergibt sich ein Querverschiebungsfehler von maximal 2 mm.

Messfehler bei der Bestimmung des Elektrodenabstandes

Der in den Bilddaten ausgemessene Elektrodenabstand im Gitter ergab Abweichungen bis zu 1,7 mm bei Abständen von 10 mm [WAG-09]. Nachfolgend sind die zu diesem Fehler beitragenden Einzelfehler erläutert:

- *Elektrodensegmentierungsfehler*

  Zur Abschätzung dieses Fehlers wurde der bekannte Elektrodendurchmesser von 4 bzw. 6 mm nachgemessen, dies ergab eine Abweichung von maximal 0,5 mm [WAG-07].

- *Projektionsfehler*

  Für eine typische Messkonstellation (Projektionswinkelabweichung 5°, 50 cm Sichtabstand) und die maximal gemessene Tiefenverschiebung von 11,4 mm sowie den maximal gemessenen summarischen Elektrodenpositionsfehler von 9 mm kann der Projektionsfehler über trigonometrische Beziehungen berechnet werden. Der Projektionsfehler ist am Rand des Elektrodengitters am größten und wurde für die genannte Konstellation mit maximal 1,5 mm ermittelt [WAG-09].

- *Auflösungs- und Verzerrungsfehler im CT und MRT:*

  Dieser Fehler, der bereits als Beitrag zum manuellen Elektrodenplatzierungsfehler diskutiert wurde, ist hier erneut mit einem Beitrag von 1 bis 2 mm zu berücksichtigen. Die Messgenauigkeit der Elektrodenabstände kann nicht höher als die Auflösung der Datensätze sein. Die gemessenen 1,7 mm als Gesamtfehler bei der Elektrodenabstandsbestimmung liegen im Bereich der Auflösung. Es kann daher davon ausgegangen werden, dass der Anteil des Elektrodensegmentierungsfehlers und des Projektionsfehlers gegenüber der Auflösung vernachlässigt werden können.

Grenzen des Erkenntnisgewinns

Unter Verwendung klinischer Daten und theoretischer Berechnungen können bereits einige Bildverarbeitungsfehler gemessen bzw. abgeschätzt werden. Es gibt für diesen Anwendungsfall jedoch vier Schwachstellen:

1) Fehler, die durch den Vergleich der von Experten gewonnenen Daten ermittelt wurden, sind nicht objektiv (Elektrodenplatzierungsfehler, Segmentierungsfehler).
2) Einige Fehler lassen sich bedingt durch eine fehlende Referenz nicht bestimmen: Fotoregistrierungsfehler, Verzerrungsfehler in MRT- und CT-Daten, lokale Registrierungsgenauigkeit im Bereich der Elektroden, summarischer Elektrodenpositionsfehler.
3) Die tatsächlich auftretenden physikalischen Elektrodenverschiebungen sind nicht voraussagbar, nicht zweifelsfrei messbar und nicht steuerbar. Ihr Anteil am gemessenen summarischen Elektrodenpositionsfehler kann damit nicht beurteilt werden.
4) Die Dauer und Anzahl der möglichen Messungen sind aufgrund der dafür notwendigen zusätzlichen schädlichen Belastungen für den Patienten, die medizinisch nicht notwendig sind, beschränkt. So kann bedingt durch höhere Strahlenexposition bei längeren Messzeiten die Auflösung der CT-Datensätze nicht beliebig erhöht werden. Bei MRT-Aufnahmen bedeutet eine längere Messzeit insbesondere eine psychische Patientenbelastung. Aus dem gleichen Grund können auch keine Reproduzierbarkeitsmessungen durchgeführt werden.

Um die Bildverarbeitungsfehler zuverlässig zu ermitteln und bei Bedarf Schlussfolgerungen zu ihrer Minimierung abzuleiten, wird es notwendig, Phantome einzusetzen. Von einem Phantom sind stets objektive Referenzdaten verfügbar. Sie eignen sich auch für die Simulation von verschiedenen Deformationsszenarien. Phantome bieten außerdem den Vorteil, stärker als Lebewesen belastet werden zu können, d. h. zu Prüfzwecken können zusätzliche MRT- oder CT-Daten genutzt werden. So gibt es beispielsweise die Möglichkeit, ohne entsprechende kostenintensive intraoperative Großgeräteaufbauten quasi-intraoperative MRT- und CT-Aufnahmen zu gewinnen. Mit einem Phantom können folglich alle genannten Schwachstellen behoben werden.

6.3 Spezifische Phantomanforderungen

Ziel ist es, den klinisch relevanten summarischen Elektrodenpositionsfehler in Querrichtung sowie den Beitrag der Bildverarbeitungsfehler daran zu quantifizieren. Außerdem sollen die im vorhergehenden Abschnitt genannten Probleme bei reiner Nutzung klinischer Daten und theoretischer Methoden zur Fehlerermittlung überwunden werden. Damit ergeben sich drei anwendungsbezogene Zielstellungen für das zu entwickelnde Phantom:

1) Objektive Bestimmung der Elektrodenreferenzlage
2) Bestimmung des lokalen Registrierungsfehlers und des summarischen Elektrodenpositionsfehlers
3) Simulation einer vorbestimmten, kontrollierbaren Elektrodenverschiebung.

Tabelle 6-1: Phantomanforderungen zur Qualitätsbewertung des Tools ELECTRODE_VISUALIZATION, GS... Graue Hirnsubstanz, WS... Weiße Hirnsubstanz

	Ziel / Zweck	Anforderung
	Bildverarbeitungsproblem	
MATERIAL	**Registrierungsergebnis kontrastabhängig**	
MATERIAL	Kontrastverhältnisse der Signalintensitäten von GS, WS, Liquor, Schädelknochen und Haut / Fett in CT- und verschieden gewichteten MRT-Datensätzen (T_1, T_2, FLAIR) nachbilden	T_1, T_2 und CT-Zahl der Gewebe GS, WS, Liquor, Haut, Knochen erreichen bzw. Signal-Kontrastverhältnisse zwischen den Geweben nachbilden ➔ Zielwerte s. Abschnitt 5.2
MATERIAL	**Hirndeformation**	
MATERIAL	Simulation der Hirnstauchung und damit Elektrodenlageveränderung nach Elektrodenimplantation	Material für Nachbildung der WS und GS muss elastisch deformierbar sein
STRUKTUR	**Registrierungsergebnis strukturabhängig**	
STRUKTUR	Gehirnnachbildung mit Oberfläche (gyrale Struktur) und inneren Strukturen detailgetreu wiedergeben	kugelähnliche Form der Hirnnachbildung
STRUKTUR		Nachbildung der röhrenähnlichen Struktur der Oberfläche mit: Sulci-Breite: 1…5 mm, Sulci-Tiefe: 5...27 mm, Gyri-Breite: 5…17 mm [MEY-07, WAG-08]
STRUKTUR		Nachbildung der inneren Strukturen: Seitenventrikel (mit Liquor gefüllt) und innen liegende Gyri / Sulci
STRUKTUR		Material für Nachbildung GS als obere Schicht auf nachgebildeter WS: Dicke GS: 1,5...4,5 mm [UWS-08], durchschnittlich 2,5...3 mm [HUT-08], auf Gyri dicker als in Sulci [ZIL-90, RES-05]
STRUKTUR	Schädelnachbildung	äußere Kopfform, Nachbildung der Schädelhülle um Hirn: Dicke durchschnittlich 5,6...5,8 mm [SUS-06]
STRUKTUR	Haut- / Fett-Schicht berücksichtigen	Nachbildung der Haut- / Fett-Schicht auf Schädel: Dicke ca. 5 mm (gemessen in Patientendatensätzen)
STRUKTUR	**Kopf-Registrierungsgenauigkeit**	
STRUKTUR	manuelle Registrierung MRT-CT als Gold-Standard nutzbar	>3 entfernbare Referenzmarker auf nachgebildeter Kopfhaut bzw. am Schädel
STRUKTUR	**lokal Hirnlageveränderung postoperativ**	
STRUKTUR	lokale Hirnstauchung simulieren (Deformationsursache: Hämatom, Anschwellen des Gewebes, handwerkliche Fehler)	bei implantierten Elektroden durchschnittliche Deformation nachstellen
STRUKTUR		Elektrodengitter: Tiefenverschiebung bis 11 mm, Querverschiebung bis 4 mm (s. Abschnitt 6.2)
ELEKTRODEN	**verwendete Elektroden**	
ELEKTRODEN	Elektrodengitter abbilden (auf eröffneter Oberfläche, bei OP angenäht)	Fixierung der Elektroden auf nachgebildetem Hirn
ELEKTRODEN		Elektrodengitter: 2 cm x 4 cm ... 8 cm x 9 cm mit Elektrodenmittelpunktabstand 10 mm
ELEKTRODEN		Elektroden: Dicke: 0,7 mm, Durchmesser 3… 4 mm
ELEKTRODEN	**summarischer Elektrodenpositionsfehler**	
ELEKTRODEN	örtliche Verschiebung Elektrodenendlage berücksichtigen	definierte Endlage des Elektrodengitters gewährleisten

Für das konkret zu entwickelnde Phantom ist die Bestimmung der Fehler, die die zu erwartenden Bildverarbeitungsfehler nur beeinflussen, nicht erforderlich. So muss insbesondere der Segmentierungsfehler und der Fotoregistrierungsfehler für diese Anwendung nicht notwendigerweise ermittelt werden (Phantom nur so genau wie nötig). Für andere Anwendungen ist die Bestimmung dieser Fehler aber sehr wichtig (s. Abschnitt 6.2).

Für das zu entwerfende Phantom gelten zunächst die allgemeinen (Material-)Anforderungen für Aufnahmen mit MRT- und CT-Bildgebung (Abschnitt 5.1). Außerdem muss das Phantom in seinen Gesamtabmaßen in das bildaufnehmende Kamerasystem passen, d. h. in die CT-Gantry bzw. die MRT-Kopfspule. Da die Registrierungsergebnisse und auch die – für die Visualisierung relevanten – Segmentierungsergebnisse stark struktur- und kontrastabhängig sind, müssen im Phantom patientenähnliche Kontraste und Strukturen in den MRT- und CT-Aufnahmen erzielt werden. Um dabei weitgehend unabhängig von spezifischen Aufnahmeeinstellungen zu bleiben (Phantom für verschiedene Geräte und Aufnahmeprotokolle einsetzbar), sollen die intrinsischen physikalischen Materialkenngrößen T_1- und T_2-Zeit, und die CT-Zahl erreicht werden. Die anwendungsspezifischen Phantomanforderungen, die sich aus den drei oben genannten Zielstellungen für die Phantomnutzung ergeben, sind in Tabelle 6-1 zusammengestellt. Wie Tabelle 2-1 in Abschnitt 2.5 zeigt, gibt es bisher kein Phantom, das diesen Anforderungen genügt. Im Prototyp soll zunächst eine durchschnittliche reine Tiefenverschiebung des Elektrodengitters von ca. 7 mm simuliert werden. In optimierten Phantomvarianten können dann weitere Verschiebungsszenarien nachgebildet werden.

6.4 Konzept zum Phantomaufbau und zur Phantomvalidierung

Aus den Phantomanforderungen ergeben sich für den Aufbau eines für die Anwendung geeigneten Phantoms drei nachzubildende Hauptkomponenten:

1) Kopf- bzw. Schädelform als realistische äußere Objektgeometrie
2) Knochen mit Hautschicht um das Gehirn als charakteristische Hirnumgebung
3) Gehirnkörper mit:
   3a) Hirnstrukturierung der Oberfläche:
   - Nachbildung von einigen Hirnwindungen (Gyri und Sulci) in realistischen Abmaßen und nach anatomischer Vorlage für die Hauptgyri / -sulci
   - GS als extra Schicht auf der WS

   3b) innerer Hirnstruktur:
   - zwei Hirnhälften, Oberflächenstrukturierung auch an den aneinander liegenden Flächen der Hirnhälften (d. h. innen im Gesamthirn)
   - (abstrakte) Nachbildung der liquorgefüllten Seitenventrikel als charakteristische innere Hirnstruktur

   3c) mit dem Hirn lokal verschiebbares Elektrodengitter auf der Hirnoberfläche.

Ein Phantomentwurf, der diese Komponenten enthält, ist in Abbildung 6-4 dargestellt. Für die Schädelnachbildung soll dabei ein echter menschlicher Schädel genutzt werden, der für Lehr- und Forschungszwecke freigegeben wurde [AKS-06]. Die realistische Kopfform und Knochennachbildung sind somit von vornherein gewährleistet.

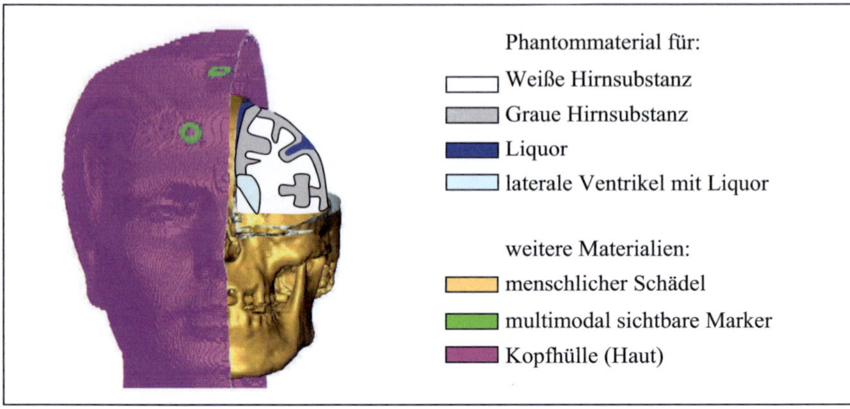

Abbildung 6-4: Entwurf Kopfphantom mit Hirnstrukturierung

Festzulegen sind dazu noch folgende Aspekte:

- Konzept zur Gestaltung der kontrollierten Verschiebung des Elektrodengitters (lokale Hirndeformation)
- Zusammensetzung der benötigten Phantommaterialien für WS, GS, Liquor und Haut
- Verfahrensschritte zum Aufbau der inneren Struktur.

Im Folgenden werden exemplarisch verschiedene Methoden zur Gestaltung der Elektrodengitterverschiebung diskutiert. Auf die Wahl geeigneter Materialien für diese Anwendung wurde bereits in Abschnitt 5.7.3 eingegangen, dort werden die hier genutzten Materialien genannt. Das letztlich gewählte Verfahren zum Phantomaufbau wird in Abschnitt 7.3.1 beschrieben.

Simulation der Elektrodenverschiebung – Variantenvergleich

Entsprechend der Phantomanforderungen (s. Abschnitt 6.3) sind prinzipiell Verschiebungen des Elektrodengitters von bis zu 11 mm in Tiefenrichtung und bis zu 4 mm in Querrichtung nachzubilden. Letztlich müssen verschiedene Deformationsszenarien simuliert werden, um deren Einflüsse auf das Bildverarbeitungsergebnis zu analysieren. Da in erster Linie sichergestellt werden muss, dass die Bildverarbeitungsfehler in Querrichtung unterhalb der zulässigen 5 mm liegen, hat die Quantifizierung des durch die Bildverarbeitung induzierten Querverschiebungsfehlers Priorität. Um diesen induzierten Querverschiebungsfehler zu ermitteln, wird ein Deformationsszenarium ohne physikalische Querverschiebung, mit durchschnittlich zu erwartender Tiefenverschiebung des Elektrodengitters benötigt. Dieses wird im zu entwickelnden Phantom, welches als Prototyp bzw. „Test"phantom dient, umgesetzt. Mit den Erkenntnissen aus der Herstellung und Anwendung dieses Testphantoms kann später ein optimiertes und erweitertes Phantom entwickelt werden, in dem nach Bedarf weitere Simulationsszenarien umgesetzt werden.

Um die physikalische Tiefenverschiebung des Elektrodengitters im Phantom nachzubilden, werden vier Umsetzungsvarianten in Betracht gezogen:

1) integrierter aufblähbarer Verdrängungskörper (Hämatomsimulation)
2) äußere Einschraubvorrichtung zur Materialverdrängung

3) Verschiebungssimulation durch Materialabtrag
4) Verwendung baugleicher Phantome mit verschiedenen Hirndeformationszuständen.

Bei Variante 1) „Hämatomsimulation" wird ähnlich wie in den Phantomen von Oltmann [OLT-04] und Reinersten et al. [REI-06] (Abschnitt 2.5) ein Ballonsystem integriert. Dieser Ballon wird zwischen Schädel und Elektrodengitter positioniert. Über einen nach außen geführten Schlauch kann er mit Luft oder Flüssigkeit gefüllt werden, dadurch wird die Hirnoberfläche verschoben. Als Flüssigkeit könnte beispielsweise eine, bezüglich MRT- und CT-Bildgebung, blutnachbildende genutzt werden. Damit würde realitätsnah ein Hämatom als eine mögliche Hirndeformationsursache simuliert werden. So könnten verschiedene Deformationsszenarien mit kombinierter Quer- und Tiefenverschiebung erzielt werden. Es ist bei dieser Variante allerdings unumgänglich, die erzielte Deformation beispielsweise mit bildgebenden Verfahren nachzuprüfen und dadurch die Korrelation zwischen Füllvolumen und erreichtem Deformationsszenario zu erfassen. Aufgrund des eingebrachten, sich in alle Richtungen ausbreitenden Verdrängungskörpers, ist es aber nicht möglich, eine reine Tiefenverschiebung des gesamten Elektrodengitters sicherzustellen.

In Variante 2) „Einschraubvorrichtung" muss im Schädelknochen eine Vorrichtung fixiert werden, die es ermöglicht, von außen eine Verschiebung des Elektrodengitters in Richtung Hirninneres und auch wieder hinaus zu steuern. Dazu wird oberhalb des Elektrodengitters ein Schieber benötigt, der – von außen über ein Schraubgewinde betätigt – senkrecht in das nachgebildete Gehirn hineinbewegt werden kann und dadurch die Gehirnoberfläche mit dem Elektrodengitter verschiebt. Das Phantommaterial muss elastisch deformierbar sein, um reproduzierbare Deformationen zu erzeugen. Bei dieser Variante kann die Elektrodengitterposition präzise und stufenlos gesteuert werden. Allerdings muss die Verschiebevorrichtung dauerhaft am Schädel fixiert und dieser dafür durchbohrt werden. Die Verschiebevorrichtung ist somit ein zusätzlicher Marker am Phantom, der u. U. das Bildverarbeitungsergebnis beeinflusst. Auch ist die Deformation der Umgebungsbereiche nicht eindeutig voraussagbar und müsste ggf. mit zusätzlichen bildgebenden Verfahren überprüft werden.

Bei der Variante 3) „Materialabtrag" wird die Verschiebung der Hirnoberfläche nicht durch eine Materialdeformation erwirkt, sondern durch entnommenes Material unterhalb des Elektrodengitters. Die tatsächliche Verschiebung ist durch die entnommene Materialstärke rekonstruierbar. Allerdings kann nur eine stufenweise Tiefenverschiebung nachgebildet werden. Bedeutender Vorteil diese Variante ist die Sicherstellung einer definierten reinen Tiefenverschiebung ohne dabei auf die Vermessung der Deformation mit bildgebenden Verfahren angewiesen zu sein.

Variante 4) „baugleiche Phantome" setzt die Anfertigung zweier identischer Phantome voraus. Bei Nutzung eines echten menschlichen Schädels wird dies nicht möglich sein. Bei einem reproduzierbaren Herstellungsverfahren, auch für die Schädelnachbildung, wäre diese Variante aber denkbar. Nachteil wäre lediglich, dass pro Deformationsszenarium ein separates Phantom notwendig wird.

Welche Deformationsvariante zur Anwendung kommen soll, hängt von der Art der beabsichtigten Deformation ab. Im Prototypphantom soll eine reine Tiefenverschiebung nachgebildet werden. Bei weiterführenden Phantomuntersuchungen sind kombinierte Quer- und Tiefenverschiebungen zu simulieren. Zusammenfassend werden die Varianten im Folgenden bezüglich der ausschlaggebenden Aspekte miteinander verglichen.

Nur bei Variante 1) „Hämatomsimulation" und 2) „Einschraubvorrichtung" muss das Phantomhirnmaterial zwingend elastisch deformierbar sein, bei Variante 3) „Materialabtrag" und 4) „baugleiche Phantome" nicht. Zur Simulation verschiedener kombinierter Quer- und Tiefenverschiebungen kommen prinzipiell alle Varianten in Frage. Bei der Einschraubvorrichtungs- und Materialabtragsvariante (Variante 2) und 3)) müssten dann entsprechende Verschiebungen zusätzlich in Querrichtung vorgesehen werden. Realitätsnahe Verschiebungen – mit dem Nachteil auf eine bildgebungsgestützte Deformationsmessung angewiesen zu sein – könnten aber am besten mit der Variante 1) „Hämatomsimulation" erzielt werden, da diese eine tatsächliche Elektrodengitterverschiebungsursache nachbildet.

Bei reiner Tiefenverschiebungssimulation wie im Phantomprototyp gefordert sind die Varianten 2) „Einschraubvorrichtung", 3) „Materialabtrag" und 4) „baugleiche Phantome" möglich. Die Reproduzierbarkeit einer beliebigen Tiefenverschiebung wäre bei Variante 2) mit elastisch deformierbarem Material am besten gegeben. Allerdings sprechen die Schädeldurchbohrung und die unerwünschte Schraubvorrichtungs-Markerwirkung dagegen. Variante 3) ist im Gegensatz zu den anderen Varianten konstruktiv relativ einfach umzusetzen. Sie garantiert eine reine Tiefenverschiebung ohne notwendige Bildgebungskontrolle. Gegen Variante 4) sprechen die Nichtnutzbarkeit eines realitätsnahen menschlichen Schädels und der hohe Fertigungsaufwand.

Aus den genannten Gründen soll im Prototypphantom Variante 3) umgesetzt werden. Für die primäre Fragestellung des durch die Bildverarbeitung induzierten Querverschiebungsbildverarbeitungsfehlers reicht sie aus. Die Reproduzierbarkeit der Elektrodengittertiefenverschiebung muss dabei entweder über entnehmbare feste Einsätze realisiert werden, die lückenlos aufeinander sitzen, oder durch kontrolliert entfernbares Füllmaterial, dessen Ausgangszustand durch lokalen neuen Materialeintrag immer wieder herstellbar wäre. Die Methodenwahl hängt dabei von der Beschaffenheit des Phantomhirnmaterials ab. Das im Phantom eingesetzte Material muss für diese dritte Verschiebungsvariante nicht notwendigerweise deformierbar sein. Um den Phantomprototypen zielführend nachnutzen zu können, wäre deformierbares Hirnphantommaterial aber wünschenswert. Für eine kombinierte realitätsnahe Deformationsnachbildung könnte dann aufbauend auf den Prototypen Variante 1) „Hämatomsimulation" umgesetzt werden. Die Forderung deformierbaren Materials ist somit nicht mehr zwingend, sondern lediglich eine Wunschforderung, die nur umzusetzen ist, wenn sie keinen unverhältnismäßigen Mehraufwand bedeutet.

Messplan zur Bewertung des Bildverarbeitungstools

Das konzipierte Messkonzept zur Bestimmung der einzelnen Bildverarbeitungsfehler ist in Abbildung 6-5 dargestellt. Es sieht vor, jeweils Phantommessungen mit und ohne, im MRT- und CT-Datensatz sichtbare, Marker anzufertigen. Das Phantom mit angebrachten Markern wird jeweils in der gleichen Position im MRT- bzw. CT-Gerät aufgenommen wie das Phantom ohne Marker. Die Aufnahmen mit Markern dienen der Kontrolle des automatischen Registrierungsergebnisses. Dazu wird eine manuelle Registrierung der Marker aus den CT-Daten auf die MRT-Daten vorgenommen. Die MRT-Daten stellen so das Referenzkoordinatensystem zur Verfügung. Bezüglich dieses Referenzkoordinatensystems sind dann die vom Bildverarbeitungstool ermittelte und die tatsächliche Lage der Elektroden vor und nach der physikalischen Verschiebung miteinander vergleichbar. Durch geschickte Wahl der zu vergleichenden Datensätze können die Bildverarbeitungsfehler manueller Elektrodenplatzierungsfehler (in Abbildung 6-5 mit B gekennzeichnet), Registrierungsfehler (C) und summarischer Elektrodenpositionsfehler (D) sowie die tatsächlich aufgetretene, physikalische (wahre) Elektrodenverschiebung (A) bestimmt werden. Die Auswahl der nötigen Datensätze ist in Abbildung 6-5 durch Pfeile gekennzeichnet (Erläuterung s. u.). Die Aufnahme der erforderlichen Datensätze erfolgt in der in Abbildung 6-5 mit den Nummern 1. bis 6. bezeichneten Reihenfolge. Diese Reihenfolge wurde so optimiert, dass sowohl am CT- als auch am MRT-Gerät die Phantomaufnahmen jeweils in einem Block aufgenommen werden können und ein wiederholter Wechsel der Aufnahmegeräte entfällt.

Die wahre Elektrodenverschiebung (A), die im Phantom zunächst 0 mm in Quer- und 7 mm in Tiefenrichtung betragen soll (durchschnittliche, aber reine Tiefenverschiebung), wird durch Vergleich der Elektrodenpositionen des intraoperativen und postoperativen CT-Datensatzes überprüft. Der summarische Elektrodenpositionsfehler (D) wird unabhängig von einer manuellen Elektrodenplatzierung durch Vergleich der mit dem Tool ermittelten Elektrodenendlage im Referenzkoordinatensystem und der tatsächlichen Elektrodenausgangslage aus dem intraoperativen CT-Datensatz bestimmt. Daher spielt der manuelle Elektrodenplatzierungsfehler (B) keine Rolle im geplanten Phantom und muss nicht notwendigerweise bestimmt werden. Der manuelle Elektrodenplatzierungsfehler ist nur in Hinblick auf die Ermittlung der Genauigkeit von Verfahren, die eine manuelle Elektrodenplatzierung bedingen, von Interesse. Der Registrierungsfehler (C) wird objektiv durch den Vergleich der Koordinatentransformationen für die Registrierung der postoperativen CT- auf die präoperativen MRT-Daten gewonnen. Verglichen wird die vom Bildverarbeitungstool berechnete Koordinatentransformation mit der durch Registrierung der externen Marker ermittelten. Es wird direkt der lokale Registrierungsfehler ermittelt. Dazu wird die Positionsabweichung der einzelnen Elektroden aus den beiden postoperativen CTs, die auf die lageidentischen zugehörigen präoperativen MRT-Datensätze registriert sind, ausgemessen.

Aus diesem Messplan resultiert, dass nicht nur für die Ermittlung des Registrierungsfehlers externe Marker am Phantom anzubringen sind, sondern auch für die Ermittlung aller weiteren Fehler. Außerdem müssen die Marker einfach und zuverlässig zwischen den Phantomaufnahmen aufgebracht werden können.

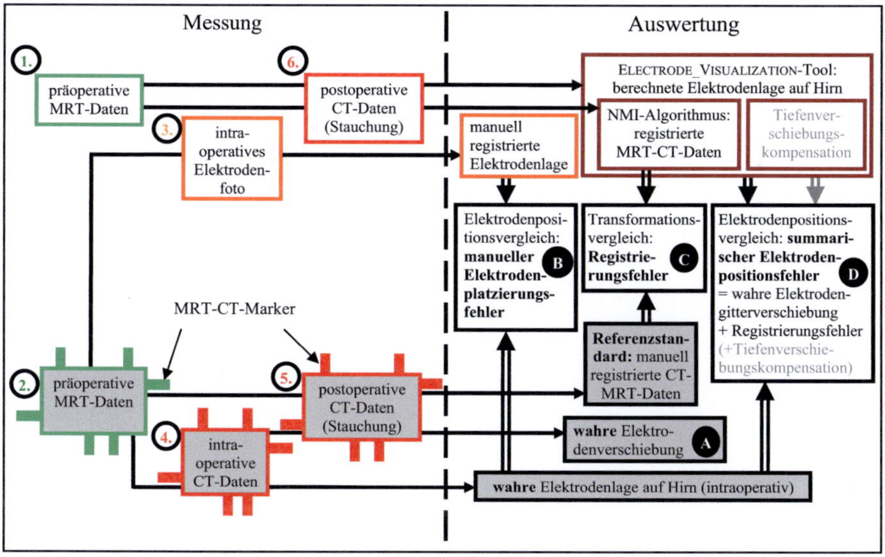

Abbildung 6-5: Messkonzept für die Phantommessung zur Bestimmung der Bildverarbeitungsfehler für das ELECTRODE_VISUALIZATION-Tool; 1. bis 6. bezeichnen die Reihenfolge der Phantomaufnahmen (1., 3. und 6. ohne MRT-CT-Marker, 2., 4. und 5. mit MRT-CT-Markern), A bis D die zu bestimmenden Bildverarbeitungsfehler; die grau unterlegten Felder kennzeichnen die gegenüber Patientenaufnahmen zusätzlich bei Phantommessungen zur Verfügung stehenden Daten

Phantomvalidierung

Die Phantomvalidierung erfordert zunächst die Phantomverifizierung, d. h. die Überprüfung, ob die in Abschnitt 6.3 festgelegten Phantomanforderungen erfüllt sind. Zur Verifizierung müssen die Anforderungskriterien systematisch überprüft werden. Die meisten dieser Punkte sind bereits durch die Phantomkonzeption sichergestellt, detailliert zu prüfen bleiben:

- Unterscheidung GS, WS und Seitenventrikel in MRT- und CT-Bildgebung
- Erfüllung von T_1, T_2 und CT-Zahl von WS, GS und Liquor
- Artefaktfreiheit in MRT- und CT-Bildgebung
- Darstellung der Hautschicht als Begrenzung des im MRT-Bild nicht dargestellten Knochens
- lokale Hirndeformation mit Verschiebung der Elektroden.

Für die Phantomvalidierung ist nach der Begriffsdefinition (Abschnitt 4.1) und den allgemeinen Validierungsvorgaben (Abschnitt 4.2.3) die Erfüllung des Phantomzwecks und der dafür notwendigen Eigenschaften zu überprüfen. Gemäß Abschnitt 6.3 bedeutet das konkret den Nachweis folgender Kriterien:

1) objektive Bestimmung der Elektrodenreferenzlage
2) Bestimmung des lokalen Registrierungsfehlers und des summarischen Elektrodenpositionsfehlers
3) Simulation einer vorbestimmten, kontrollierbaren Elektrodenverschiebung.

Punkt 1 ist durch den im Messplan festgelegten Einsatz intraoperativer CT-Daten gewährleistet. Punkt 2 wird ebenfalls durch den Messplan sichergestellt, die Voraussetzung dafür ist, dass realistische Bildkontraste und -strukturen zur Verfügung stehen. Beides hängt entscheidend von der Wahl der Phantommaterialien und der Formgebung der einzelnen Strukturen im Phantom ab. Die Erreichung der Zielwerte der T_1- und T_2-Zeit sowie der CT-Zahl ist daher vor dem Einsatz der Materialien im Phantom zu überprüfen (bereits erfolgt, s. Abschnitt 5.7.3). Mit dem gewählten Verfahren zur Simulation der Verschiebung des Elektrodengitters ist auch der Punkt 3 abgesichert. Entsprechend der Phantomkonzeption wird das Phantom somit seinen Anforderungen und seinem Zweck gerecht. Nach Aufbau und Einsatz des Phantoms entsprechend seines Zwecks ist die Erfüllung dieser drei Kriterien erneut hinsichtlich der praktischen Umsetzung und tatsächlichen Nutzbarkeit zu beurteilen.

Im Sinne der mit dem Phantom beabsichtigten Voraussage des durch die Bildverarbeitung induzierten Elektrodenpositionsfehlers in Querrichtung ist gemäß Abschnitt 4.2.3 die Empirische Validität zu prüfen. Die Korrespondenz des Phantoms mit dem Verhalten des realen Systems Patient in der Bildgebung lässt sich am besten durch direkten Bilddatenvergleich prüfen. Dafür bietet sich ein Kontrastvergleich von Patienten- und Phantomaufnahmen bei gleichen Aufnahmebedingungen an. Diese Tests sind in den oben genannten Aspekten zur Phantomverifizierung bereits mit vorgesehen.

Neben der Anwendung der üblichen Validierungsmethoden kann die Phantombewertung auch hinsichtlich der Erfüllung der Referenzstandardanforderungen für ein Referenzobjekt zur Bildverarbeitungsgütebewertung erfolgen. Das hier zu entwickelnde Phantom erhebt nicht den Anspruch, die Anforderungen an einen umfassenden Referenzstandard zu erfüllen, es soll lediglich ein für die beschriebene Anwendung geeigneter Prototyp entstehen. Es genügt daher, nach der Phantomentwicklung und -anwendung die Erfüllung der Referenzstandardkriterien zu prüfen und die Qualität des erreichten Standards zuzuordnen.

Aus diesen Überlegungen zur Phantomvalidierung folgen zwei grundsätzliche Dinge, die sich gleichfalls aus einem systematischen Herangehen an die Phantomentwicklung ergeben:

1) Um die Eignung der im Phantom eingesetzten Materialien zu gewährleisten, sind Vorversuche zur Materialeignung durchzuführen. Die physikalischen bildbestimmenden Kenngrößen der Phantommaterialien müssen einzeln gemessen und mit den Zielwerten (Sollgrößen) verglichen werden.
2) Zur Phantomvalidierung sind insbesondere Vergleiche mit Patientenaufnahmen nötig. Unter Berücksichtigung der Erkenntnisse zu den Einflussfaktoren auf die erzielten Kontraste in MRT- und CT-Daten, sind zur Validierung Phantomaufnahmen mit gleichen Aufnahmeparametern wie für Patientenaufnahmen zu erstellen.

7 Aufbau verschiedener Phantome und Auswertung zugehöriger Aufnahmen

7.1 Technisches Phantom

Die Fehler, die während der Bildaufnahme entstehen, überlagern jedes Ergebnis spezieller Bildverarbeitungstools. Sie müssen daher separat ermittelt werden. Es gibt dazu eine Vielzahl von kommerziellen Phantomen (vgl. Abschnitt 2.5). Diese ermöglichen aber meist keine direkten multimodalen Vergleiche und sind zudem bereits für eine Modalität sehr teuer. Als Vorstufe zum klinischen Kopfphantom ist daher ein rein technisches Phantom entworfen worden [OES-05], das im Rahmen dieser Arbeit konstruiert, aufgebaut und genutzt wurde.

Die wichtigsten Bildgütekenngrößen sind die Genauigkeit der Größenwiedergabe, die Auflösung und die Quantifizierung von evtl. Bildverzerrungen. Zur Bestimmung der Auflösung werden in CT- und MRT-Phantomen in der Regel Strichraster genutzt. Die Auflösung wird in Linienpaaren pro Millimeter (Lp/mm) angegeben. Ein Linienpaar sind zwei benachbarte zueinander kontrastreiche Streifen. In US-Phantomen wird die Auflösung allerdings meist anhand von punktförmigen Objekten abnehmender Größe bestimmt. Die Verzerrung wird mit Gitterstrukturen ermittelt. Für MRT- und CT-Bildgebung wird auch häufig die Schichtdicke einer Bildschnittebene mit Hilfe von Winkelkeilen überprüft.

MRT- und CT-Phantome zur Bildgütebestimmung sind in der Regel flüssigkeitsgefüllte Kunststoffkisten mit Zielstrukturen aus Kunststoff (meist PMMA) oder auch (im CT) Metall [OES-04]. Die Flüssigkeit wird mit Kontrastmitteln angereichert. Für CT-Bildgebung werden teilweise auch feste, aber bezüglich der Bildgebungseigenschaften wasserähnliche Materialien („*Solid Water*") eingesetzt. In der US-Bildgebung hingegen werden bezüglich der Schallgeschwindigkeit und der Schwächungseigenschaften gewebesimulierende Gele (meist aus Polyurethan oder dem patentierten Material Zerdine) verwendet, die die Zielstrukturen einhüllen [OES-04].

Die dem ersten Entwurf des Technischen Phantoms zur Bestimmung der Qualitätskenngrößen in MRT-, CT- und US-Bildgebung [OES-05] folgende Konstruktion und der Phantomaufbau sind in

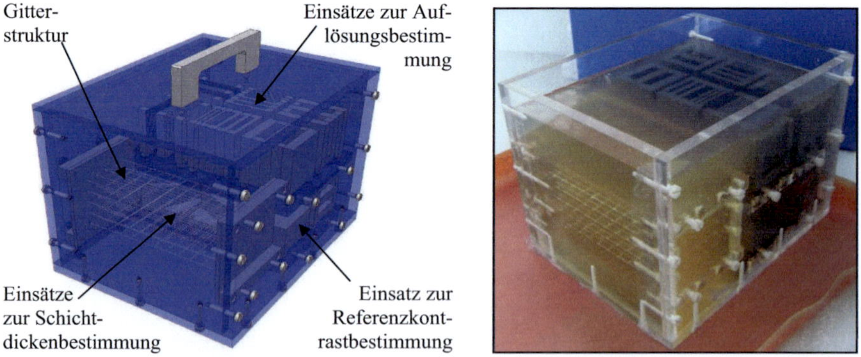

Abbildung 7-1: Technisches Phantom, links: 3D-Ansicht der Konstruktion, rechts: realisierter Aufbau, Außenabmaße der Kiste 156 mm x 200 mm x 150 mm

Abbildung 7-1 dargestellt. Die kontrastreichen Zielstrukturen, außer dem Gitter, sind aus PVC. Die Gitterstruktur besteht aus mit Latexfarbe überzogenen Nylonfäden. Das Phantom wird mit dem Basismaterial entsprechend Abschnitt 5.7.2 gefüllt.

Die Einsätze zur Auflösungsbestimmung enthalten Strukturen aus 0,5 mm, 1 mm, 2 mm, 4 mm bzw. 8 mm dicken Platten, mit jeweils ebenso großen Plattenabständen. Die 0,5 mm Struktur repräsentiert eine Auflösung von 1 Lp/mm, die 1 mm Struktur entsprechend von 0,5 Lp/mm. Die Herstellung der 0,5 mm Strukturen stellte besondere Ansprüche an die Herstellungstechnologie. Es wurden 0,5 mm dicke Kunststoffplättchen mit jeweils einem 0,5 mm Kunststoffplättchen als Abstandshalter links und rechts zwischen den einzelnen Platten miteinander verklebt. Der Auflösungseinsatz mit dieser 0,5 mm Struktur und der analog aus 1 mm starken PVC-Platten hergestellten 1 mm Struktur (in Abbildung 7-1 in der Konstruktionsansicht hinten links zu sehen) wurde separat in ein mit flüssiger Gelatine gefülltes Behältnis eingetaucht, um die Zwischenräume der Streben kontrolliert mit Gelatine zu füllen. Noch enthaltene Luftblasen wurden mit Hilfe von einem dünnen Stäbchen hinausgeschoben. Dieser Einsatz wurde im Gesamtphantom platziert. Die restlichen Auflösungseinsätze wurden im Gesamtphantom montiert und mit diesem gemeinsam gefüllt (langsames Eingießen der Gelatine, so dass diese sich überall gleichmäßig verteilen kann). Die verschiedenen Auflösungsstrukturen sind jeweils für jede Raumrichtung vorgesehen. Zusätzlich sind ein Massiv-PVC-Block zur Bestimmung des Referenzkontrastes und zwei PVC-Blöcke mit jeweils zwei schiefen Ebenen mit einem Steigungswinkel von 26,6° zur Ermittlung der auflösbaren Schichtdicke (bzw. des Schichtabstandes) angeordnet.

In der Gitterstruktur aus Nylonfäden (Durchmesser 0,3 mm) betragen die Gitterabstände jeweils 1 cm. Anhand von Abstandsabweichungen können Verzerrungen ausgemessen werden. Der Aufbau dieses Gitters wurde in einer vorangegangenen Arbeit der Autorin [OES-05] anhand von Vorversuchen ausgewählt und in seiner multimodalen Eignung in einem extra Gitterphantom bereits bestätigt.

Die Strukturen des Technischen Phantoms sind in allen drei Modalitäten deutlich zu erkennen. In der CT-Bildgebung zeigen sich die PVC-Strukturen in hohem Kontrast zum Basisgelatinematerial, ähnlich wie Knochen im Vergleich zum Hirngewebe. Auch in der MRT-Bildgebung werden mit diesen Materialien hohe Kontraste erzielt. Mit dem gewählten Basismaterial werden gewebeähnliche Ultraschall-Eigenschaften erreicht wie in speziellen US-Phantomen. Abbildung 7-2 zeigt die Aufnahmen

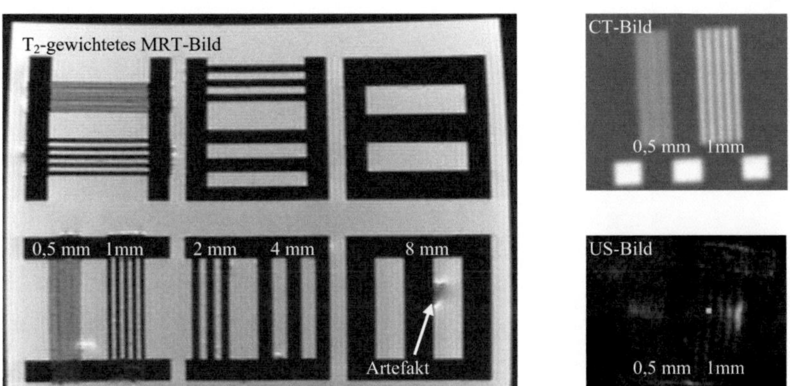

Abbildung 7-2: Auflösungseinsätze in den verschiedenen Modalitäten mit zugeordneter Dicke der einzelnen Streben (0,5 mm entspricht 1 Lp/mm, 1 mm entspricht 0,5 Lp/mm), Aufnahme-Auflösung in der Schnittebene im MRT-Bild 0,52 mm, im CT-Bild 0,54 mm und im US-Bild 1 mm

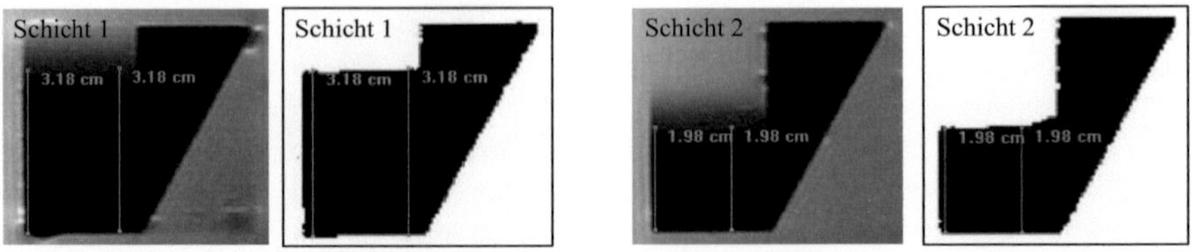

*Abbildung 7-3: Bestimmung des Schichtabstandes mit dem Rampeneinsatz im T_2-gewichteten MRT-Bild zwischen den benachbarten Schichten 1 und 2, eingestellter Schichtabstand 6 mm, zur Messung wurde die Grauwertfensterung angepasst (Fensterbreite / Fenstermitte im jeweils linken Bild 1536 HU / 641 HU, im jeweils rechten Bild 5 HU / 325 HU), gemessener Schichtabstand: (3,18 mm – 1,98 mm) * tan (26,6 °) = 6 mm*

der Auflösungsstrukturen in MRT-, CT- und US-Bildgebung bei klinischen Standardaufnahmebedingungen. Aufgrund der zugehörigen Auflösung (s. Bildunterschrift) kann die 1 mm Struktur in allen drei Modalitäten erkannt werden, die 0,5 mm Struktur jedoch nur teilweise (erkennbar links oben im MRT-Bild). Die Auflösung beträgt somit mindestens 0,5 Lp/mm. Im MRT-Bild ist zusätzlich zu erkennen, dass die äußere Phantomkontur nicht rechteckig sondern gekrümmt ist. Dies lässt auf eine fehlende bzw. Fehlkalibrierung der Shim-Spulen schließen (vgl. Abschnitt 4.3.3). Vereinzelt noch enthaltene Luftblasen zeigen sich im MRT-Bild als Artefakte.

Die Schichtdicke bzw. bei zusätzlichen Abständen zwischen den einzelnen Bildschnittebenen der Schichtabstand kann mit den keilförmigen Einsätzen für MRT- und CT-Bildgebung ebenfalls ermittelt werden. Für eine optimale Vermessung wird das Grauwertfenster für die Anzeige entsprechend den Empfehlungen des *American College of Radiology* [ACR-11] angepasst. Die gemessenen Werte bestätigen die eingestellten Größen bei der Aufnahme. Ein Beispiel für die Bestimmung des Schichtabstandes ist in Abbildung 7-3 gezeigt.

Die Gitterstruktur, s. Abbildung 7-4, erlaubt wie erwartet in allen drei Modalitäten die Vermessung der Abstandsmessgenauigkeit und der Verzerrungen. Im MRT-Bild ist wiederum die genannte Verzerrung deutlich zu sehen. Allerdings ist die Verzerrung in diesem Fall besser an dem rechteckigen Rahmen als an dem Gitter zu erkennen und auch zu vermessen. Auf 10 cm beträgt sie hier am Bildrand bis zu 8 mm. Das Gitter zeigt, dass sich die Verzerrung gleichmäßig über die gesamte Fläche erstreckt. MRT-Messungen an zusätzlich zu diesem Phantom und unabhängig davon aufgenommen zylindrischen Phantommaterialproben zeigen für Durchmesser zwischen 3 cm und 9,7 cm lediglich Verzerrungen bis zu 2 mm [WAG-09]. Nach Literaturangaben [SUM-94] betragen am Phantom mit MRT-Bildgebung ermittelte Verzerrungen bis zu 1,8 mm. Die mit den zylindrischen Proben ermittelten Werte liegen somit im gleichen Bereich wie in der Literatur angegeben. Zum Aufnahmezeitpunkt

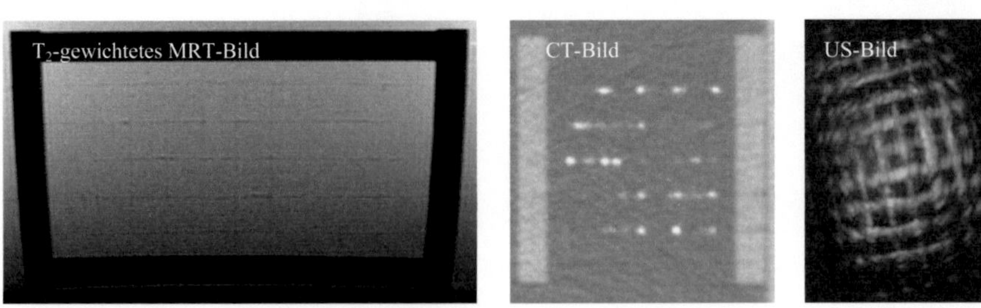

Abbildung 7-4: Gitterstruktur, Draufsicht im MRT- und US-Bild, Schnittansicht im CT-Bild

des technischen Phantoms traten offensichtlich ungewöhnlich große Verzerrungen auf, die in Patientenaufnahmen durch korrektes Shimmen der Spulen zu vermeiden sind.

Im US-Bild betragen die gemessenen Verzerrungen unter 1 mm. Sie liegen somit im Bereich der Datensatzauflösung.

Bei den CT-Aufnahmen des Phantoms sind die Messabweichungen bezogen auf Abstände von 4 cm im Gitter ebenfalls kleiner als die Datensatzauflösung. Die CT-Messung an dem zylindrischen Probengefäß mit 9,7 mm Durchmesser ergibt einen maximalen Fehler von 0,7 mm [WAG-09]. Dies liegt innerhalb der Angabe in der Literatur von bis zu 3 mm Verzerrungsfehler auf 10 cm bei CT-Bildgebung [ZYL-96]. Ursachen für solche Abweichungen im CT-Bild können beispielsweise in der Gantrywinkelgenauigkeit liegen, die bei der Kalibrierung 1 bis 2° abweichen kann [ZYL-96].

7.2 Deformierbares technisches Phantom

In der Dissertation von Uhlemann [UHL-06] ist ein auf einem wahrscheinlichkeitsbasierten Modell zur verknüpften Segmentierungs- und elastischen Deformationsanalyse beruhender Algorithmus entstanden, der es für den zweidimensionalen Fall (einzelne Schichtdaten) ermöglicht, deformierte und undeformierte Bilddaten verschiedener Modalitäten aufeinander elastisch zu registrieren. Solch ein Algorithmus könnte – idealerweise erweitert auf den dreidimensionalen Fall – genutzt werden, um die in Abschnitt 2.4 genannte Aufgabe der elastischen Registrierung von präoperativen MRT-Daten mit intraoperativen US-Daten, die gegenüber den präoperativen Daten deformiert sind, zu realisieren. Einige Forschungsgruppen (z. B. [JI-09], Review s. [UNS-06]), beschäftigen sich mit Lösungen für diese spezielle Anwendung. Auch am Institut für Biomedizinische Technik der TU Dresden wurde unter Nutzung des *B-Spline*-Algorithmus [ITK-08] ein Bildverarbeitungstool für ein Demonstratorsystem unter Amira® (Visage Imaging GmbH) erstellt, das die dreidimensionale elastische Registrierung medizinischer Bilddaten erlaubt [MOR-07, MEY-07b, MEY-08].

Zur Qualitätsbewertung des von Uhlemann entwickelten Algorithmus ist neben dem in [UHL-06] entwickelten Softwarephantom und den genutzten klinischen Daten auch ein Hardwarephantom nötig. Diese Anforderungen wurden bereits in [OES-05] aufgesplittet, so dass ein schrittweises Testen in weniger komplexen Phantomen erfolgen kann. Es soll ein deformierbares technisches Phantom für MRT- und US-Bildgebung mit verschieden geformten Tumorobjekten variierter Größen zur Bewertung der Bildfusionsgüte bei elastischer Registrierung entstehen. Ein technisches Phantom ermöglicht

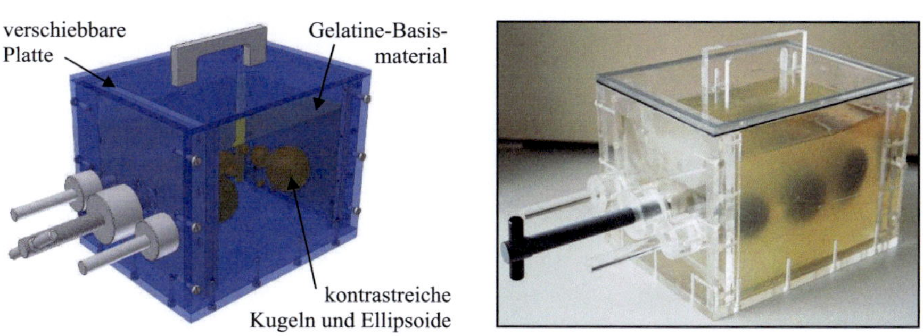

Abbildung 7-5: Technisches deformierbares Phantom, links: 3D Ansicht der Konstruktion (verfeinert nach [OES-05]), rechts: realisierter Aufbau, Außenabmaße der Kiste 156 mm x 200 mm x 150 mm

dabei die systematische Analyse des Einflusses von verschiedenen Objektgrößen und -formen auf die Bildverarbeitungsgenauigkeit. Ein anatomisches Phantom wäre durch die vorgegebene anatomisch korrekte Größe dafür nur sehr begrenzt geeignet.

Die nach der Konstruktion des Phantoms in [OES-05] verfeinerte Konstruktion und den Phantomaufbau, der erstmalig in [OES-06] veröffentlicht wurde, zeigt Abbildung 7-5. Die Tumorobjekte sind aus dem Kontrastmaterial (Abschnitt 5.7.2) gefertigt und werden vom zugehörigen Basismaterial umgeben. Folgende Formen wurden realisiert: zwei Kugeln mit Ø 3,75 cm bzw. Ø 4,8 cm, ein Zylinder mit Ø 3,7 cm und der Höhe 1,3 cm, eine Eiform mit maximalem Ø 3,8 cm und der Höhe 5,7 cm sowie eine Herzform mit der Breite 6,3 cm und der Höhe 5,8 cm. Die Tumorobjekte wurden in Aussparungen des halbvoll mit dem Basismaterial gefüllten Phantoms positioniert, bevor die weitere Füllung mit Basismaterial erfolgen konnte. Bei der Herstellung musste auf eine geeignete Temperierung der einzelnen Phantomschichten geachtet werden (kalte Tumorobjekte, gerade noch flüssiges Basismaterial), um die definierten Volumina der Tumorobjekte beizubehalten.

Damit sich der Gelatineblock samt Einschlüssen beim Verschieben der über die Schraubstange beweglichen Platte deformieren kann, befinden sich links und rechts neben dem Gelatineblock im Phantom Ausdehnungsluftspalte. Bei der Herstellung wurden sie mit PVC-Einschubplatten Gelatinefrei gehalten.

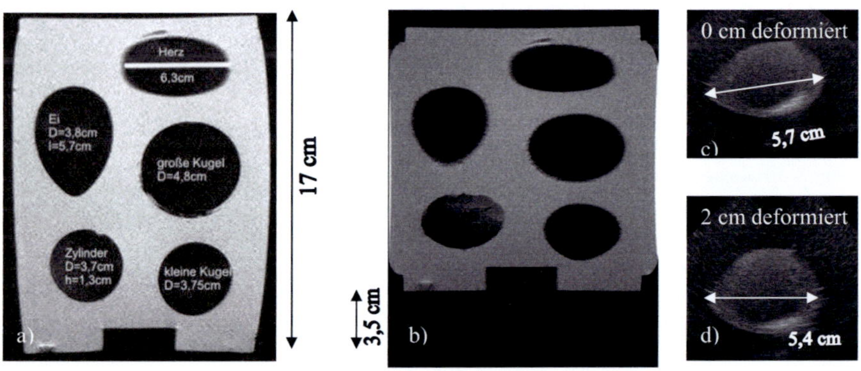

Abbildung 7-6: T_2-gewichtete MRT- (a, b) und US- (c, d) Aufnahmen des deformierbaren technischen Phantoms, undeformiert (a, c) und Phantom um 3,5 cm (b) bzw. 2 cm (d) zusammengeschoben

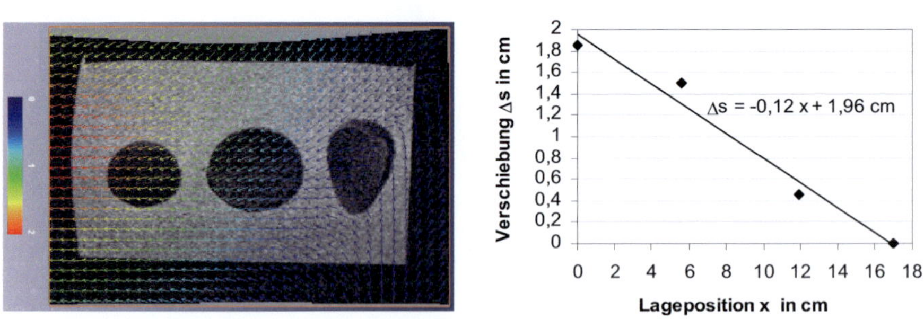

Abbildung 7-7: links: Verschiebungsfeld mit farbkodierter Stärke der Verschiebung in cm [MEY-06], rechts: Verlauf der Verschiebung über die Länge, gemessen an ausgewählten markanten Positionen

Abbildung 7-6 zeigt MRT- und US-Aufnahmen des deformierbaren technischen Phantoms im undeformierten Zustand und für den um ca. 2 cm bzw. 3,5 cm zusammengedrückten Zustand. Die Kontrastobjekte sind wie beabsichtigt im MRT- und US-Bild sehr gut sichtbar.

Bei der Deformation des Gelatinephantommaterials drängt dieses erwartungsgemäß in die seitlichen Freiräume und nach oben. Nach einer Verformung kehrt die Gelatine allerdings nicht 100 %ig in ihre Ausgangslage zurück, offensichtlich ist die Deformation um 3,5 cm zu groß für eine elastische Deformierung der Gelatine. Die Deformation erfolgt näherungsweise linear, in der Nähe des Kraftangriffs ist sie am größten, s. Abbildung 7-7. Die gewünschte elastische Deformation ist somit gewährleistet.

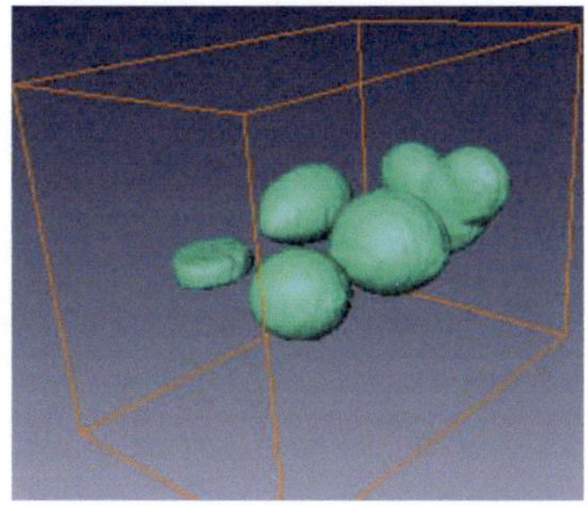

Abbildung 7-8: Segmentierte Volumenkörper des deformierbaren technischen Phantoms (undeformiert) [MEY-06]

Die Segmentierung der Kontrasteinsätze des Phantoms ist bildverarbeitungstechnisch relativ einfach. Bereits eine einfache Schwellwertsegmentierung führt zu einem sehr guten Ergebnis. Die Volumenabweichungen zum Referenzvolumen bei einer Schwellwertsegmentierung betragen maximal 3,7 %. Eine Segmentierung aller Tumorobjekte zeigt Abbildung 7-8.

Das deformierbare Phantom soll hier exemplarisch zum Test der elastischen Registrierung des genannten *B-Spline*-Demonstratormoduls genutzt werden [MEY-12a]. Die auftretende Deformierung ist beispielhaft für die Eiform im Phantom in Abbildung 7-9 gezeigt.

Abbildung 7-10 zeigt das Ergebnis der Anwendung des *B-Spline*-Tools für die Phantomdeformation von 2 cm [MEY-06]. Die Registrierung erfolgte sehr gut, es sind keine Formabweichungen im Vergleich zu den undeformierten Daten detektierbar. Bei der Phantomdeformierung um 3,5 cm findet der Algorithmus jedoch kein Registrierungsergebnis. Ursache dafür ist zum einen, dass die Strukturen sich bei der großen Deformation teilweise soweit verschoben haben, dass keine räumliche Zuordnung zu ein und demselben Objekt mehr möglich ist. Eine weitere Ursache könnte sein, dass sich beim Phantom die äußeren Strukturen verändert haben (Gelatineblock insgesamt kleiner) – in Patientendaten, für den der Registrierungsalgorithmus konzipiert ist, bleibt die äußere Form (Schädel) erhalten.

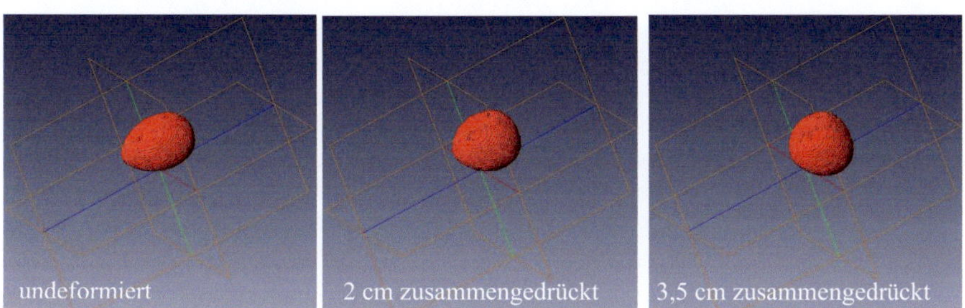

Abbildung 7-9: Darstellung der aus dem T_2-gewichteten Datensatz segmentierten Eiform des deformierbaren technischen Phantoms in verschiedenen Deformationsstadien in Amira® (Visage Imaging GmbH)

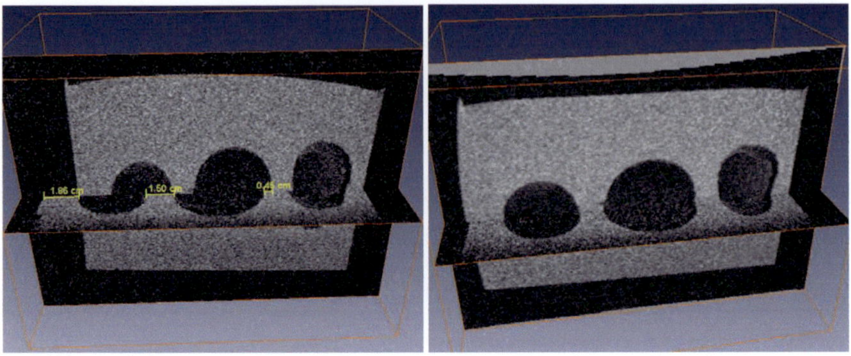

Abbildung 7-10: Anwendung des B-Spline-Algorithmus auf T_1-Volumendaten, links: Vergleich von Aufnahmen des undeformierten und des ca. 2 cm zusammengeschobenen Phantoms, rechts: mit dem B-Spline-Tool elastisch registrierte Datensätze (Aufnahmen des deformierten Zustands wurden auf den undeformierten Zustand registriert) [MEY-06]

7.3 Kopfphantom

7.3.1 Phantomaufbau

Der Phantomgesamtaufbau nach dem Entwurf in Abschnitt 6.4 ist in Abbildung 7-11 a) dargestellt. Der genutzte menschliche Schädel ist geteilt in das Schädeldach (Schädelkalotte) und die Schädelbasis. Im Inneren des Schädelknochens befindet sich der Hirnkörper aus den zuvor in Abschnitt 5.7.3 festgelegten Phantommaterialien. Der Hirnkörper besitzt auf der Oberfläche und an den oberflächigen Innenseiten der Hirnhälften die charakteristischen Gyri- und Sulcistrukturen (Abbildung 7-11 c). Der Aufbau des Hirnkörpers erfolgt schichtweise von innen nach außen und ist in Tabelle 7-1 beschrieben. Nach der Fertigstellung der Schädelfüllung werden die zugeschnittenen und in erwärmtes verflüssigtes Vaselin (Melkfett der Aurica Naturheilmittel und Naturwaren GmbH, Schwalbach-Elm) getränkten Kompressen auf den Schädelknochen gedrückt und mit einer vor dem Austrocknen schützenden Folienschicht abgeschlossen (Hautschichtnachbildung). Die Augenhöhlen werden mit wassergefüllten Luftballons gefüllt. Nach den Aufnahmen ohne Marker sind später noch die multimodal sichtbaren Marker (*Multi-Modality Radiographic Markers* der Fa. Ardemac, Aalen) aufzukleben.

Um die Verschiebung der Elektroden durch Materialabtrag umzusetzen, ist eine senkrecht ins Phantomhirninnere führende quaderförmige Aussparung integriert, die schichtweise gefüllt wird (Tabelle 7-1). Für die Verschiebungssimulation wird die oberste Schicht mit der strukturierten Oberfläche an den Folienenden herausgezogen (s. Abbildung 7-11 b). Danach wird das die Tiefenverschiebung charakterisierende Stück durch Ziehen an den Enden der umschließenden Folie entnommen. Das Oberflächenstück wird wieder eingesetzt. Die Oberflächenstruktur bleibt so bestehen und wird lediglich lotrecht nach innen verschoben.

Für die Wiederholung des Elektrodenverschiebungsversuches entsprechend dem Umsetzungskonzept aus Abschnitt 6.4 kann in das Aussparungsfeld erneut das verflüssigbare Gelatine-Phantommaterial für WS gegossen werden. Die Herstellungsprozedur mit einzelnen Folienschichten ist dann (unter Nutzung des zuvor entnommenen Oberflächenstückes) nochmals zu durchlaufen. Damit wird wieder ein luftblasenfreier Ausgangszustand hergestellt.

Tabelle 7-1: Fertigungsschritte des Phantomhirns im MRT-CT-Kopfphantom

Foto	Fertigungsschritte
	Fertigung der Seitenventrikelformen: - Füllen zweier eiförmiger Gussformen mit noch flüssigem Phantommaterial Liquor 1 (3 Ma-%ige Agarose)
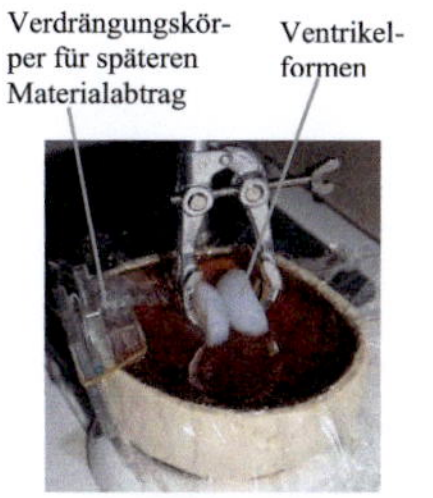	**Fertigung Phantomhirnrohkörper:** - im Schädeldach folienummantelten Verdrängungskörper für späteren Materialabtrag (Elektrodengitterverschiebungsaussparung) befestigen - Füllen des Schädeldaches mit 55 °C warmem flüssigen WS-Phantommaterial - teilweises Eintauchen der erstarrten Seitenventrikelformen in das noch flüssige WS-Phantommaterial und Fixierung der Ventrikelformen - WS-Phantommaterial bei Raumtemperatur erstarren lassen
zu füllende Aussparung für späteren definierten Materialabtrag: 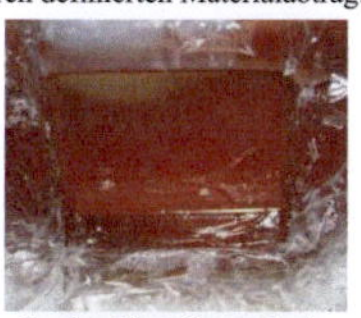	- Entfernen des Verdrängungskörpers ohne die Folie → quaderförmige, mit Folie ausgekleidete Aussparung entsteht (s. Bild links) - Einbringen eines neuen, mit Folie ummantelten Verdrängungskörpers am Rand des Schädeldaches, so dass ein Hohlraum der Dicke der späteren Elektrodengitterverschiebung in Tiefenrichtung entsteht → Füllen mit WS-Phantommaterial - nach Erstarren Entnahme des Verdrängungskörpers (ohne Folie) - Auffüllen des verbliebenen Hohlraums mit WS-Phantommaterial
Großes Hinterhauptsloch 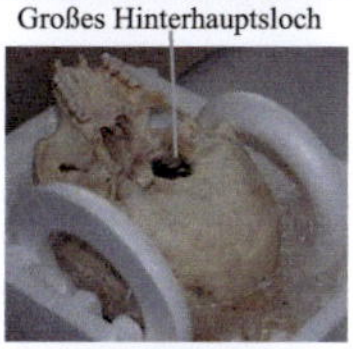	- Aufsetzen der Schädelbasis - Füllen des restlichen Schädelinnenraumes über das Große Hinterhauptsloch - WS-Phantommaterial bei Raumtemperatur erstarren lassen - Abheben des Schädeldaches und Entnahme des Phantomhirnrohkörpers aus WS-Phantommaterial
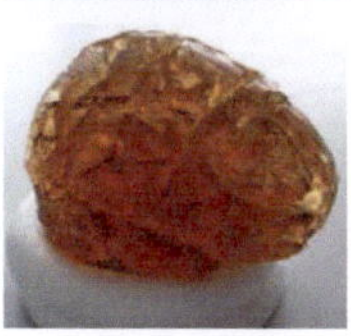 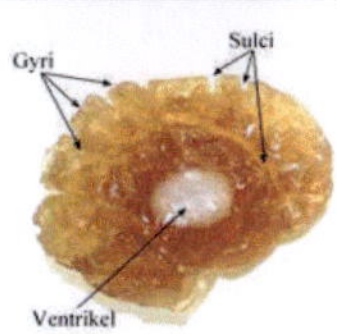	**Hirnstrukturierung:** - WS-Phantomhirnrohkörper in linke und rechte Hirnhälfte teilen - ringsherum eine 2 bis 5 mm dicke Schicht (Dicke der GS) abtragen - Hirnstrukturierung mit Hilfe eines Messers nach anatomischer Bildvorlage und den Zielmaßen für die Gyri- und Sulcibreiten /-tiefen - Platzieren der aneinander gepressten Hirnhälften mit Abstandshaltern aus GS-Phantommaterial mittig in das Schädelinnere - Auffüllen mit GS-Phantommaterial durch das Große Hinterhauptsloch - nach GS-Phantommaterialerstarrung Entnehmen des Phantomhirns - Nachritzen der GS-Strukturierung entsprechend der darunter noch sichtbaren WS-Strukturierung - Kantenabrundung mit einem heißen Metallspatel
	Umhüllung des Phantomhirns mit Liquor-Phantommaterial: - Platzieren der aneinander gepressten Hirnhälften mit Abstandshaltern aus Phantommaterial Liquor 2 mittig in das Schädelinnere - verbleibende Freiräume mit Phantommaterial Liquor 2 füllen

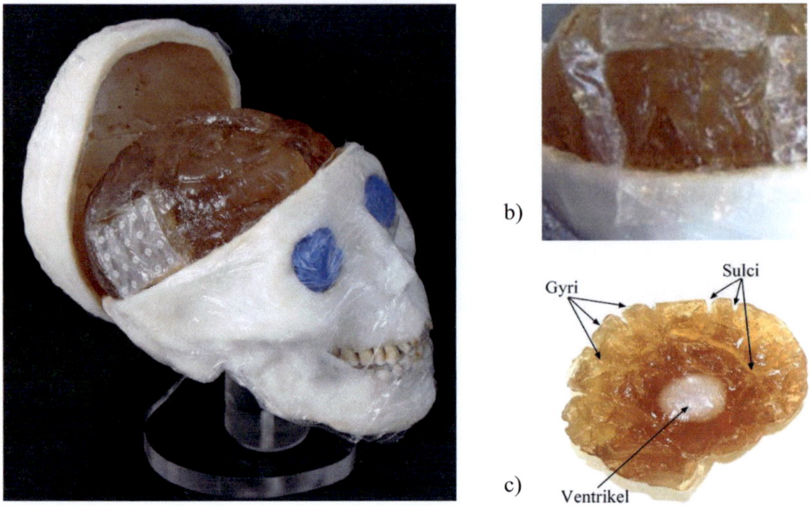

Abbildung 7-11: a) Phantomgesamtansicht, b) Oberflächenstruktur auf der das Elektrodengitter liegt mit herausragenden Folienenden zur Herausnahme des Hirnabschnittes, c) Schnittansicht einer Phantomhirnhälfte

7.3.2 MRT- und CT-Phantomaufnahmen

MRT-Aufnahmen in T_1- und T_2-Wichtung und CT-Aufnahmen des Phantoms sind in Abbildung 7-12 zu sehen. Um dünne Schichtdicken (ST) aufnehmen zu können, wurden für die T_1-gewichteten Bilder am 1,5 T-Magnetom Siemens Sonata eine MP RAGE-Sequenz (T_R = 2170 ms, T_E = 3,9 ms, Anregungswinkel 15°, Pixelbreite 0,43 mm, ST 1,4 mm) und für die T_2-gewichten Bilder eine CIS-Sequenz (T_R = 10,8 ms, T_E = 5,4 ms, Anregungswinkel 70°, Pixelbreite 0,35 mm, ST 1 mm) gewählt. Für die CT-Aufnahme mit dem Siemens CT-Gerät Sensation 16 wurde eine Standardkopfaufnahme für Stereotaxie mit einer Pixelbreite von 0,44 mm und ST 1,5 mm genutzt.

Für den Vergleich der Aufnahmen mit klinischen Patientenbildern wird auf Abschnitt 8.4, Abbildung 8-1, verwiesen. Hier sei nur kurz das wesentliche Ergebnis des Vergleichs genannt: Graue und Weiße Hirnsubstanz sowie Liquor weisen sowohl in den MRT- als auch in den CT-Daten klinisch vergleichbare Gewebskontraste auf und eignen sich daher für die Fehlerbestimmung im Bildverarbeitungstool ELECTRODE_VISUALIZATION unter realistischen Struktur- und Kontrastverhältnissen. Die Strukturierung des Phantomhirns wird entsprechend dem Phantomaufbau (Gyrifizierung nur auf der Hirnoberfläche und an den oberflächigen Innenseiten der Hirnhälften, keine tieferen Strukturen im Hirninneren) nur in den der Medianebene benachbarten Schichten deutlich abgebildet. Die Transversalschnitte zeigen daher nur an den Randbereichen und im zentralen Bereich eine Gyrifizierung. Die schwarzen Stellen in den CT- und MRT-Bildern des Phantomhirns sind Luftblasen infolge unvollständigen Ausfüllens der zugegossenen Zwischenräume im Phantomhirn. Der Lufteinschluss von 2 mm Dicke unterhalb der Elektroden kommt durch ungewolltes unvollständiges Hineinschieben des Hirnsegmentes mit dem Elektrodengitter in das Hirn zustande. Die Tiefenverschiebung des Elektrodengitters beträgt dadurch nur 5 statt 7 mm. Die Luftblasen sind zwar alle unerwünscht, ein negativer Einfluss auf die Phantomanwendung wurde jedoch nicht festgestellt.

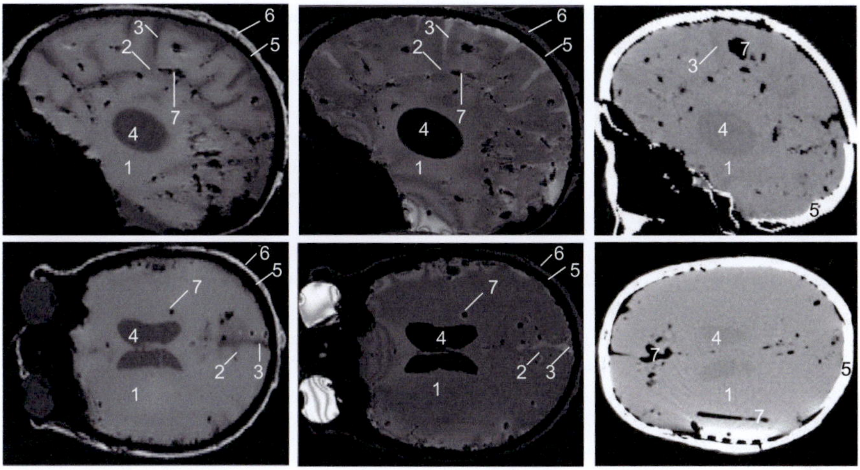

T_1-gewichtete MRT-Bilder T_2-gewichtete MRT-Bilder   CT-Bilder

Abbildung 7-12: MRT- und CT-Phantomaufnahmen, oben: Sagittalschnitte, unten: Transversalschnitte, Phantommaterialien: 1... WS; 2... GS; 3... Liquor 2; 4... Liquor 1; 5... Schädelknochen; 6... Haut (in CT darstellungsbedingt nicht sichtbar); 7... Luftblasen innerhalb des Phantomhirns

7.3.3 Beitrag zur Qualitätsbewertung des Bildverarbeitungstools

Die mit dem Bildverarbeitungstool ELECTRODE_VISUALIZATION berechnete Lage der Elektroden auf dem 3D-gerenderten Phantomhirn ist in Abbildung 7-13 im Vergleich zu Patientendatensätzen dargestellt. Die Furchen der Hirnstruktur des Phantomhirns sind wie auch bei Patientendaten im MRT-Datensatz deutlich zu erkennen. Die Hirnstrukturierung des Phantoms, obgleich in der Ausführung der einzelnen Gyri noch verbesserungsfähig, genügt den Anforderungen einer ersten Hirnnachbildung.

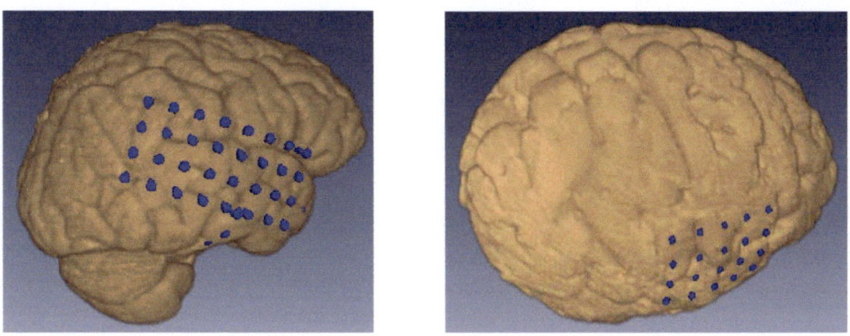

Abbildung 7-13: 3D-gerenderte MRT-Daten mit berechneter Elektrodenlage (blau), links: eines Patientenhirns der Epilepsiedatenbank, rechts: des Phantomhirns [WAG-09]

Bei der Phantomdatenauswertung hat sich herausgestellt, dass sich die Marker beim Phantomtransport vom MRT- zum CT-Gerät bzw. bei dem Eingriff der Elektrodenverschiebung um ca. 1 cm verschoben haben und somit nicht mehr als ortsfeste Marker einsetzbar sind. Da die gesamte Hirnstrukturierung in den CT- und MRT-Phantomdaten jeweils deutlich erkennbar ist, wurden die zahlreichen charakteristischen Strukturen als anatomische Landmarken zur Referenzregistrierung genutzt [WAG-09]. Dies gewährleistet, unabhängig von zusätzlichen Markern, eine eindeutige gemeinhin als Goldstandard geltende Registrierung.

Abbildung 7-14 zeigt die mit den Phantomaufnahmen ausgemessenen, jeweils auf die Phantomhirnoberfläche projizierten 2D-Fehler der Bildverarbeitung, d. h. die detektierten Querverschiebungen zwischen den einzelnen Elektrodenpositionen entsprechend des Messkonzeptes. Die Überprüfung der reinen Tiefenverschiebung ergibt in Querrichtung eine gemessene maximale Querverschiebung von 1 mm [WAG-09], s. Abbildung 7-14 a. Da die beobachtbare Lagedifferenz insbesondere bei Randelektroden auftritt, liegt die Ursache vermutlich in einer nicht vollständig parallelen Elektrodengitterverschiebung. Diese Annahme wird durch die CT-Aufnahme nach Elektrodengitterverschiebung (Abbildung 7-12 rechts unten) unterstützt, in der zu sehen ist, dass der verbliebene Luftspalt nicht gleichmäßig dick ist. Der lokale Registrierungsfehler ist ebenfalls maximal 1 mm in Querrichtung [WAG-09], s. Abbildung 7-14 b. Der summarische Elektrodenpositionsfehler beträgt ohne Tiefenverschiebungskompensation maximal 1 mm, s. Abbildung 7-14 c, und mit Tiefenverschiebungskompensation 1,6 mm [WAG-09]. Der durch die Tiefenverschiebungskompensation erhöhte summarische Elektrodenpositionsfehler hat seine Ursache in der Winkelabweichung zwischen der physikalischen Elektrodengitterverschiebung senkrecht zum Mittelpunkt des Elektrodengitters und der konstruierten Tiefenverschiebungsrichtung, die beim Phantom 10° beträgt [WAG-09]. Die 5 mm Tiefenverschiebung können dadurch zu maximal 0,9 mm zusätzlicher Querverschiebung führen. Durch Richtungskompensation der auftretenden Lageverschiebungen verringert sich der zusätzlich gemessene maximale Querverschiebungsbeitrag hier auf 0,6 mm.

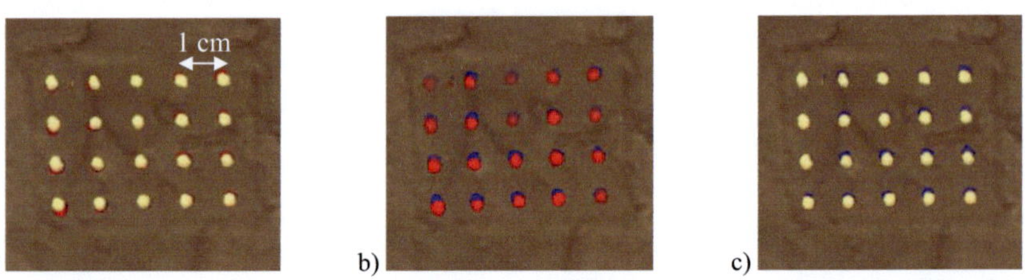

a) A: Elektrodenverschiebung b) C: Registrierungsfehler c) D: Elektrodenpositionsfehler

Abbildung 7-14: An Phantomaufnahmen gemessene Bildverarbeitungsfehler (A, C und D entsprechend Abbildung 6-5) projiziert auf das Phantomhirn; gold: intraoperative Elektroden, rot: postoperative Elektroden, blau: mit Modul berechnete Elektrodenlage [WAG-09]

Insgesamt liegen alle im Phantom gemessenen Fehler im Bereich der Auflösung der Phantomdatensätze (MRT-Aufnahmen ST 1, 5 mm, CT-Aufnahmen ST 1 mm). Damit ist gezeigt, dass der durch die Bildverarbeitung induzierte Fehler bei der Bestimmung der Elektrodenposition in Querrichtung maximal im Bereich der Messgenauigkeit des Phantomversuchs von 1,5 mm liegt und somit unterhalb der maximal zulässigen 5 mm in Querrichtung.

In Patientendaten bleibt die Ungewissheit der real auftretenden Elektrodenverschiebung – einerseits zwischen dem Aufnahmezeitpunkt des intraoperativen Fotos und der EEG-Aufnahme, andererseits zwischen der CT-Aufnahme und der EEG-Aufnahme. Ist die physikalische Elektrodenquerverschiebung kleiner als 5 mm, kann das ELECTRODE_VISUALIZATION-Tool unter Einhaltung der klinischen Anforderung genutzt werden. Ist die physikalische Elektrodenquerverschiebung größer als

5 mm, liefert das ELECTRODE_VISUALIZATION-Tool nur dann ein zuverlässiges Ergebnis, wenn die Elektroden sich unabhängig vom gyralen Untergrund verschieben (Elektroden werden in der Regel an der Dura festgenäht). Verschieben sich die Elektroden allerdings mehr als 5 mm mit ihrem gyralen Untergrund, sollte zur Lagebestimmung der Elektroden das intraoperative Foto genutzt werden [WAG-09, WAG-09a]. Die Art der Elektrodenverschiebung ist bisher nicht geklärt. Nach Dalal et al. [DAL-08] findet die Verschiebung mit Untergrund statt, andere Autoren treffen dazu keine Aussage. Die Größe der Verschiebung ist immer individuell verschieden und kann maximal durch Bildgebung abgeschätzt werden.

8 Phantomvalidierung

8.1 Qualitätskriterien zur Phantombewertung

Um eine Phantomgütebewertung unabhängig vom Einsatzzweck durchführen zu können, sind ausgehend von den allgemeinen Phantommaterialanforderungen sowie den Validitäts- bzw. Referenzstandardkriterien in Tabelle 8-1 generelle Qualitätskriterien zur Bewertung von Phantomen aufgestellt. Zur Phantombewertung müssen diese Kriterien jeweils um die anwendungsspezifischen Anforderungen ergänzt werden, d. h. zusätzlich ist die Verifizierung durchzuführen.

Die Erfüllung der Bedingungskriterien (B1 bis B4) ist absolut zu prüfen (erfüllt / nicht erfüllt). Zur Beurteilung der allgemeinen Kriterien (K1 bis K8) eignet sich analog der Bewertung von Referenzstandardkriterien (Abschnitt 2.1) eine graduelle Bewertung, da manche Kriterien häufig prinzipiell erfüllt sind, allerdings noch gewisse punktuelle Mängel aufweisen. Zur vergleichenden Gütebewertung wird hier die Bewertung von „+3" bis „-3" eingeführt. „+3" steht für „entspricht dem Kriterium voll und ganz", „+1" für „entspricht ihm im Wesentlichen", „0" (neutral) für „akzeptabel", „-1" für „nicht erfüllt", „-3" für „sehr weit entfernt vom Ziel, nicht akzeptabel", für Zwischenabstufungen werden „+2" bzw. „-2" genutzt. Für eine Gesamtbewertung eines Phantoms wird aus den Einzelwertungen ein arithmetischer Mittelwert gebildet. Die ideale Lösung ist „+3" im Gesamtergebnis.

Da eine graduelle Bewertung zwangsläufig subjektive Elemente enthält, ist eine verbale Nennung der die Wertung beeinflussenden positiven bzw. negativen Aspekte zu ergänzen. Zur isolierten Bewertung eines einzelnen Phantoms ist zudem nur der an konkreten Phantomeigenschaften belegte Erfüllungsgrad einzelner Kriterien aussagekräftig. Die Kriterien werden exemplarisch in diesem Kapitel angewendet.

Tabelle 8-1: Allgemeine Bewertungskriterien der Phantome

Nr.	Qualitätskriterium
	Bedingungskriterien (s. Abschnitt 5.1 und Ergänzung in 6.3) → Wertung: erfüllt: „✓" bzw. nicht erfüllt: „-"
B1	Materialverträglichkeit mit den Bildgebungssystemen
B2	Artefaktfreiheit bzw. klinisch relevante Artefakte nachgebildet
B3	Eignung zur Bildaufnahme (Phantomgröße, Signaleinkopplung)
B4	Sichtbarkeit der Zielstrukturen in den gewünschten Modalitäten
	allgemeine Kriterien → Wertung von „-3" über „0" bis „+3"
K1	Realitätsnähe (klinisch vergleichbar) bzw. (technische) Eignung der erzielten Bildkontraste zwischen verschiedenen Strukturen
K2	Realitätsnähe der klinischen Strukturen bzw. Eignung der technischen Strukturen
K3	bekannte Referenzgeometrien im Phantom (Größe und Form vor Phantomaufnahme bekannt)
K4	Erreichung der modalitätenspezifischen bildgebungsbestimmenden Zielparameter a) im zulässigen Abweichungsbereich der Gewebe-Zielwerte b) Erreichung der bei der Herstellung prognostizierten Werte c) Reproduzierbarkeit der erreichten Werte
K4	einfache Handhabbarkeit bei Aufnahme
K6	geringer Schwierigkeitsgrad der Herstellung
K7	Langzeitstabilität der Materialien / des Phantoms (≥ ½ Jahr, besser ≥ 2 Jahre)
K8	Reproduzierbarkeit des Phantomaufbaus

8.2 Verifizierung und Validierung des technischen Phantoms

Die Erfüllung der speziellen Phantomanforderungen ist in Tabelle 8-3 aufgeführt, das Phantom erfüllt die Anforderungen (Gesamturteil +2,3). Um Auflösungen ≤ 0,5 mm zu beurteilen, müsste man separate Strukturen ohne Verwendung von Gelatine nutzen. Aktuell muss im Bedarfsfall auf kommerzielle Phantome für diesen Zweck zurückgegriffen werden, auch wenn deren Nutzung nur für eine Modalität gegeben ist.

Die Bewertung des Phantoms bezüglich der aufgestellten allgemeingültigen Kriterien zeigt Tabelle 8-2. Auch hier schneidet das Phantom mit +1,7 insgesamt gut ab. Die Nutzung des Phantoms entsprechend seinem Zweck im vorherigen Kapitel hat die Phantomeignung ebenfalls bestätigt.

Tabelle 8-2: Allgemeine Bewertung des technischen Phantoms, Wertung entsprechend Abschnitt 8.1

Nr.	**Qualitätskriterium**	**Wertung**	**verbale Erläuterung**
	Bedingungs-Kriterien	✓	
B1	Materialverträglichkeit	✓	
B2	Artefaktfreiheit / klinische Artefakte	✓	
B3	Eignung zur Bildaufnahme	✓	
B4	Sichtbarkeit Zielstrukturen	✓	
	Allgemeine Kriterien		
K1	Realitätsnähe / Eignung Kontraste	+3	sehr gute Abbildung kontrastreicher Strukturen
K2	Realitätsnähe / Struktureignung	+2	Beurteilung klinisch typischer Auflösungen möglich, kleinere Strukturen nahe der Auflösungsgrenze der Geräte nicht enthalten; Gitterstruktur sehr gut für Zweck geeignet
K3	Referenzgeometrien	+3	Konstruktionszeichnungen
K4	Erreichung Zielparameter a) im Toleranzbereich b) = Prognosewerte c) Reproduzierbarkeit	entfällt	keine Zielparameter angestrebt, nur kontrastreiche Strukturen nötig
K5	Handhabbarkeit	+3	sofortige Aufnahme möglich
K6	unkomplizierte Herstellung	0	Herstellung der kleinsten Auflösungsstrukturen und der Gitterstruktur aufwendig, Auflösungsstrukturen separat befüllen (Lufteinschlüsse vermeiden)
K7	Langzeitstabilität Phantom	-2	durch nur bedingten Luftabschluss Phantommaterialschrumpfung über die Zeit
K8	Reproduzierbarkeit Phantom	+3	Konstruktionszeichnungen
	Gesamtwertung	**+1,7**	

Tabelle 8-3: Verifizierung des technischen Phantoms, Wertung entsprechend Abschnitt 8.1

Anforderung	Umsetzung	Wertung, gesamt: +2,3
Bestimmung von Auflösung und Kontrast		
dreidimensional, regelmäßig angeordnete Strukturen, z. B. Schlitze / Stäbe verschiedener Abstände, minimal ca. 0,3 mm (Auflösungsgrenze)	Platten in regelmäßigem Abstand für jede Raumrichtung, Plattendicke = Abstand: 0,5 mm, 1 mm, 2 mm, 4 mm, 8 mm	+2 feinere Strukturen nicht herstellbar in passendem Material
Bestimmung der Schichtdicke		
Keile, Anstiegswinkel ≤ 45°, scharfe Kanten	PVC-Keile, in jede Raumrichtung, Anstiegswinkel 26,6°	+3
Abstandsmessung, geometrische Verzerrungen		
signalgebende Objekte auf einer Geraden in definierten Abständen, für alle Raumrichtungen	Nylongitter (Ø 0,3 mm), mit Latexfarbe bestrichen	+2 in einzelnen Regionen nur schwach sichtbar

8.3 Verifizierung und Validierung des deformierbaren technischen Phantoms

Das deformierbare, technische Phantom eignet sich zur angestrebten Nachbildung elastischer Deformationen für das Prüfen elastischer Registrierungsalgorithmen. Das Phantom kann zu diesem Zweck auch für weitere elastische Registrierungsalgorithmen anderer Arbeitsgruppen eingesetzt werden. Die Bewertung der spezifischen Anforderungen ist in Tabelle 8-4 aufgeschlüsselt, sie werden mit einem Gesamturteil von +1,5 erfüllt. Aufgrund der Nutzung der kontrastreichen Strukturen ist eine Segmentierung relativ einfach (Teilwertung mit +1), so dass eine Bewertung von Segmentierungsalgorithmen damit nicht sinnvoll ist – dafür müssten gewebeähnliche Kontraste genutzt werden.

Die Validierung des Phantoms anhand der allgemeingültigen Kriterien ist in Tabelle 8-5 nachzulesen. Die relativ schlechte Gesamtbewertung mit nur +0,6 kommt insbesondere durch den fehlenden Einsatz klinisch relevanter Kontraste für die einzelnen Tumorobjekte zustande.

Tabelle 8-4: Verifizierung des deformierbaren technischen Phantoms, Wertung entsprechend Abschnitt 8.1

Anforderung	Umsetzung	Wertung, gesamt: +1,5
Volumenbestimmung (für Segmentierung)		
gleichgeformte 3D-Objekte, z. B. Kugeln, Ellipsoide, verschiedene Größen; Ø 1…8 cm	Formen: Kugeln in zwei Größen, Ei, Zylinder, Herz; Ø 3,7…4,8 cm, Objekthöhen / -dicken 1,3 bis 6,3 cm	+1 Kontraste unrealistisch, zu einfache Segmentierung
Güte elastische Registrierung		
elastisch verformbares Phantom mit Verformungsstrukturen	15 Ma-%ige Gelatine elastisch deformierbar, Verformungsobjekte = Volumenbestimmungsobjekte	+2 Phantombegrenzung auch verformt (unrealistisch)

Tabelle 8-5: Allgemeine Bewertung des deformierbaren technischen Phantoms, Wertung entsprechend Abschnitt 8.1

Nr.	**Qualitätskriterium**	**Wertung**	**verbale Erläuterung**
	Bedingungs-Kriterien	✓	
B1	Materialverträglichkeit	✓	
B2	Artefaktfreiheit/ klinische Artefakte	✓	
B3	Eignung zur Bildaufnahme	✓	
B4	Sichtbarkeit Zielstrukturen	✓	
	Allgemeine Kriterien		
K1	Realitätsnähe/ Eignung Kontraste	-1	kontrastreiche Strukturen nachgebildet, nicht klinisch äquivalent
K2	Realitätsnähe/ Struktureignung	+1	nur grobe Näherung klinisch relevanter Tumorgeometrien (unregelmäßig): verschiedene, aber symmetrische Geometrien nachgebildet
K3	Referenzgeometrien	+3	Formvorlagen für die Tumorformen
K4	Erreichung Zielparameter a) im Toleranzbereich b) = Prognosewerte c) Reproduzierbarkeit	-1 (-1) (-1) (0)	Ziel zunächst nur Strukturerkennbarkeit, keine realistischen Kontraste
K5	Handhabbarkeit	+2	Verformung durch Schraubvorrichtung mit etwas Kraftaufwand einfach möglich
K6	unkomplizierte Herstellung	0	Schichtaufbau, einfach von oben befüllbar, Temperierung bei Befüllung kritisch, Dichtheit der Phantomkiste nur bedingt
K7	Langzeitstabilität Phantom	-2	durch nur bedingten Luftabschluss Phantommaterialschrumpfung über die Zeit; Gelatineausgangslage nicht völlig wieder erreichbar
K8	Reproduzierbarkeit Phantom	+3	Konstruktionszeichnungen und Tumorformvorlagen
	Gesamtwertung	**+0,6**	

8.4 Verifizierung und Validierung des Kopfphantoms

Bei der Validierung des Kopfphantomprototyps im Sinne eines Modells zur Vorhersage müssten Testszenarien aus Patientenaufnahmen im Phantom umgesetzt und hinsichtlich des Messergebnisses verglichen werden (Empirische Validierung). Das Problem besteht jedoch darin, dass für diese Anwendung – reine Tiefenverschiebung der Elektroden – solche Vergleichsdaten nicht verfügbar sind. Über die Zuverlässigkeit des vorausgesagten summarischen Elektrodenpositionsfehlers kann daher nur anhand der Realitätsnähe der vom Bildverarbeitungsalgorithmus genutzten Eigenschaften (Bildkontraste und Strukturen) geschlossen werden.

Um einen Eindruck der Realitätsnähe der Phantomaufnahmen im Vergleich zu Patientenaufnahmen zu vermitteln, sind die Aufnahmen in Abbildung 8-1 einander gegenübergestellt. Bezugnehmend auf die zu betrachtenden Verifizierungsgesichtspunkte kann zunächst festgestellt werden, dass die nachgebildeten Materialien in den MRT- und CT-Phantomaufnahmen entsprechend der Zielstellung voneinander unterscheidbar sind. Die in den CT-Phantomaufnahmen kaum mögliche Unterscheidung von GS und WS entspricht der Realität, da diese Gewebe in CT-Patientenaufnahmen auch nur schwer oder gar nicht voneinander differenziert werden können. Bei geeigneter Grauwertfensterung können die beiden Phantommaterialien aber voneinander differenziert werden. Die Kontraste zwischen den Phantommaterialien in den MRT- und CT-Aufnahmen sind visuell denen der Patientenaufnahmen ähnlich. Ein Unterschied lässt sich lediglich in den T_2-gewichteten Daten feststellen. Die Kontraste zwischen WS und GS sowie zwischen dem Liquormaterial 1 (Hirnventrikel) und WS verhalten sich in den T_2-gewichteten Phantomaufnahmen invers zu den Patientendaten, dies entspricht der Kontrastvorhersage [KUß-11]. Der quantitative Kontrastvergleich bestätigt diese Beobachtungen. Die quantitative Wertung der erreichten T_1, T_2 und CT-Zahlen erfolgte bereits in Abschnitt 5.7.3. Erwartungsgemäß besteht hinsichtlich der Erreichung der Zielwerte noch Optimierungsbedarf. T_1-gewichte MRT- und CT-Aufnahmen des Phantoms können jedoch hinsichtlich der Gewebskontraste als patientenäquivalent betrachtet werden. Bei Nutzung der T_2-gewichteten Aufnahmen ist zu beachten, dass die Kontrastverhältnisse (wie vorausgesagt) teilweise invers zu Patientenaufnahmen sind und somit nicht patientenäquivalent, dennoch ist auch hier eine Gewebedifferenzierung gewährleistet.

Zur Wertung des Phantoms bezüglich der Artefaktfreiheit ist festzuhalten, dass keine Bildartefakte beobachtet wurden. Auch die unerwünschterweise enthaltenen vielen Luftblasen an den Übergangsbereichen einer Phantommaterialschicht zur nächsten induzierten keine Bildartefakte. Der Einfluss der Luftblasen auf das Registrierungsergebnis muss differenziert beurteilt werden. Sie sind einerseits zusätzliche unnatürliche kontrastreiche Objekte, die es dem Algorithmus evtl. erleichtern, die korrekte Registrierung zu berechnen. Andererseits wird durch die im MRT- und CT-Bild eindeutig identifizierbaren Luftblasen ein oberflächiger Gyrifizierungsgrad erreicht, der Patientenaufnahmen näher kommt, als es ohne die Luftblasen der Fall wäre.

Die Überprüfung der beabsichtigten Tiefenverschiebung ergab (vgl. Abschnitt 7.3.2), dass die Verschiebung durch ein verbleibendes Luftpolster nur 5 mm statt 7 mm betrug und nicht exakt lotrecht zur ursprünglichen Lage des Elektrodengitters erfolgte. Ein negativer Einfluss des entstandenen Luftpolsters als zusätzlicher Marker oder durch induzierte Artefakte wurde nicht festgestellt. Im Rahmen der Messgenauigkeit blieb außerdem die Simulation einer reinen Tiefenverschiebung insgesamt gewahrt.

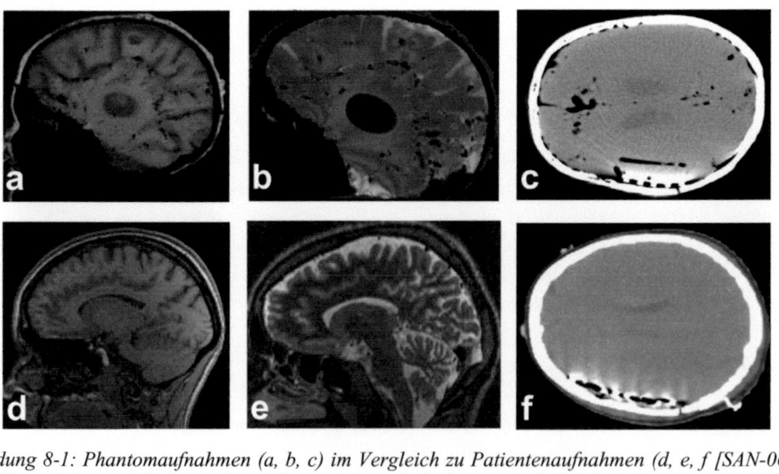

Abbildung 8-1: Phantomaufnahmen (a, b, c) im Vergleich zu Patientenaufnahmen (d, e, f [SAN-06]); a), d) T_1-gewichtete Aufnahmen; b), e) T_2-gewichtete Aufnahmen; c), f) CT-Aufnahmen

Die Erfüllung der drei Phantomzwecke gemäß Abschnitt 6.3 für das Prototypphantom ist prinzipiell gegeben. Die Referenzelektrodenlage konnte erwartungsgemäß mit dem intraoperativen CT-Datensatz ermittelt werden. Die Referenzregistrierung anhand der angebrachten Marker und der Einhaltung der gleichen Aufnahmepositionen vor und nach Markerfixierung und vor und nach Elektrodenverschiebung konnte jedoch nicht erfüllt werden. Ursächlich ist die Transport- und Berührungsempfindlichkeit der Positionen der aufgeklebten Marker, des Gehirns im Schädel sowie der relativen Position der Schädelbasis zum Schädeldach zu beachten. Abhilfe kann hier durch zusätzliche Fixierungseinrichtungen oder Änderungen im Aufbau erzielt werden (Kapitel 9). Als äquivalenter Ersatz für die Marker dienten manuelle Landmarken. Der hauptsächliche Zweck des Phantoms – die Bestimmung des lokalen Registrierungsfehlers sowie des summarischen Elektrodenpositionsfehlers – wurde mit der eben genannten nachträglichen Messkonzeptanpassung erfüllt. Im gegenwärtigen Prototyp wurde eine reine Tiefenverschiebung von 5 mm umgesetzt.

Zusammenfassend ist festzustellen, dass die Phantomanforderungen und der Phantomzweck erfüllt sind. Das Phantom kann somit zur Qualitätsbewertung des Bildverarbeitungstools eingesetzt werden. Mit Phantomoptimierungen könnten die Bildverarbeitungsfehler mit noch höherer Messgenauigkeit ermittelt werden. Eine Erweiterung auf weitere Verschiebungsszenarien ist möglich.

Bewertung des mit dem Phantom erreichten Standards

Für einen Referenzstandard sind gemäß Abschnitt 2.1 die Kriterien Reproduzierbarkeit, Realitätsnähe und Unabhängigkeit zu erfüllen. Die mit dem Phantom erzeugten Abbildungen folgen definierten Aufnahmeprotokollen und sind beliebig reproduzierbar. Die Reproduzierbarkeit der Rohdaten ist somit gegeben. Die Realitätsnähe ist relativ hoch, jedoch bedingt durch den Phantomcharakter nicht hundertprozentig. Die Phantomdaten werden unabhängig von dem zu testenden Algorithmus erzeugt und die Ermittlung der Referenzeigenschaften (Größe der Verschiebung, T_1, T_2, CT-Zahl, ...) erfolgt während der Herstellung durch vorgegebene Geometrien bzw. aus unabhängigen Testaufnahmen. Bei dieser Betrachtung kann das Phantom als Silberstandard (Erfüllung Kriterium 1 und 3 gemäß Abschnitt 2.1) mit Tendenz zum „Goldstandard“ (große Realitätsnähe) eingeschätzt werden.

Differenzierter wird die Einschätzung jedoch, wenn nicht allein die Rohdaten, sondern die Prozedur des Algorithmentestes beurteilt wird. Die manuelle Registrierung zur Ermöglichung der Messung der Referenzposition der Elektroden ist nicht exakt reproduzierbar und subjektiv beeinflusst (Reproduzierbarkeit nicht erfüllt). Definiert man die anatomischen Landmarken zuvor exakt, wäre eine Reproduzierbarkeit analog zu zuvor angebrachten Markern wiederum gegeben. Eine erweitere Betrachtungsweise der Standardeinschätzung schließt die Testbilderzeugung und die Erzeugung des Phantoms ein. Das Phantom kann aufgrund der manuellen Interaktionen bei der Herstellung nicht exakt nachgebaut werden und erfüllt somit das Kriterium Reproduzierbarkeit nicht. Die Erfüllung der zwei weiteren Kriterien gilt weiterhin wie oben beschrieben. Ist aber die Reproduzierbarkeit nicht erfüllt, wird nur noch ein Plastikstandard erreicht. Da es sich beim hier beschriebenen Phantom um ein – bezüglich des Gesamtaufbaus und der Nutzungsprozedur – Testphantom handelt ist dies jedoch hinreichend. Für ein optimiertes Phantom (Kapitel 9), das einen Referenzstandard zum Vergleich verschiedener Bildverarbeitungsalgorithmen zur Verfügung stellen soll, muss daher auf die Erfüllung der Reproduzierbarkeit des Herstellungsprozesses Wert gelegt werden.

Die Zusatzkriterien für einen Referenzstandard – Relevanz und Signifikanz – sind für die erzeugten Phantomdaten teilweise gegeben. Die Relevanz hinsichtlich Lage- und Aufnahmeparameterunabhängigkeit (bei 1,5 T) ist erfüllt. Die zeitliche Unabhängigkeit der Aufnahme ist nur in soweit wie die Langzeitstabilität des Phantommaterials es zulässt gegeben. Die (statistische) Signifikanz ist nicht gewährleistet, da nur ein Phantom, das einen Durchschnittspatienten repräsentiert, existiert.

9 Phantomnutzung und -optimierung

9.1 Phantomnutzen für die Neurochirurgie und -radiologie

Während mit dem starren technischen Phantom vordergründig die Bildaufnahmegüte beurteilt werden kann, konnte mit dem deformierbaren technischen Phantom ein spezifisches für die klinische Anwendung entwickeltes Bildverarbeitungstool [MEY-07b, KIR-07] verifiziert werden. Das deformierbare technische Phantom erlaubt es darüber hinaus weitere Bildverarbeitungstools für die elastische Registrierung, die speziell für die Fusion von prä- und intraoperativen Daten relevant ist, systematisch während oder nach ihrer Entwicklung zu testen und zu bewerten (vgl. Abschnitt 7.2).

Mit dem erfolgreich verifizierten und validierten Kopfphantom können die Bildverarbeitungsfehler bei Anwendung des ELECTRODE_VISUALIZATION-Tools quantifiziert werden, um die Tool-Genauigkeit objektiv nachvollziehbar anzugeben. Die einzelnen Bildverarbeitungsfehler wurden in Abschnitt 7.3.3 am Phantom ermittelt und liegen im Bereich der Datensatzauflösung. Bei einer reinen Tiefenverschiebung der Elektroden um 5 mm, d. h. im Bereich klinisch relevanter Tiefenverschiebungen, liegt der durch die Bildverarbeitung induzierte Fehler bei der Bestimmung der Elektrodenposition in Querrichtung maximal im Bereich der Messgenauigkeit des Phantomversuchs von 1,5 mm. Die Genauigkeitsanforderung der Neurochirurgen an das ELECTRODE_VISUALIZATION-Tool mit einer maximal zulässigen Abweichung von 5 mm in Querrichtung ist damit erfüllt. Die korrekte Funktionsweise des Bildverarbeitungstools wurde mit dem Kopfphantom folglich objektiv nachgewiesen. Das Bildverarbeitungstool ist nun klinisch anwendbar.

Das ELECTRODE_VISUALIZATION-Tool wird von den Neurochirurgen am Universitätsklinikum Carl Gustav Carus in Dresden im klinischen Alltag eingesetzt. Durch den Einsatz wird die Operationsplanung bei Epilepsiepatienten effektiviert, da die Darstellung der Elektroden in nur 1 bis 5 min voll automatisiert erfolgt und eine langwierige manuelle Interaktion zur schrittweisen Fusion und Segmentierung der Datensätze, wie sie vorher gängige Praxis war, entfallen kann. Mit der Darstellung der Elektroden direkt auf der Hirnoberfläche des MRT-Datensatzes wird die interdisziplinäre Diskussion im Vorfeld der Operation zwischen Neurochirurgen, Neuroradiologen und Epileptologen durch die eindeutige Darstellung erleichtert. Auch die Funktionalität der Tiefenverschiebungskompensation zur Verbesserung von in der Darstellung unter der Hirnoberfläche verdeckten Elektroden hat sich hierfür als vorteilhaft erwiesen. Die Darstellung der subduralen Elektroden, mit denen der epileptische Herd lokalisiert werden kann, ist insbesondere in Relation zur Lage von eloquenten Hirnarealen und Tumoren, die als ein Auslöser für Epilepsie gemeinsam mit ihr auftreten können, von Bedeutung [KIR-08a]. Multimodal gewonnene Informationen aus MRT- und fMRT-Bildgebung können räumlich in Beziehung zu den Ergebnissen der intrakraniellen EEG-Aufnahmen dargestellt werden. Auf dieser Grundlage können die unterschiedlichen diagnostisch-therapeutisch relevanten Informationen interdisziplinär in Hinblick auf ein zu erzielendes optimales Operationsergebnis beurteilt werden. Ein Beispiel für eine solche Fusion von fMRT-Daten zur Darstellung des Sprachareals, MRT-Daten mit segmentiertem Tumor und den Ergebnissen der intrakraniellen EEG-Aufnahme unter Nutzung der Darstellung der subduralen Elektroden zeigt Abbildung 9-1.

Bei der Anwendung des ELECTRODE_VISUALIZATION-Tools ist zu beachten, dass die klinische Anforderung nur erfüllt wird, wenn die physikalisch auftretenden Elektrodenverschiebungen zwischen der CT-Aufnahme und der EEG-Aufnahme sowie die Deformation oder Verschiebung der Hirnoberfläche zwischen MRT- und CT-Aufnahme, d. h. vor und nach der Elektrodenimplantation, kleiner als 5 mm sind. Ist die physikalische Elektrodenquerverschiebung größer als 5 mm, hängt die Anwendbarkeit des Tools von der Art der Elektrodenverschiebung in Bezug auf den gyralen Untergrund ab (s. Abschnitt 7.3.3).

Die folgenden aufgeführten Optimierungen bzw. Erweiterungen des Kopfphantomprototyps erlauben, die Qualität weiterer typischer Bildverarbeitungsalgorithmen der Neurochirurgie und -radiologie objektiv zu bewerten. Aus den Phantommessungen können bei Bedarf Maßnahmen zur Optimierung der Bildverarbeitungsalgorithmen abgeleitet werden, um damit letztlich die Genauigkeit der Bildverarbeitung zu erhöhen.

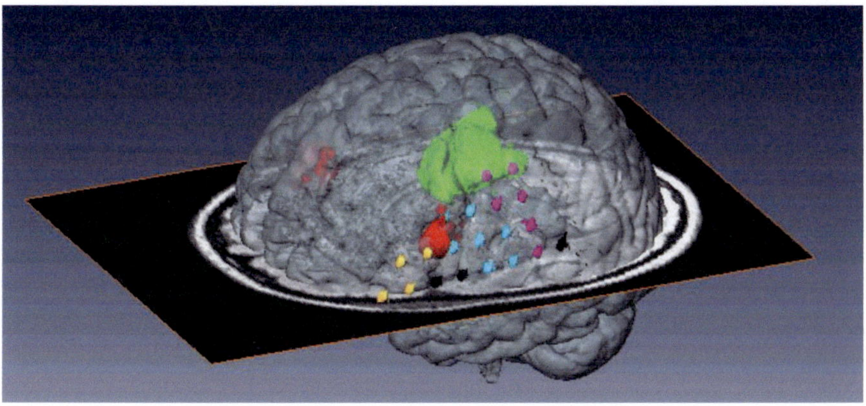

Abbildung 9-1: 3D-Darstellung subduraler Elektroden auf der Hirnoberfläche und ein transversaler MRT-Schnitt durch das Gehirn, schwarze Elektroden: im EEG detektierte Epilepsieherde, verschiedenfarbige Elektroden: detektierte eloquente Areale, rot: mit fMRT-Bildgebung detektierte Sprachareale, grün: mit MRT-Bildgebung aufgespürter Tumor [KIR-08b]

9.2 Vorschläge zur Phantomverbesserung

Technische Phantome – Optimierungen der Aufbauten

Zur Verbesserung des technischen Phantoms bezüglich der Herstellung und Lagerung ist zunächst die Phantomdichtung zu verbessern, um das Auslaufen warmer Gelatine bei der Befüllung zu verhindern bzw. die Wasserverdunstung während der Lagerung über mehrere Jahre zu verringern. Da sich die festen Schraubverbindungen, trotz vorherigem erfolgreich durchgeführten Test auf Dichtheit mit einer Wasserfüllung, als untauglich erwies, sollten künftig Klebeverbindungen verwendet werden. Die Schaumgummidichtung am Deckel sollte durch formschlüssige Hartgummidichtungen ersetzt werden.

Die im ersten technischen Phantom genutzten Strukturen können beibehalten werden. Für typische klinische Auflösungen ist ergänzend eine Feinabstufung der Auflösungsstrukturen zwischen 0,5 mm und 1 mm in 0,1 mm Schritten anzustreben. Die Strukturen müssten entsprechend der bereits genutzten Herstellungstechnologie für die 0,5 und 1 mm Strukturen gefertigt werden. Kunststoffplatten dieser Zwischenstärken sind allerdings meist nicht handelsüblich, so dass evtl. technologische Einschränkungen bestehen. In der Gitterstruktur sollten gut mit Silikonfarbe abgedeckte Fadenstärken von ca. 1 mm eingesetzt werden, damit die Strukturen eindeutig in jeder Position erkennbar werden.

Um im deformierbaren technischen Phantom die bisher nicht umgesetzten, klinisch relevanten Kontraste zu erreichen, können die neuen in Abschnitt 5.7.3 bzw. 5.7.4 abgeleiteten Materialien eingesetzt werden. Weitere mögliche Verbesserungen bezüglich der Gesamtkonstruktion des deformierbaren Phantoms sind:

- Für gleiches Referenzgesamtvolumen vor und nach der Deformation (klinisch vergleichbare Bedingungen) ist der Gesamtaufbau mit ortsfester Phantombegrenzung oder ein hinreichend großer homogener Bereich um die Deformationsstruktur zu wählen.
- Für die Wiederherstellung der Nulllage nach der Deformation ist eine zusätzliche Fixierung erforderlich, z. B. durch federnd gelagerte oder zweiteilige Einschubplatten.
- Für eine wiederholbare Nulllageneinstellung bedarf es einer besseren Fixierung, z. B. indem Abstandsplatten nicht nur seitlich, sondern auch oben angebracht werden.
- Die Tumorgrenzen und -formen sind komplexer zu gestalten, um die Algorithmenprüfung zur Segmentierung und Registrierung realitätsnäher vorzunehmen.

Kopfphantom – Optimierungen zum Aufbau des Prototyps

Um den Messplan für das Kopfphantom unter Nutzung der externen Marker umsetzen zu können und die Realitätsnähe des Prototyps zu erhöhen, sind zunächst folgende Phantomoptimierungen nötig (Reihenfolge nach Priorität):

1) Tiefenverschiebung des Elektrodengitters ohne entstehende Luftschicht realisieren
2) transport- und berührungsunempfindliche Fixierung...
    2 a) der externen Marker
    2 b) des Phantomhirns im Schädelknochen
    2 c) des Schädeldaches relativ zur Schädelbasis
3) Luftblasen bei Herstellung vermeiden
4) Grad der Gyrifizierung erhöhen, insbesondere tiefer ins Phantomhirninnere reichend, damit auch in Transversalschnitten und der Medianebene fernen Sagittalschnitten die Gyrifizierung eindeutig sichtbar wird.

Um diese Ziele erreichen zu können, muss die Herstellungsprozedur des Phantoms modifiziert werden. Punkt 1 ist relativ leicht umzusetzen, indem die Tiefenverschiebung durch gezielte Druckanwendung und Luftablassen vorgenommen wird. Ein erster Testlauf mit wieder aufgefülltem Verschiebungsspalt gemäß dem Konzept in Abschnitt 6.4 erbrachte bereits gute Ergebnisse für diese Variante. Allerdings blieb noch ein minimaler Restspalt (Kontrolle durch MRT-Bild) und die Verschiebung war ungleichmäßig. Das legt nahe, dass die Luft durch regelmäßig angeordnete, im Verhältnis zur Datensatzauflösung sehr dünnen, Luftröhren nach außen dringen können muss oder / und eine nur während der Verschiebung aufsetzbare Vorrichtung nötig ist, die die senkrechte gleichmäßige Verschiebung gewährleistet (beispielsweise gezielt steuerbare Druckplatte auf das Elektrodengitter setzen und Luft durch Unterdruck absaugen).

Zur Erfüllung von Punkt 2 können im ersten Schritt die Marker direkt auf den Schädel geklebt werden (statt wie beim Patienten auf die Hautschicht). Dabei ist auf eine zuverlässige Klebeverbindung, z. B. durch vorherige Oberflächenmodifikation, zu achten. Um das Hauptproblem der transport- und schwerkraftbedingten Verschiebung des Schädeldaches relativ zur Basis zu beheben, müssen beide Schädelteile mit Kunststoffschrauben (MRT-tauglich) fest miteinander verschraubt werden. Diese dürfen während der Aufnahmeprozedur nicht wieder gelöst und neu aufeinander gesetzt werden, um Verschiebungen des durch die Schädelumhüllung in seiner Position fixierten Hirnkörpers zu vermeiden. Daher ist es unumgänglich, zusätzlich eine lokale Schädeltrepanationsöffnung vorzusehen, d. h. im Schädeldach ist eine der Trepanation entsprechende entfernbare Platte vorzusehen, die dicht verschließbar sowie einfach entnehmbar und einsetzbar sein muss.

Die Luftblasen bei der Herstellung (Punkt 3) können nur durch eine grundlegende Änderung des Phantombefüllungsprozesses vermieden werden. Die Fertigungsreihenfolge der einzelnen Schichten muss dafür umgedreht werden, d. h. das Phantom muss von außen nach innen befüllt werden.

Um die Zielstrukturen gemäß Punkt 4 zu erhalten, sind als weitere Optimierung – in Richtung eines reproduzierbaren Herstellungsprozesses – Gussvorlagen bzw. Platzhalterformen für die nachfolgenden inneren Schichten notwendig. Je nach gewünschter Realitätsnähe können diese Formen verschieden erzeugt werden. Im einfacheren Fall könnten es frei modellierte, aber feste Körper nach anatomischer Vorlage sein. Alternativ wäre es möglich, die Formvorlagen anhand von (nachzubearbeitenden) segmentierten Beispielpatientendaten zu erzeugen. Für letztere Variante könnten auch gemittelte Datensätze verschiedener Patienten aus vorhandenen Datenbanken genutzt werden (z. B. MRT-Daten des *BrainWeb*-Projekts [BIC-10, AUB-06], vgl. Abschnitt 2.1). Für die Fertigung müssten aber manuelle Anpassungen vorgenommen werden, um die einzelnen Formen für WS mit GS (Füllung Liquorschicht), WS (Füllung mit GS) und Seitenventrikel zueinander hinsichtlich der Füllbarkeit der Zwischenräume kompatibel und anwendbar zu machen. Die Füllung der Zwischenräume müsste entweder so erfolgen, dass erst das Füllmaterial eingebracht und dann der Verdrängungskörper nachträglich aufgesetzt wird oder / und der Verdrängungskörper „Überlauflöcher" beinhalten, so dass auch die Füllung von nach innen ragenden Strukturen gewährleistet wird. Die Luftblasen (Punkt 3) bleiben dadurch fern, dass in den nachfolgenden Schichten, die von oben in die bestehenden Strukturen eingefüllt werden, keine lagebedingten Hohlräume entstehen. Als Ausbau dieser Gussformvariante könnte auch der komplette Hirnschädel entsprechend gefertigt werden, z. B. durch Füllung einer Negativform mit Knochenmehl. Die erforderlichen Gussformen könnten beispielsweise durch *Rapid Prototyping* hergestellt werden.

Kopfphantom – Optimierungen zur Ausweitung des Anwendungsspektrums

Aufbauend auf den Schritten zur unmittelbaren Phantomoptimierung können als Erweiterung verschiedene Deformationsszenarien nachgebildet werden – als erstes verschiedene Tiefenverschiebungen, um die Abhängigkeit des summarischen Elektrodenpositionsfehlers von der physikalischen Tiefenverschiebung zu ermitteln. Im zweiten Schritt können reine Querverschiebungen und kombinierte Positionsveränderungen nachgestellt werden, um deren zusätzlichen Einfluss zu bestimmen. Dafür kann bei entsprechender Präparierung des Hirnkörpers das jetzige Verfahren zur Elektrodenverschiebung beibehalten werden.

Die Motivation für die Phantomerweiterung ist eine Vergrößerung der Anwendergruppe. Ziel wäre die Bereitstellung von Referenzphantomaufnahmen vor der Elektrodenimplantation und mit verschiedenen Verschiebungsszenarien in Form einer Datenbank. Der Wunsch nach solchen Referenzdaten kommt von Anwenderseite [WEL-09, THE-11]. Die Testdaten könnten von Bildverarbeitern und Ärzten genutzt werden, um verschiedene existierende [GRZ-92, BOO-94, WIN-00, SCH-02, IMM-03, MOR-04a, WAN-05, KOV-05, SEB-06, BEY-07, TAO-09] bzw. neue Algorithmen zur Lokalisation und Visualisierung von Elektroden auf der Hirnoberfläche miteinander zu vergleichen und für die gewünschte Anwendung den geeignetsten Algorithmus auszuwählen. Dafür müssten auch postoperative MRT-Daten aufgenommen werden (genutzt in [BOO-94, KOV-05, SCH-02, BEY-07]), was ohne weiteres möglich wäre.

Im Sinne einer solchen Datenbank bzw. insgesamt als Erweiterung der Anwendungsfelder des Phantoms können bei Berücksichtigung einiger Modifikationen weitere, auch in anderen Bildverarbeitungsalgorithmen relevante, Bildverarbeitungsfehler (Fehlerbeschreibung s. Abschnitt 6.1.2) bestimmt werden:

- Elektrodenplatzierungsfehler (für diese Anwendung)
- Fotoregistrierungsfehler (für Registrierung von OP-Fotos auf 3D-MRT-/ CT-Bilddaten)
- Hirnsegmentierungsfehler (für verschiedene Hirnsegmentierungsalgorithmen).

Der Elektrodenplatzierungsfehler wurde bereits mit dem beschriebenen Phantomprototyp ermittelt. Der Vergleich manuell, entsprechend dem intraoperativen Foto, auf die virtuelle Hirnoberfläche gesetzter Elektroden zur Lage der Elektroden im intraoperativen CT-Datensatz ergab eine Abweichung von 2 mm [WAG-09]. Die Ermittlung des Platzierungsfehlers im Vergleich zu intraoperativen CT-Aufnahmen hat den Vorteil, eine objektive Fehlerangabe zu ermöglichen. Wellmer et al. [WEL-02] (vgl. Abschnitt 6.2) hatten durch den Vergleich von subjektiven manuellen Registrierungen einen Elektrodenplatzierungsfehler von 1,2 mm ermittelt. Bei Erhöhung der Datensatzauflösung könnte die Genauigkeit des hier mit dem Phantom objektiv bestimmten Fehlers noch erhöht werden, da der 2 mm-Wert auch durch die Auflösungsbeschränkung zu Stande kommen kann. Um die Qualität des genutzten Fotos den realen Bedingungen anzupassen, dürfte im Phantom die Hirnoberfläche nicht mehr transparent erscheinen. Durch Zusatz von Sab Simplex® ist die gewünschte Trübung erreichbar. Die bildbestimmenden Materialkenngrößen T_1, T_2 und CT-Zahl werden, wie die Materialuntersuchungen in Abschnitt 5.6 ergaben, durch Sab Simplex® nicht beeinflusst. Zusätzlich sollten zur Erhöhung der Realitätsnähe oberflächig verlaufende Gefäße als häufig genutzte anatomische Landmarken integriert werden. Dies könnte ähnlich wie im Phantom von Reinersten et al. [REI-06] erfolgen (s. Abschnitt 2.5 bzw. Anhang A1), wobei die eingesetzten Schläuche statisch mit roter Flüssigkeit gefüllt sein könnten, eine Durchströmungssimulation ist nicht nötig. Um den Fotoregistrierungsfehler, der zum Elektrodenplatzierungsfehler beiträgt, zu ermitteln, sind die gleichen Modifikationen wie für die Ermittlung des Elektrodenplatzierungsfehlers nötig.

Der Hirnsegmentierungsfehler wurde für das hier bewertete Bildverarbeitungstool mit dem Kopfphantom noch nicht bestimmt, da er lediglich zum gemessenen Elektrodenplatzierungsfehler beiträgt. Er könnte aber auch direkt ermittelt werden – dazu müsste während der Phantomherstellung das Hirnvolumen als Referenzwert bestimmt werden, beispielsweise durch Messung der Flüssigkeitsverdrängung durch den Phantomhirnrohkörper. Für eine differenzierte Bewertung eines Segmentierungsalgorithmus muss außerdem die genaue Geometrie des Phantomhirnköpers bekannt sein. Die Nutzung von Gussvorlagen bei der Phantomhirnherstellung bzw. die Nutzung der 3D-Datenvorlagen für diese Gussformen wären für diese Anwendung daher Voraussetzung. Der im ELECTRODE_VISUALIZATION-Tool genutzte neue MED-Algorithmus zur Hirnsegmentierung (vgl. Abschnitt 6.1) nutzt das Volumenverhältnis von GS zu WS, das nach Zhang und Sejnowski [ZHA-00] ca. 50 % zu 50 % beträgt. Entsprechend müsste im Phantom dieses Verhältnis näherungsweise (Abweichung ±10 %) erreicht werden. Ein weiteres kritisches Element bei der Anwendung von Segmentierungsalgorithmen allgemein sind Grauwertbrücken, d. h. fließende Signalintensitätsübergänge, insbesondere in MRT-Daten, zwischen Gehirn und benachbarten Gewebsstrukturen (z. B. Auge, Haut). Ein bis zwei solcher Übergangsabschnitte von ca. 1 mm² bis ca. 5 mm x 15 mm [WAG-09a] sind im Phantom für die Bestimmung des Segmentierungsfehlers daher unbedingt vorzusehen. Dafür können einerseits wie bei klinischen Datensätzen die Verbindungen zwischen Gehirn und Augenhöhle genutzt werden. Andererseits können einige Löcher, die von zuvor angebrachten Schrauben im Schädel vorhanden sind (Durchmesser ca. 1 bis 2 mm), mit einem Gemisch aus Phantomhirn- und Phantomhautmaterial gefüllt werden.

9.3 Möglichkeiten zur Erweiterung des Kopfphantoms für zukünftige Einsatzgebiete

Im Zuge der zunehmenden multimodalen Bildgebung und allgemein der fortschreitenden Erweiterung der technischen, diagnostischen und therapeutischen Möglichkeiten sowie den dadurch steigenden Nutzeransprüchen ist davon auszugehen, dass zukünftig verstärkt Kombinationsphantome gefragt sein werden zur Qualitätsbewertung komplexer Bildverarbeitungsalgorithmen, die verschiedenste Bilddaten berücksichtigen. Solche Kombinationsphantome könnten als Erweiterung des entstandenen multimodal nutzbaren Kopfphantomprototyps entwickelt werden.

Ideal wäre es, mit einem multimodal nutzbaren Universalphantom verschiedenen Anwenderzielen zu dienen. Ein solches Phantom für den Kopf zur Qualitätsbewertung diverser neurochirurgischer und neuroradiologischer Bildverarbeitungsaufgaben müsste für alle relevanten strukturellen – MRT-, CT- und US-Bildgebung – und funktionellen Modalitäten – PET-, SPECT-, fMRT-, DTI- Bildgebung, verschiedene Angiographieverfahren (DSA; MRA, CTA), OIS, ... – nutzbar sein. Es müsste die wesentlichen Gewebe und pathologischen Veränderungen – GS, WS, Liquor, Knochen, Haut, Gefäße, Gefäßveränderungen (Aneurysmen, Stenosen) und Tumore – enthalten. Einerseits ist es sehr schwierig, Forderungen, die sich aus den einzelnen Modalitäten bzw. der Herstellungstechnologie ergeben, sich aber teilweise gegenseitig ausschließen, miteinander zu vereinen. Andererseits ist es aufgrund des Platzangebotes in einem anthropomorphen Kopfphantom schwer möglich, allen Anwendungszwecken mit sehr verschiedenen Zielobjekten g l e i c h z e i t i g gerecht zu werden. Der sehr hohe Aufwand für die Entwicklung eines solchen Universalphantoms ist in Hinblick auf die Aufwand-Nutzen-Relation gemäß Abbildung 10-1, nach der ein Phantom nur so genau wie nötig sein sollte, nicht gerechtfertigt. Hingegen wäre eine Art Phantombaukastensystem sinnvoll, aus dem sich je nach Fragestellung die Module auswählen lassen, die benötigt werden. Einige mögliche Module dieses Phantombaukastensystems könnten ausgelegt sein für:

- Simulation von Hirndeformationen für *Brain-Shift*-Szenarien
- Nachbildung von Hirntumoren (auch in Kombination mit Hirndeformationen)
- Gefäßnachbildungen für Angiographie-Verfahren
- *Diffusion Tensor Imaging* (DTI)
- fMRT-Bildgebung
- Perfusionsbildgebung und
- Optische Bildgebung Intrinsischer Signale (OIS).

Diese Module können als Erweiterungen für zukünftige Anwendungen bei Bedarf in den Phantomprototyp integriert werden. Die genannten Module werden nachfolgend vorgestellt und hinsichtlich der bei der Umsetzung zu beachtenden Aspekte diskutiert. Ob ihre Integration ins Kopfphantom notwendig ist zur Qualitätsbewertung der jeweiligen Bildverarbeitungsaufgabe, muss jedoch individuell beurteilt werden. Da nicht absehbar ist, welche konkreten Bildverarbeitungsalgorithmen in Zukunft entstehen werden, können hier nur m ö g l i c h e, aber nicht notwendigerweise erforderliche, Phantommodule vorgestellt werden.

Simulation von Hirndeformationen für *Brain-Shift*-Szenarien

Bei der Überlagerung von prä- und intraoperativen Bilddaten oder von intra- und postoperativen Bilddaten sind intra- und postoperativer *Brain Shift* und evtl. Gewebeabtrag und -schwellungen zu berücksichtigen (s. Abschnitt 2.4). Das deformierbare technische Phantom ermöglicht bereits eine Verifizierung elastischer Registrierungsalgorithmen. In der Phantombewertung fielen als Optimierungskriterien die noch unrealistischen Kontrastverhältnisse und das von den klinischen Bedingungen abweichende Verhalten der Phantombegrenzung auf, d. h. typische Eigenschaften rein technischer Phantome. Mit den technischen Phantomen lassen sich nur Teilaspekte der Algorithmenfunktionalität objektiv bewerten. Zur realitätsnahen Gesamtbewertung klinisch anzuwendender elastischer Registrierungsalgorithmen wären darüber hinaus anthropomorphe deformierbare Phantome wünschenswert, um damit die tatsächlichen, das Berechnungsergebnis beeinflussenden, Umgebungsbedingungen zu simulieren. Daher ist die Integration der Deformation in ein anthropomorphes Phantom potentiell von Bedeutung. Statt der in Abschnitt 9.2 vorgeschlagenen Beibehaltung des derzeit verwendeten Verfahrens zur Elektrodengitterverschiebung ohne Ausnutzung der Deformierbarkeit des Phantommaterials, könnte dafür das in Abschnitt 7.2 im deformierbaren technischen Phantom erprobte Verfahren der Materialdeformation gemäß den in Abschnitt 6.4 diskutierten Varianten 1 und 2 adaptiert werden, um damit die Deformation auch stufenlos einstellen zu können. Die Schwierigkeit besteht dabei in der technologischen, praktisch anwendbaren Umsetzung, die noch erprobt werden müsste.

Wenn die viskoelastischen Gewebeeigenschaften nicht nur qualitativ sondern auch quantitativ korrekt nachgebildet werden sollen, sind am Phantom und an In-vivo-Hirngewebe direkt vergleichbare Messungen nötig. In der Arbeit von Śliwiński [ŚLI-11] wurde eine standardisierte Methode für Vergleichsmessungen entwickelt, diese könnte bei Bedarf für die Entwicklung geeigneter Phantommaterialien genutzt werden. Allerdings würde die Beachtung sowohl der viskoelastischen als auch der Bildgebungseigenschaften bedeuten, dass die gesamte Materialentwicklung iterativ neu durchgeführt werden müsste. Für die Simulation von chirurgischen Eingriffen für Trainingszwecke sind diese kombinierten Eigenschaften aber potentiell von Interesse.

Nachbildung von Hirntumoren (auch in Kombination mit Hirndeformationen)

Die Segmentierung von Tumoren für die Therapie- bzw. Operationsplanung findet standardmäßig manuell durch den Arzt statt. Dieses Verfahren ist zum einen sehr zeitaufwendig, zum anderen unterliegt das Ergebnis nutzerabhängigen Schwankungen, sowohl intra- als auch interindividuell [POP-11]. Es bestehen daher zahlreiche Bestrebungen, Algorithmen zur automatischen Tumorsegmentierung zu entwickeln (Überblick der Verfahren in [CLA-98] und [POP-11]). Die automatische Segmentierung ist sehr schwierig aufgrund der extremen Variabilität der Größe, Form und Textur der Tumore sowie teilweiser Überlagerung der Bild-Intensitätswerte mit denen gesunden Gewebes [POP-11]. Die Algorithmen arbeiten textur- und / oder atlasbasiert, teilweise ist eine Anlernphase des Algorithmus nötig. Die Validierung der Methoden findet in der Regel mit manuell segmentierten Datensätzen als Goldstandard statt. Dabei besteht wiederum das Problem der intra- und interindividuellen Expertenabhängigkeit. Bislang fehlen realitätsnahe Phantome als objektive Referenzobjekte [KAU-01, WAR-02]. Die Tumorsegmentierung findet vorwiegend in MRT-Daten statt [POP-11], CT-Bildgebung wird lediglich als Ersatzmodalität angewendet [HER-04], falls MRT-Aufnahmen nicht möglich sind. US-Bildgebung wird meist nur in Verbindung mit intraoperativen Bildaufnahmen zur Navigation genutzt. Für die Tumornachbildung sollte daher insbesondere die MRT-Bildgebung betrachtet werden. Die Nachbildung von Tumoren in einem Kopfphantom kann neben der Bewertung für zukünftige (semi-)automatische Segmentierungsalgorithmen auch für die Anwendung in der Epilepsiechirurgie von Interesse sein, da die Lage von Tumoren für die Operationsplanung zu berücksichtigen ist.

Die Problematik bei der Phantomentwicklung liegt – wie bei der Segmentierungsaufgabe selbst – in der Variabilität der Tumoreigenschaften. Zur Nachbildung von Tumoren sind Struktur- und Formcharakteristika sowie physikalische bildbestimmende Gewebeeigenschaften zu analysieren und zu

Tabelle 9-1: Tumorklassifizierung nach charakteristischen Bildeigenschaften im T_1-gewichteten MRT-Bild bei Kontrastmittelgabe (erweitert nach [WAG-07])

	Typ 1	Typ 2	Typ 3	Typ 4
Kontrastmittelaufnahme	nein	ja, aber nur am Rand (hyperintens)	ja, mit inhomogener Verteilung im Tumor	ja, mit homogener Verteilung im Tumor
Beispielbild (T_1-gewichtet mit Kontrastmittel) [SAN-06]	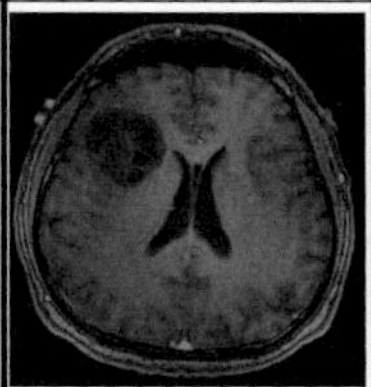	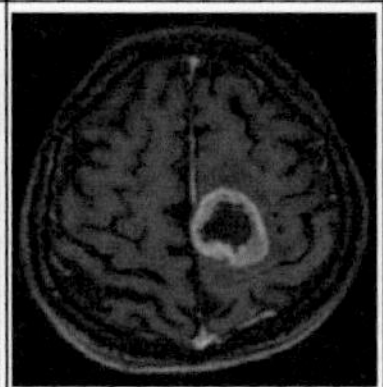	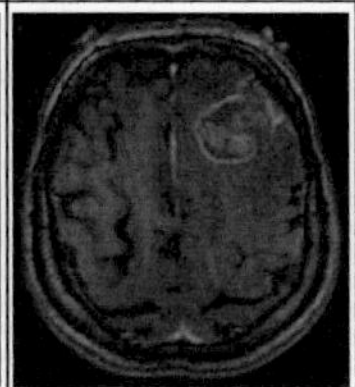	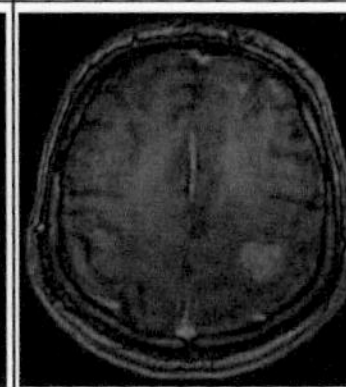
Nachbildungsanforderung im Phantom	nahezu homogene hypointense Grauwertverteilung im gesamten Tumorkörper, teilweise Grauwertbrücken zur Umgebung	Tumorobjektbegrenzung hyperintens, homogene hypointense Grauwertverteilung im Inneren	unterschiedlich starke Grauwertgradienten im Inneren mit hyper- und hypointensen Bereichen, teilweise Grauwertbrücken zur Umgebung	homogene hyperintense Grauwertverteilung im gesamten Tumorkörper

klassifizieren. Die durchschnittliche Größe von Hirntumoren liegt im Bereich von Durchmessern von 1 bis 8 cm [HER-04].

Die Klassifikation von charakteristischen Bildgebungskenngrößen von Tumoren ist nur bedingt eindeutig möglich. Die Relaxationszeiten für Tumorgewebe sind gewöhnlich länger als für gesunde Graue bzw. Weiße Substanz (Schlussfolgerung von Lundbom et al. [LUN-90] aus verschiedenen Literaturstellen). T_1 und T_2 sind jedoch nicht spezifisch für den Tumortyp [LUN-90] oder den Grad der Malignität [LUN-90, NEW-93]. Die Messdaten von [LUN-90] zeigen für Astrozytome T_1-Werte, die gegenüber WS erhöht, aber ähnlich den T_1-Zeiten von GS sind. Bei der Nachbildung ist es daher zielführender, eine Klassifizierung der Tumore nach ihren nachzubildenden strukturellen Besonderheiten entsprechend der Bildverarbeitungsaufgabe vorzunehmen. Einen Ansatz für eine Strukturklassifikation von Hirntumoren zeigt Tabelle 9-1. Danach wären insbesondere hyperintense Bereiche und teilweise ähnliche Signalintensitäten am Übergangsbereich zwischen Tumor und Nachbargewebe (Grauwertbrücken) notwendig. Wie Analysen von verschiedenen Segmentierungsalgorithmen anhand von Patientendatensätzen ergaben [WAG-07], sind diese Charakteristika für zuverlässige Segmentierungen die kritischen Elemente.

Zur Tumorsimulation für MRT-Bildgebung wurden diese zwei wesentlichen Merkmale, Grauwertbrücken und hyperintense Bereiche, bereits in einem Kopfphantom [OES-07] umgesetzt. Als Phantommaterialien wurden im ersten Versuch die kontrastreichen Materialen aus Abschnitt 5.7.2 genutzt. Unregelmäßige Tumorformen wurden erreicht durch Eintauchen der kugeligen oder elliptischen Grundformen aus Kontrastmaterial in ca. 60 °C warmes, flüssiges Gelwachs. Die obere Begrenzungsschicht der späteren Tumorkörper schmilzt dadurch und durch das rasche Erstarren des umschließenden Wachses wird die Oberflächenmodifikation konserviert. Nach vollständiger Erstarrung werden die Tumorobjekte von dem umgebenden Material befreit. Zum Erzeugen von Grauwertbrücken wurde nahe eines Tumorobjektes zusätzlich ein Kunststoffschlauch als abstrakte Gefäßnachbildung eingesetzt, der ähnliche Grauwerte wie das Tumorobjekt liefert. Mit Fremdmaterialeinschlüssen aus Gelwachs konnten innerhalb der Tumorobjekte hyperintense Bereiche nachgebildet werden.

Mit dem Phantom wurden verschiedene Segmentierungsverfahren untersucht [MEY-12a]. Die Messungen zeigten, dass ein Algorithmus bei enthaltenen hyperintensen Bereichen zu Abweichungen bis zu 33 % von der Volumenreferenz im Phantom führte, bei Grauwertbrücken arbeitete ein anderer Algorithmus ungenau. Diese identifizierten Algorithmenempfindlichkeiten wurden anhand von Patientendatensätzen, bei denen Expertensegmentierungen mit denen der automatisch ablaufenden Algorithmen verglichen wurden, bestätigt [WAG-07]. Aufwendige Tests an Patientendaten in der frühen Phase des Algorithmentests können somit mit wenigen Phantomtests ersetzt werden.

Für eine potentielle Ausweitung der Tumorsimulation für CT- oder US-Bildgebung sind die nachfolgenden Aspekte zu berücksichtigen. Bei CT-Bildgebung zur Tumordiagnostik wird in der Regel Kontrastmittel verabreicht, die Diagnoserate beträgt dann 99 % [BUT-96]. Die Kontrastmittelmenge und das Kontrastmittelaufnahmeverhalten der Tumore bestimmen somit den CT-Zahl-Anstieg. Nach Hietschold [HIE-07] betragen typische CT-Zahl-Zunahmen für die Kontrastmittelgabe im arteriellen Blut ca. 100 HU und beispielsweise in Bronchialkarzinomen ca. 50 HU. In Hirntumoren sind ähnliche CT-Zahl-Zunahmen anzunehmen und müssten im Phantom unter Berücksichtigung der Strukturbesonderheiten umgesetzt werden.

Erste exemplarische in vivo Messungen der US-Eigenschaften von Hirntumoren von Strowitzki et al. [STR-08] zeigen, dass die Schwächungseigenschaften von Meningiomen, Ödemgewebe und normalem Hirngewebe sich unterscheiden (Schwächungskoeffizient α für normales Hirngewebe 0,94±0,13 dB/cm/MHz, für Ödemgewebe 0,71±0,23 dB/cm/MHz und für Meningiome 0,47± 0,58 dB/cm/MHz). Ob auch bei anderen Hirntumoren außer Meningiomen charakteristische Unterschiede in den US-Eigenschaften zu finden sind, wird von der Gruppe um Strowitzki weiter untersucht. Zur Nachbildung im Phantom sollte ähnlich wie bei der Nachbildung der Tumore für MRT-Bildgebung verfahren werden, d. h. die charakteristischen Tumor-Eigenschaftsklassen für die jeweilige Bildverarbeitungsaufgabe nachgebildet werden.

Die Nachbildung von Tumoren ist auch von Interesse in Kombination mit Hirngewebedeformationen, z. B. für die Navigation unter Verwendung von prä- und intraoperativen Bilddaten. Deformierbares Phantommaterial wie die hier genutzte Gelatine ist daher im Sinne eines Phantombaukastensystems von Vorteil.

Außerdem ist in Verbindung mit Tumoren die Nachbildung von an den Tumor angrenzenden kritischen Strukturen wie Gefäßen, Nervenfaserbahnen oder eloquenten (funktionell aktiven) Hirnarealen bedeutsam. Bei Tumoroperationen muss der Arzt unter Einbeziehung dieser Strukturen jeweils entscheiden, ob die Notwendigkeit zur Funktionserhaltung oder die der großflächigen, vollständigen Tumorentfernung zur Vermeidung von sich ausbreitenden Resttumoren überwiegt. Eine dreidimensionale Darstellung von segmentierten Tumoren und den kritischen benachbarten Strukturen wäre daher ein wünschenswerter Informationsgewinn für die Operationsplanung [KIR-08]. Zur Verifizierung der entsprechenden Bildverarbeitungs- und Visualisierungstools wäre dann eine Erprobung am Phantom zielführend. Ein solches komplexes Phantom müsste zunächst aus der Kombination des Kopfphantoms mit differenzierter Hirngewebe- und -strukturnachbildung und den Tumorobjekten ausgewählter Spezifika bestehen. Als Phantommodule wären dann Gefäßverläufe, eloquente Hirnareale oder Nervenfaserbahnen in den für die Bildverarbeitung genutzten Modalitäten nachzubilden.

Gefäßnachbildungen für Angiographie-Verfahren

Für die Nachbildung von Gefäßen können im Phantomkopf verlegte Kunststoffschläuche genutzt werden, die beispielsweise statisch mit MRT- bzw. CT-Kontrastmittel angereichertem Wasser gefüllt sind und verschlossen wurden. Falls ein Durchströmen der Gefäßnachbildungen nötig wäre, müssten sie aus dem Phantomkopf herausgeführt (z. B. durch das große Hinterhauptsloch des Phantomschädels) und an ein Pumpsystem angeschlossen werden. Eine ähnliche Lösung mit Kunststoffschläuchen und Pumpsystem ist z. B. im Phantom von Uddin [UDD-04] umgesetzt worden. Da eine gewöhnliche Pumpe nicht neben dem MRT-Gerät aufgestellt werden kann, müssten für MRT-Bildgebung entweder metallfreie Alternativen gesucht werden oder unter Zuhilfenahme langer Schläuche die Antriebseinheit außerhalb des MRT-Aufnahmeraums positioniert werden. In den langen Schläuchen wären der höhere Strömungswiderstand und der damit verbundene zusätzliche Druckabfall bei der Dimensionierung zu beachten. Eine metallfreie Lösung könnte beispielsweise eine manuell betriebene, aus Kunststoffmaterialien gefertigte, Handkurbelpumpe sein.

Da in Angiographie-Aufnahmen nur die Gefäße dargestellt werden, ist es nach gegenwärtigem Stand der Technik noch nicht erforderlich, die Gefäßsimulationen in ein anthropomorphes Kopfphantom zu integrieren. Diese Anwendung ist bisher nur in Ergänzung zu Tumorsimulationen zweckmäßig. Damit könnten beispielsweise Algorithmen zur Fusion von CT-Angiographie- und MRT-Aufnahmen mit Segmentierung von Gefäßen und Tumoren bezüglich ihrer Registrierungsgenauigkeit im Bereich der kritischen Strukturen objektiv bewertet werden.

Perfusionsbildgebung

In Kooperation mit der Carl Zeiss Meditec AG (Oberkochen) ist ein Flussphantom zur Verifizierung der quantitativen, intraoperativen Perfusionsbewertung mit Fluoreszenzangiographie mit dem Farbstoff Indocyaningrün (ICG) entstanden, s. [WEI-06, MEY-07c, GRA-07, WEI-09, WEI-10, WEI-10a, WEI-12]. Es dient zur Qualitätsbewertung der am Institut für Biomedizinische Technik der Technischen Universität Dresden entwickelten Bildverarbeitungssoftware AVI-ANALYSER [CIM-07, CIM-08], mit der die Flussgeschwindigkeit des Blutes – und damit letztlich die Durchblutung des Gewebes – in den im OP-Feld sichtbaren Gefäßen anhand von Videofluoreszenzaufnahmen erstmalig quantitativ ermittelt werden soll. Kommerzielle Software bietet bisher lediglich relative Farbdarstellungen für unterschiedliches Strömungsverhalten [PUL-12, ZEI-12], absolute Durchblutungsangaben sind damit nicht möglich. Für zukünftige Anwendungen, beispielsweise für die Datenfusion mit präoperativen Angiographiedaten oder intraoperativen Daten anderer funktioneller Bildgebungsverfahren wie OIS, könnte bei Bedarf das Phantom zur quantitativen Flussbestimmung bei Fluoreszenzbildgebung ins Hirnphantom ähnlich den Gefäßnachbildungen für Angiographieverfahren integriert werden. Da die Eindringtiefe des Fluoreszenzlichtes auf wenige Millimeter begrenzt ist, müssen für die Fluoreszenzbildgebung nur oberflächig verlaufende Gefäße nachgebildet werden. Vor einer Integration ins Kopfphantom wäre zunächst die Einbettung in das gewebesimulierende Umgebungsmaterial und die resultierenden Wechselwirkungen für das Bildgebungssignal zu untersuchen.

Diffusion Tensor Imaging (DTI)

Die Darstellung von Nervenfaserbündeln, deren Lage ebenfalls u. a. in Bezug auf Tumore interessiert, erfolgt mit *Diffusion Tensor Imaging* (DTI). Mit DTI werden die gerichteten Diffusionsbewegungen von Wasser, deren Vorzugsrichtung auf den Verlauf von Nervenbahnen schließen lässt, abgebildet.

Zur Visualisierung für die Medizin werden einzelne Faserbündel in ihrem Verlauf dargestellt. Kritisch sind bei der Darstellung Kreuzungspunkte der Fasern. Der genutzte Bildverarbeitungsalgorithmus soll den tatsächlichen weiteren Verlauf anzeigen. Die Genauigkeit und Empfindlichkeit der Darstellung an solchen Kreuzungen könnte mit Phantomen evaluiert werden. Da die Faserbahnenlage insbesondere in Relation zu Tumoren interessiert, wäre eine Integration ins Kopfphantom mit gleichzeitiger Tumornachbildung für Darstellungsgenauigkeitsuntersuchungen oder auch Trainingszwecke für die OP-Planung potentiell von Interesse.

In der Literatur sind bisher nur wenige DTI-Phantom-Aufbauten beschrieben, s. [TAY-04, YAN-06, FIE-07, MAT-07, TOU-08] (Anhang A6). Es werden dabei wassergefüllte Fasern aus Glas [FIE-07] oder Kunststoff genutzt. Solch ein Phantommodul könnte ggf. in das Kopfphantom integriert werden. Das Phantom von Taylor et al. [TAY-04] ist beispielsweise bereits in Gelatine eingebettet und somit mit dem Prototyp kompatibel.

fMRT-Bildgebung

In einem Phantommodul für fMRT-Bildgebung müssen „aktivierte" Hirnregionen simuliert werden. Erste Ansätze dazu sind in einer vorhergehenden Arbeit der Autorin entwickelt worden [OES-04]. Aufbauend auf diesen sowie den, erst in den letzten Jahren entwickelten, fMRT-Phantomen gemäß der Literatur [NIL-06, TRA-07, CHE-06] wurde ein Konzept für ein fMRT-Phantom entwickelt [LAN-08]. Aktivierte und nicht aktivierte Bereiche werden dynamisch gegeneinander verschoben. Die aktivierten und nicht aktivierten Regionen unterscheiden sich in den T_2*-Zeiten und können somit durch variierte T_2-Zeiten im Phantommaterial simuliert werden. Die Signalunterschiede betragen nur 1 bis 5 % [PAR-00], was T_2-Zeit-Differenzen von etwa 5 ms entspricht [TRA-07, NIL-06, LAN-08]. Es müssten folglich geeignete Materialien zur Einstellung dieser T_2-Differenzen gefunden werden, geeignete Zuatzstoffe zur T_2-Beeinflussung werden in Abschnitt 5.3.2 und 5.6 genannt. Die Dynamik könnte vereinfachend durch zwei statische Phantomaufnahmen, bei denen aktivierte und nicht aktivierte Bereiche vertauscht sind, simuliert werden (Differenzbild). An die Materialentwicklung sind für die Nachbildung solch geringer Signalunterschiede jedoch sehr hohe Ansprüche zu stellen, ggf. sollten für diese Anwendung auch andere bezüglich der Bildgebungssignale homogene Basismaterialien untersucht werden. Allerdings sind die durch menschliches Gewebe erzeugten Bildgebungssignale auch nur bedingt homogen, insofern muss je nach Fragestellung abgewogen werden zwischen eindeutiger und realitätsnaher Nachbildung.

Da klinisch letztlich häufig unterschieden werden soll zwischen nicht aktiviertem und aktiviertem Tumorgewebe ist zur Bewertung entsprechender Segmentierungen die Kombination eines fMRT-Phantoms mit MRT-Tumornachbildungen relevant. Dabei muss neben aktivierter und nicht aktivierter Hirnsubstanz für die Gewebenachbildung auch zwischen aktiviertem und nicht aktiviertem Tumorgewebe unterschieden werden. Dafür sind zusätzlich zu den sich in den T_2-Zeiten unterscheidenden aktivierten und nicht aktivierten Regionen auch aktivierte und nicht aktivierte Tumorregionen nachzubilden. Innerhalb der Tumorphantommaterialien sind Bereiche vorzusehen, die sich in den T_2-Zeiten um ca. 5 ms unterscheiden.

Optische Bildgebung Intrinsischer Signale (OIS)

Mit der Optischen Bildgebung Intrinsischer Signale (OIS) können intraoperativ aktivierte Hirnareale sichtbar gemacht werden. In durch direkte oder periphere Stimulation aktivierten Hirnregionen kommt es u. a. zur lokalen Erhöhung des Blutvolumens und damit zu einer erhöhten Lichtabsorption durch Hämoglobin. Diese wird von einem am Institut für Biomedizinische Technik der Technischen Universität Dresden in Zusammenarbeit mit der Carl Zeiss Meditec AG, Oberkochen, entwickelten Gerätesystem gemessen und von einem dafür entwickelten Auswertealgorithmus visualisiert [DIE-06, MEY-07a, MEY-09, MEY-12]. Die Signaländerung bei Aktivierung beträgt bei OIS nur 0,1 bis 6 %

[GRI-99]. Das System befindet sich noch im Forschungsstadium, künftig könnten dem Neurochirurgen damit während der Operation zusätzliche Informationen über die flächige Ausdehnung der Aktivierung zur Verfügung gestellt werden, die beispielsweise bei der Operation von Tumoren von entscheidender Bedeutung sind. Bisher erfolgt die Aktivitätsbeurteilung durch elektrophysiologische Messung der Phasenumkehr mit direkt auf die Hirnoberfläche aufgesetzten Elektroden, damit sind Aktivitätsmuster aber nur punktuell bestimmbar [MEY-12]. Um die neue berührungslose Messmethode für die klinische Anwendung auszureifen, laufen neben der physiologischen Erprobung an Patienten auch systematische Untersuchungen zur Optimierung der genutzten Gerätetechnik und Auswertealgorithmik am Phantom, um zusätzliche Patientenbelastungen soweit wie möglich zu vermeiden [LAN-10, KIE-11, OEL-12].

Klinisch interessant ist neben der Etablierung der OIS-Methode an sich auch die Registrierung der zweidimensionalen OIS-Daten auf der dreidimensionalen Hirnoberfläche aus MRT-Daten, in denen auch die Lage von Tumoren sichtbar gemacht werden kann. Diese Registrierung kann analog der Registrierung von intraoperativen Fotos auf die dreidimensionale, aus MRT-Datensätzen extrahierte, Gehirnoberfläche, erfolgen. Zur Genauigkeitsbestimmung solcher Algorithmen kann das Kopfphantom mit dem entwickelten OIS-Phantom kombiniert werden. Um OIS-Aufnahmen vom Kopfphantom zu erzeugen, die später auf die MRT-Daten des Phantomhirns registriert werden können, müssen mit OIS sichtbare „aktivierte“ Hirnbereiche im Kopfphantom integriert werden. Dies ist möglich, indem lokal die Hirnoberfläche mit dem ebenfalls gelatinebasierten Material für aktivierte Regionen aus dem statischen OIS-Phantom [KIE-11] ersetzt wird. Das Phantommaterial besteht aus Gelatine mit Sab Simplex® zur Einstellung der Streueigenschaften und Tintenlösung zur Variation der Absorptionseigenschaften. Da es bei dieser Anwendung nicht vordergründig auf realistische MRT-Bildkontraste ankommt, könnte das gesamte Gehirn – bei Modellierung einer gyrifizierten Oberfläche – aus dem im OIS-Phantom nicht aktivierten gelatinebasierten Material gefertigt sein. Bei der Integration der aktivierten Regionen ist, wie die Erkenntnisse aus der Entwicklung des OIS-Phantoms zeigen, das Vorhandensein einer ebenen Oberfläche nötig. Mit der im statischen Phantom letztlich genutzten „Ausstechtechnik“ [KIE-11] ist diese realisierbar. Bei der Herstellung des Phantomhirngrundkörpers sind analog der Herstellung der Verschiebeaussparung im Kopfphantom (beschrieben in Abschnitt 7.3.1) Formen – z. B. aus PVC – als Platzhalter zu integrieren, die später entnommen werden und an deren Stelle die ausgestochenen Gegenstücke aus „aktiviertem“ Phantommaterial gesetzt werden.

Eine weitere für die OIS interessierende Bildverarbeitungsaufgabe ist die Fusion von präoperativen fMRT-Daten mit intraoperativen OIS-Daten, um deren diagnostischen Informationsgehalt zu vergleichen und so zur Bewertung des Verfahrens der OIS selbst zu nützen. Diese Fusion findet gegenwärtig aufgrund der hohen Kosten der fMRT-Untersuchungen und des zeitlichen Aufwandes der fMRT-Auswertung noch nicht statt. Im Rahmen weiterer Forschung auf dem Gebiet der OIS wäre dies jedoch von großem Interesse. Es müssten folglich geeignete Materialien zur Einstellung der bei fMRT-Bildgebung relevanten T_2-Differenzen und der für OIS zu variierenden Absorptions- und Streueigenschaften gefunden werden. Die zur Einstellung der Absorptionseigenschaften für OIS-Bildgebung verwendete Tinte als Zusatzstoff ist dabei hinsichtlich ihres Einflusses auf die Relaxationszeiten zu prüfen. Bei der weiteren Materialentwicklung müssten dann die erzielten Absorptions- und Streueigenschaften mit den Relaxationszeiten iterativ abgestimmt werden.

Zusammenfassung zum Phantombaukastensystem

Die vorgestellten Phantommodule sind in Abbildung 9-2 schematisch dargestellt. Alle Module sind dabei prinzipiell beliebig mit anderen Modulen zu kombinieren, um mit diesen Phantomkombinationen neue Algorithmen für spezielle multimodale Bildverarbeitungsaufgaben objektiv bewerten zu können. Allerdings muss für jede neue Phantomkombinationen die gesamte Phantomentwicklung gemäß dem verallgemeinerten Vorgehensmodell im folgenden Kapitel (Abbildung 10-1) vollständig durchlaufen werden. Bei der Entwicklung sind dabei insbesondere die genannten oder auch weitere Anpassungen zu berücksichtigen.

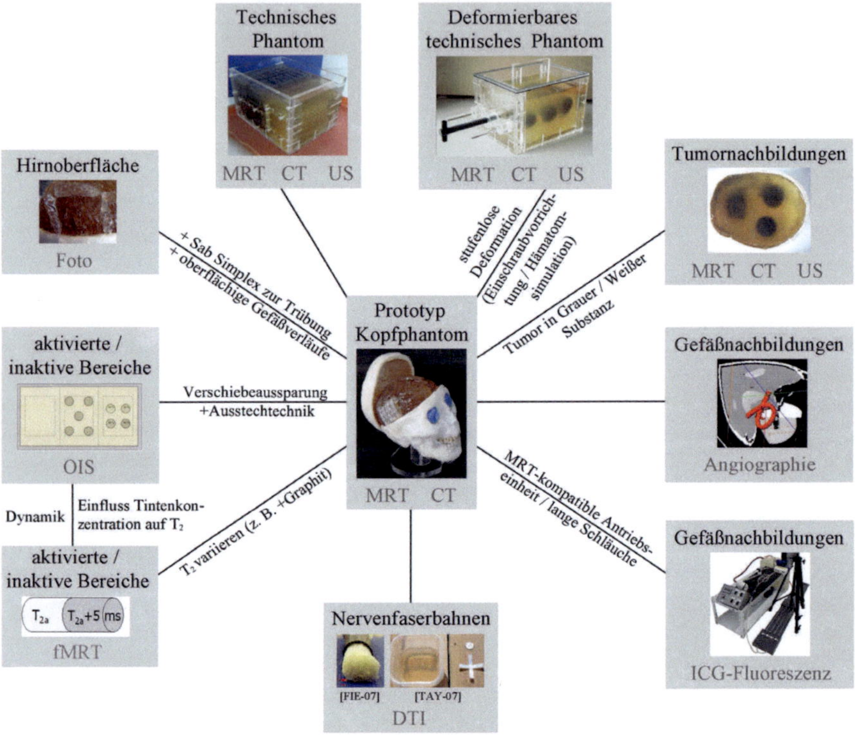

Abbildung 9-2: Module des Phantombaukastensystems (graue Kästen) mit zu beachtenden Kombinationsaspekten bei Kombination zweier oder mehrerer Module (Verbindungslinien)

10 Verallgemeinerung des Gesamtprozesses – Vorgehensmodell

10.1 Prozessschritte der Phantomentwicklung

Ausgehend von der Darstellung der Phantomentwicklung und -validierung für konkrete Anwendungen in Kapitel 6 bis 8 sowie dem Stand der Technik (Abschnitt 2.6) und den theoretischen Grundlagen (Abschnitt 4.1 und 4.2), wird der Prozess der Phantomentwicklung und -validierung im Folgenden systematisiert und verallgemeinert. Der Prozess ist eingebettet in das gesamte Vorgehen zur Qualitätsbewertung der Bildverarbeitung gemäß Abbildung 1-2. Die zu durchlaufende Prozesskette ist in Abbildung 10-1 zusammengefasst.

Voraussetzung für die Phantomentwicklung ist die Kenntnis der physikalischen Grundlagen der einzubeziehenden Modalitäten. Außerdem ist einerseits der Zweck der Phantomanwendung, andererseits die Funktionsweise der zu bewertenden Bildaufnahmegeräte bzw. Bildverarbeitungswerkzeuge genau zu analysieren. Aus der Kenntnis aller für das Ergebnisbild genutzten Patienten- und Bildeigenschaften sind dann diejenigen herauszufiltern, die für die zu bewertende Funktion entscheidend sind und daher zwingend nachgebildet werden müssen. Der komplexe Patient (das „Objekt") ist somit entsprechend dem Verkürzungsmerkmal von Modellen auf die Eigenschaften zu reduzieren, die für den gewünschten Informationsgewinn relevant sind – das Phantom muss nur so genau wie nötig sein. Diese Schritte entsprechen dem klassischen Vorgehen der Modellierung: Prozessanalyse und Festlegung der Modellziele, d. h. Auswahl der nachzubildenden Merkmale.

Im nächsten Schritt sind den ausgewählten Eigenschaftskenngrößen einzustellende Werte aus dem Originalsystem (Patient) zuzuordnen. Diese Werte müssen im Originalsystem meist gemessen oder aus Messwerten aus der Literatur bestimmt werden. In der Sprache der Modellierung werden die Größen identifiziert. Die Eigenschaftskenngrößen können z. B. die Organabmessungen oder die Bildgebungskenngrößen der Organgewebe wie beispielsweise die CT-Zahl bei CT-Bildgebung sein. Die Werte dienen bei der Phantomentwicklung meist als Zielgrößen, mitunter wird zur Zielgrößendefinition der natürlich vorgefundene Wertebereich noch erweitert oder eingeschränkt. Die Zielgrößen definieren die Anforderungen an das zu entwickelnde Phantom. In der (mathematischen) Modellierung sind die zu identifizierenden Größen Parameter von Gleichungen, die es für die Modellbildung gilt mit Werten zu belegen. Bei dem physischen Modell Phantom müssen diese Parameter jedoch durch die Modellbildung, d. h. die Phantomkonstruktion, erst eingestellt werden.

Bei der Phantomkonstruktion ist wie beim Konstruieren allgemein vorzugehen. Ausgehend von einem Gesamtentwurf werden Teilkomponenten ermittelt, für die nach Lösungsvarianten zu suchen ist. Die Lösungsmöglichkeiten werden miteinander bezüglich der Anforderungserfüllung und der Aufwand-Nutzen-Relation bewertet. Dazu sind ggf. auch Versuchsreihen (Eignungstests) nötig. Beispiele hierfür sind die in Abschnitt 6.4 diskutierten Lösungsmöglichkeiten zur Simulation der Tiefenverschiebung oder die verschiedenen Konzentrationsreihen zur Materialeignung und -ableitung in Kapitel 5. Die ausgewählten Teilkomponenten sind zu einem Gesamtentwurf zusammenzufügen. Dieser Vorgehensschritt wird in der Modellierung als Synthese der Subsysteme zu einem Gesamtmodell bezeichnet.

Beim Gesamtentwurf des Phantoms ist außerdem dessen spätere Anwendung zu berücksichtigen. Die geplante Durchführung der Phantomvalidierung und die Bestimmung der Qualitätskenngrößen der zu prüfenden Bildaufnahme bzw. Bildverarbeitung (Messpläne) sind gedanklich mit dem konstruierten Phantom zu durchlaufen, um evtl. Mängel, d. h. noch nicht berücksichtigte, dafür aber notwendige

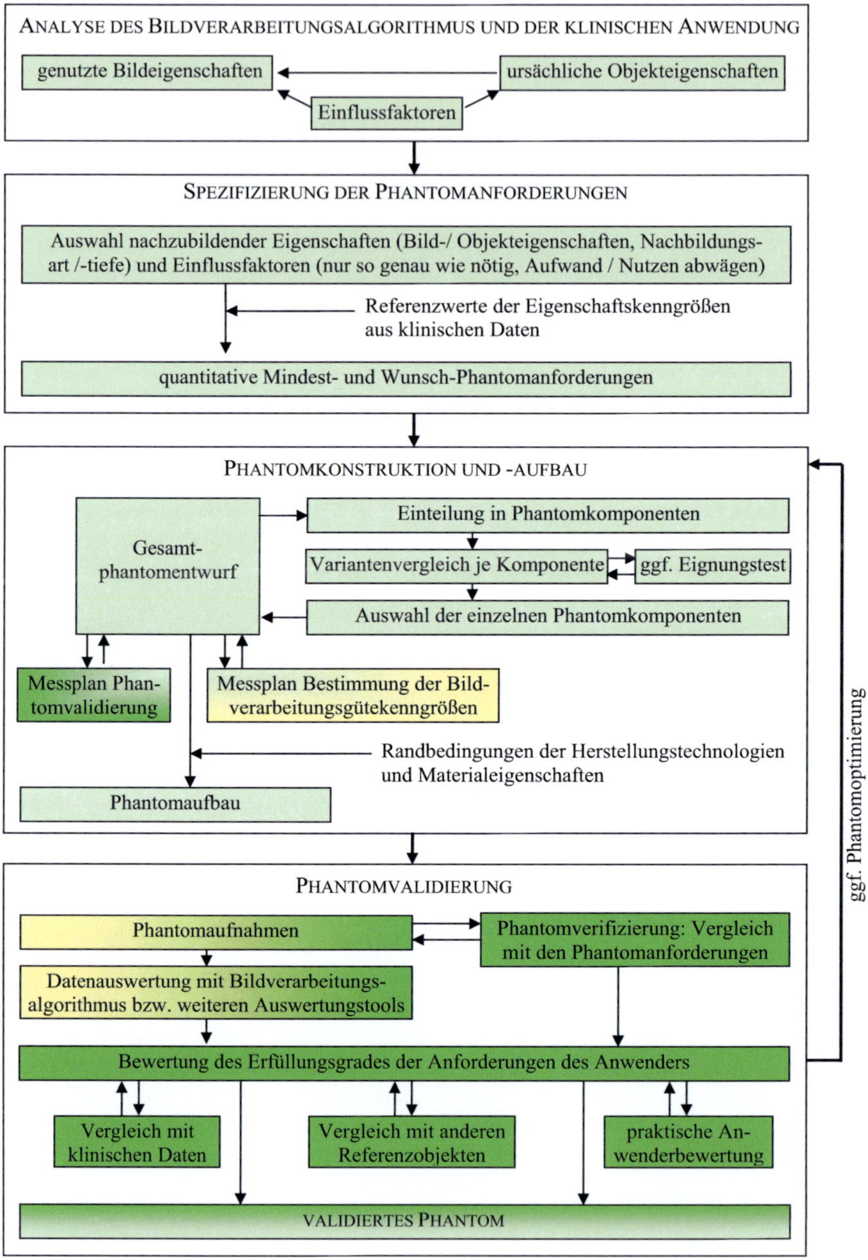

Abbildung 10-1: Prozess der Phantomentwicklung und -validierung, hellgrün: Phantomentwicklung, grün: Gütebewertung Phantom, gelb: Gütebewertung Bildverarbeitungsalgorithmus

Details, frühzeitig zu erkennen und noch zu integrieren. Beim Aufbau des Phantoms sind dann evtl. noch technologische oder materialbedingte Randbedingungen zu berücksichtigen, die u. U. auch auf Details des Phantomentwurfs Auswirkungen haben. Es sind, wiederum unter dem Gesichtspunkt der Aufwand-Nutzen-Relation, geeignete Herstellungstechnologien auszuwählen.

10.2 Systematisierung der Phantomvalidierung

Die Phantomvalidierung sollte entsprechend Abschnitt 4.2.3 den gesamten Phantomentwicklungsprozess von Anfang an begleiten. Praktisch heißt dies, dass bei jeder Entscheidung wie der Auswahl relevanter Merkmale, der Festlegung der Anforderungen und der Auswahl der Phantomkomponenten die Eignung für die Anwendung (gedanklich) zu prüfen ist. Die abschließenden Schritte zur Validierung belegen dies dann. Das Ziel ist dabei, die Eignung des Phantoms an möglichst objektiv nachvollziehbaren Kriterien zu bewerten.

Die Methoden der Validierung von Phantomen wurden bereits in Abschnitt 2.6 ausgehend von der Literatur in die vier Kategorien systematisiert: Messung physikalischer Eigenschaften, Vergleich Phantom und Patient, Vergleich Phantom und weiteres Objekt, sowie Eignungseinschätzung. Die Messung der physikalischen Eigenschaften wird dabei stets für quantitative Vergleiche zwischen Phantom und Patient / anderem Objekt / den Anforderungen genutzt.

Der erste Validierungsschritt ist in jedem Fall die Verifizierung des Phantoms, d. h. der Vergleich mit den Anforderungen. Zur Validierung im engeren Sinne, also dem Prüfen der Eignung für den Anwender, werden hier verallgemeinert drei nutzbare Methoden klassifiziert:

1) Vergleich von Phantom und Patient
2) Vergleich von Phantom und einem weiteren Referenzobjekt (Phantom, Simulation)
3) Bewertung der praktischen Eignung für den Anwender.

Diese Einteilung weist Analogien zu den Validitätskriterien für mathematische Modelle komplexer biologischer Systeme nach Cobelli und Leaning et al. [COB-84, LEA-83a] auf: 1) entspricht der Empirischen Validität, 2) der Theoretischen Validität und 3) der Pragmatischen Validität. Das vierte externe Validitätskriterium – Heuristische Validität – ist für Phantome im Allgemeinen irrelevant, da Phantome in der Bildgebung in der Regel nicht zur Erforschung unbekannten Verhaltens des nachgebildeten Objekts, d. h. des Patienten, dienen.

Die nach Cobelli und Leaning et al. [LEA-83a, COB-84, COB-08] ebenfalls immer zu prüfenden internen Validitätskriterien Konsistenz und Algorithmische Validität können von mathematischen Modellen auf Hardwarephantome übertragen werden. Man kann sie als notwendige mechanische Stabilität und Haltbarkeit sowie Stabilität der gewünschten Eigenschaften über den gewünschten Anwendungszeitraum hinweg interpretieren. Die Untersuchung der Langzeitstabilität wie in Abschnitt 5.5 ist folglich ein internes Validitätskriterium. Die Anforderungen an die Langzeitstabilität ergeben sich dabei aus den festgelegten Anforderungen (Pragmatisches Modellmerkmal).

Zum Vergleich von Phantom und Patient im Sinne der Empirischen Validität (Methode 1) ist das naheliegendste Testszenario die Abbildung des Phantoms mit einem bildgebenden Verfahren, ohne Anwendung weiterer spezieller Bildverarbeitungsalgorithmen. Die zu vergleichenden Eingangsgrößen sind die für die Bildgebung relevanten Patienteneigenschaften wie geometrische Abmessungen, Bildgebungskenngrößen (CT-Zahl, T_1, T_2, ...), Materialelastizität, Absorptionsverhalten etc. Die zu prüfenden Ausgangsgrößen sind Bildeigenschaften wie geometrische Abmessungen, Objektkontrast, Grauwertverteilungen, Bildtextur etc. Darüber hinaus sind anwendungsspezifische Testszenarien, für die Referenzdaten existieren, anzuschließen. Des Weiteren sollen nach Methode 1 auch direkt die Phantom- und Patienteneigenschaften verglichen werden, z. B. Abmessungen im Patienten und im

Phantom. Diese Vergleichsgrößen gehen häufig bereits direkt in die Phantomanforderungen mit ein und sind dann im Sinne der Verifizierung ohnehin zu prüfen.

Für die Methode 2 – entsprechend der Theoretischen Validität – darf es keine Widersprüche zwischen den mit den anderen Modellen (Phantome oder theoriebasierte Simulationen) und den mit dem Phantom erzielten Ergebnissen geben. Darüber hinaus ist für die Methode 2 auch zu prüfen, wie das Phantom im Vergleich zu anderen Phantomen abschneidet. In welchen Bereichen ist es beispielsweise eine Verbesserung gegenüber dem Stand der Technik, welche Nachteile müssen dafür evtl. in Kauf genommen werden?

Die genannte Methode 3 – korrespondierend mit der Pragmatischen Validität – umfasst die Handhabbarkeit (z. B. Größe und Gewicht bezüglich der Transporteigenschaften, Lagerungsanforderungen oder Fixierbarkeit im bildaufnehmenden System) sowie subjektive Einschätzungen des Anwenders, wie z. B. die Akzeptanz des Phantoms (beispielsweise beeinflussbar durch die optische Erscheinung). Dieses Kriterium weist somit auch einen subjektiven Anteil auf.

Die nötigen Tests sind stark von der beabsichtigten Phantomanwendung abhängig und müssen darauf abgestimmt festgelegt werden. Phantome sind in der Regel Modelle zur Vorhersage und daher zwingend auf Empirische Validität zu prüfen (Methode 1), d. h. es müssen bei anthropomorphen Phantomen Vergleiche zwischen Original und Phantom erfolgen. Für ein technisches Phantom ist das Kriterium hingegen meist hinfällig und muss übertragen werden auf den Vergleich zwischen der Zielstruktur und der in der Umsetzung erreichten Geometrie bzw. funktionellen Eigenschaft. Die bei den Phantomen beobachtete Zweckabhängigkeit der genutzten Validierungsmethoden deckt sich mit der allgemeinen Theorie zur Validierung. Je mehr Validierungsmethoden angewendet werden, desto gründlicher kann die Validierung erfolgen. Entsprechend der Modelltheorie ist ein Phantom validiert, wenn es die festgelegten Validierungskriterien erfolgreich durchlaufen hat. Es ist also die Frage zu stellen: Welche Kriterien sind notwendig, um die Erfüllung des Phantomzwecks objektiv belegen zu können?

Ergänzend zu diesen Validierungsmethoden kann das Phantom bezüglich der Erreichung eines Referenzstandards bewertet werden. Ein idealer Referenzstandard weist ebenfalls eine hohe Ähnlichkeit zum Patienten auf. Die Referenzstandardkriterien sind in Abschnitt 2.1 aufgeschlüsselt, ein Beispiel für deren Anwendung auf Phantome ist in Abschnitt 8.4 nachzulesen. Zu beachten ist dabei jeweils, dass der Zweck im Vordergrund steht, nicht jedes Phantom muss alle Referenzstandardkriterien erfüllen. Der Nutzer muss sich jedoch immer über die Gültigkeitsgrenzen des Phantoms bewusst sein.

In Kapitel 8 wurden zur Wertung anthropomorpher und technischer Phantome Qualitätskriterien aufgestellt und angewendet. Sie erwiesen sich als geeignet und können daher als allgemeingültige Qualitätskriterien zu einer vergleichenden Bewertung von Phantomen herangezogen werden. Die Bewertung der einzelnen allgemeinen Kriterien reicht von „+3“ bis „-3“, „“+3“ bedeutet, dass die Anforderungen des Anwenders in diesem Punkt vollständig erfüllt sind (vgl. Erläuterung in Abschnitt 8.1). Die Punkteskala dient als Hilfsmittel für eine objektiv nachvollziehbare Bewertung. Eine verbale Wertung, wie in Kapitel 8 durchgeführt, sollte diese Einschätzung aber ergänzen und nachvollziehbar machen. Mit den aufgeführten Kriterien sind auch die genannten Validitätskriterien abgedeckt, wie die Zuordnung in Tabelle 10-1 zeigt. Anwendungsspezifisch können diese Kriterien auch ergänzt bzw. verkürzt werden. Sie bieten ein Werkzeug zum Vergleich verschiedener Phantome für verschiedene oder die gleiche Anwendung.

Tabelle 10-1: Qualitätskriterien für Phantome mit Zuordnung der Validitäts- und Referenzstandardkriterien

Nr.	**Qualitätskriterium**	**zugeordnete Kriterien für Validität und Referenzstandard (RS)**
	Bedingungskriterien (s. Abschnitt 5.1 und Ergänzung in 6.3) → Wertung: erfüllt: „✓" bzw. nicht erfüllt: „-"	
B1	Materialverträglichkeit mit den Bildgebungssystemen	
B2	Artefaktfreiheit bzw. klinisch relevante Artefakte nachgebildet	
B3	Eignung zur Bildaufnahme (Phantomgröße, Signaleinkopplung)	
B4	Sichtbarkeit der Zielstrukturen in den gewünschten Modalitäten	
	allgemeine Kriterien → Wertung von „-3" über neutral: „0" bis „+3"	
K1	Realitätsnähe (klinisch vergleichbar) bzw. (technische) Eignung der erzielten Bildkontraste zwischen verschiedenen Strukturen	Empirische Validität
K2	Realitätsnähe der klinischen Strukturen bzw. Eignung der technischen Strukturen	Empirische Validität, RS: Realitätsnähe
K3	bekannte Referenzgeometrien im Phantom (Größe und Form vor Phantomaufnahme bekannt)	Empirische Validität, RS: Reproduzierbarkeit
K4	Erreichung der modalitätenspezifischen bildgebungsbestimmenden Zielparameter a) im zulässigen Abweichungsbereich der Gewebe-Zielwerte b) Erreichung der bei der Herstellung prognostizierten Werte c) Reproduzierbarkeit der erreichten Werte	Empirische Validität, RS: Realitätsnähe / Reproduzierbarkeit
K4	einfache Handhabbarkeit bei Aufnahme	Praktische Validität
K6	geringer Schwierigkeitsgrad der Herstellung	Praktische Validität
K7	Langzeitstabilität der Materialien / des Phantoms (≥ ½ Jahr, besser ≥ 2 Jahre)	Interne Validität
K8	Reproduzierbarkeit des Phantomaufbaus	RS: Reproduzierbarkeit

11 Zusammenfassung und Ausblick

11.1 Zusammenfassung

Auf dem Gebiet der Qualitätsbewertung der Medizinischen Bildgebung mit Phantomen wurden in dieser Arbeit folgende Ergebnisse erreicht:

- Bereitstellung von deformierbaren Phantommaterialien für verschiedene spezifische Anwendungen zur Simulation von Kopfgewebe für MRT-, CT- und US-Bildgebung
- Entwicklung und Realisierung eines multimodal anwendbaren Kopfphantomprototyps, der zur Qualitätsbewertung eines Bildverarbeitungstools geeignet und vielfältig nachnutzbar ist
- Realisierung zweier multimodal nutzbarer technischer Phantome zur Bestimmung von Bildaufnahmekenngrößen und Bewertung elastischer Registrierungsalgorithmen
- Konzeption von Phantommodulen für ein Phantombaukastensystem für verschiedene Anwendungen aus dem Bereich der Neurochirurgie und -radiologie
- Bereitstellung eines systematisierten, allgemeingültigen Vorgehensmodells zur Entwicklung und Validierung von Phantomen für beliebige Anwendungen nach einheitlichen Kriterien.

Die bei der Phantomerstellung zu erfüllenden allgemeinen Phantomanforderungen ergaben sich aus dem Anwendungsgebiet der Neurochirurgie und -radiologie. Die speziellen Anforderungen an den Prototyp wurden aus der Analyse der ausgewählten Anwendung – der Qualitätsbewertung des Bildverarbeitungstools ELECTRODE_VISUALIZATION – abgeleitet. In der Literatur wurden bisher keine multimodal nutzbaren Phantome und Phantommaterialien beschrieben, die den gestellten Anforderungen genügen.

Das Phantommaterial sollte deformierbar sein, und realitätsnahe, von den Aufnahmeeinstellungen bei der Bildgewinnung weitgehend unabhängige, Kontraste bieten. Als Qualitätskriterien der Materialauswahl wurden daher für MRT-Bildgebung die Relaxationszeiten T_1 und T_2, für CT-Bildgebung die CT-Zahl und für US-Bildgebung die Schallgeschwindigkeit c und der Schwächungskoeffizient α gewählt. Die Festlegung der Zielbereiche für die Bildgebungskenngrößen T_1, T_2, CT-Zahl, c und α zur Simulation von Grauer und Weißer Hirnsubstanz, Liquor, Blut, Haut und Knochen erfolgte auf der Basis von zahlreichen Veröffentlichungen, in denen diese Werte an gesunden menschlichen Geweben gemessen worden sind. Ausgehend von der Phantommaterialrecherche, den Materialeigenschaften und den in der Literatur angegebenen Bildgebungskenngrößen wurden das Basisphantommaterial Gelatine und verschiedene Zusatzstoffe wie z. B. $BaSO_4$ oder Graphit zur Einstellung der Zielbildgebungskenngrößen ausgewählt. In zahlreichen Versuchsreihen mit verschiedenen Kombinationen von Zusatzstoffen wurden die Bildgebungskenngrößen gemessen und mit den Zielwerten verglichen. Daraus ergaben sich die gewählten Materialzusammensetzungen, einerseits für zueinander kontrastreiche Materialien für MRT-, CT- und US-Bildgebung für die technischen Phantome, andererseits für Materialien zur Simulation von Grauer und Weißer Hirnsubstanz, Liquor und Haut für den Phantomprototyp. Die beiden zueinander kontrastreichen Materialien für MRT-, CT- und US-Bildgebung basieren auf 15 Ma-%iger Gelatine mit 0,3 Ma-% Phenol, für das Basismaterial wird 0,1 Ma-% Sab Simplex® und für das Kontrastmaterial 3 Ma-% Graphit sowie 0,3 Ma-% $BaSO_4$ zugesetzt. Die im Kopfphantomprototyp für MRT- und CT-Bildgebung genutzten Materialien bestehen für Weiße Substanz aus 15 Ma-%iger Gelatine mit 0,3 Ma-% Phenol und 0,004 Ma-% $CuSO_4$, für Graue Substanz aus 15 Ma-%iger Gelatine mit 0,3 Ma-% Phenol und 0,046 Ma-% $BaSO_4$, für Liquor aus 3 Ma-%iger Gelatine mit 0,06 Ma-% Phenol und für Haut aus Vaseline mit 3 Ma-% Gelatine und 0,06 Ma-% Phenol. Auf die

Nachbildung des Schädelknochens wurde verzichtet, stattdessen kam ein echter, für Lehr- und Forschungszwecke freigegebener, menschlicher Schädel zum Einsatz [AKS-06]. Darüber hinaus wurden weitere mögliche Materialzusammensetzungen für US-, MRT- und CT-Bildgebung bzw. für MRT- und CT-Bildgebung diskutiert (s. Abschnitt 5.7.1 bzw. 5.7.4).

Die gesamte Prozesskette der Phantomentwicklung und -validierung wurde am Beispiel des Phantomprototyps zur Bewertung des Bildverarbeitungstools ELECTRODE_VISUALIZATION durchlaufen. Das Bildverarbeitungstool dient zur, auf MRT- und CT-Datensätzen basierenden, Operationsplanung in der Epilepsiechirurgie zur Lokalisation von subdural implantierten Elektroden auf der Hirnoberfläche. Aus den offen gebliebenen Fragen bei der Qualitätsbewertung dieses Tools allein mit theoretischen Methoden und Patientendatensätzen leiteten sich die spezifischen Phantomanforderungen ab. Ausgehend von einem Gesamtentwurf des prinzipiellen Phantomaufbaus sind wesentliche Phantomkomponenten diskutiert und ausgewählt worden. Der nach diesem Konzept aufgebaute Prototyp eines neuartigen physischen, multimodal nutzbaren Kopfphantoms ist als Werkzeug zur Gütebewertung der multimodalen Bildgebung geeignet und bietet die Möglichkeit zur Simulation von Gewebedeformationen. Die deformierbaren Phantommaterialien für Weiße und Graue Hirnsubstanz sowie Liquor sind in den Schädel eingebettet und bilden sowohl oberflächennahe als auch innen liegende Gyri und Sulci nach. Außerdem enthält der Prototyp multimodal sichtbare Marker und Elektrodengitter, die denen bei Patienten eingesetzten entsprechen. Mit dem Prototyp konnte die Qualität des Bildverarbeitungstools ELECTRODE_VISUALIZATION für die Epilepsiechirurgie quantitativ erfasst werden. Das Tool erfüllt die klinischen Anforderungen. Insbesondere wurde anhand des Phantoms belegt, dass das Tool der geforderten Elektrodenlagebestimmungsgenauigkeit von 5 mm in Projektionssicht des Arztes auf das Gehirn genügt. Das Bildverarbeitungstool wird nun erfolgreich im klinischen Alltag zur unterstützenden Operationsplanung eingesetzt.

Der entwickelte und validierte Phantomprototyp lässt sich durch die in der Arbeit beschriebenen Modifikationen für weitere Anwendungen aus der Neurochirurgie und -radiologie nachnutzen, Beispiele hierfür sind:

- Bestimmung der Registrierungsgenauigkeit eines intraoperativen Fotos auf das Gehirn
- Nachbildung verschiedener Deformationsszenarien zum Erstellen einer Referenzbilddatenbank zur vergleichenden Bewertung von Algorithmen zur subduralen Elektrodenlokalisation
- Ermittlung der Segmentierungsgenauigkeit des Gehirns für verschiedene Bildverarbeitungsalgorithmen.

Verschiedene Erweiterungsmodule sind im entworfenen Phantombaukastensystem zusammengestellt, es gibt u. a. Modulkonzepte für die Integration von multimodal erfassbaren Nachbildungen für Tumore, Gefäßverläufe oder aktivierte Hirnregionen. Zusätzlich zu diesen anthropomorphen strukturellen (MRT, CT, US) bzw. funktionellen (fMRT, DTI, ICG, OIS) Phantommodulen wurden technische Phantome zur Bestimmung von Kenngrößen der Bildaufnahme (Auflösung, Schichtdickenprofil, Verzerrung) und zur Ermittlung der elastischen Registrierungsgenauigkeit typischer klinischer Zielobjekte wie Tumore aufgebaut und erfolgreich genutzt.

Abgeleitet von der durchlaufenen Phantomentwicklung des Prototyps ist der gesamte Entwicklungs- und Validierungsprozess in einem Vorgehensmodell verallgemeinert worden, welches außer auf den praktischen Erfahrungen auch auf den theoretischen Grundlagen der Modellentwicklung und -validierung beruht. Das Vorgehen ist auf beliebige Phantomeinsatzzwecke anwendbar. Die vier wesentlichen zu durchlaufenden Etappen sind:

- Analyse des Bildverarbeitungsalgorithmus und der klinischen Anwendung

- Spezifizierung der Phantomanforderungen
- Phantomkonstruktion und -aufbau
- Phantomvalidierung.

Entscheidend für den Erfolg der gesamten Phantomentwicklung ist der erste Schritt, nur mit einer genauen Anwendungsanalyse kann auch das passende, erfolgreich einsetzbare Phantom entstehen. Die Einzeletappen sind in der Abbildung 10-1 weiter untergliedert. Die Validierung wurde anhand herausgearbeiteter allgemeingültiger Kriterien vereinheitlicht. Die Kriterien umfassen die Realitätsnähe im Detail und bezüglich der Zielparameter, die Handhabbarkeit, die Herstellung, die Langzeitstabilität sowie die Reproduzierbarkeit (s. Tabelle 8-1 bzw. Tabelle 10-1). Anhand dieser Kriterien ist es möglich, die Güte verschiedener Phantome zu vergleichen.

11.2 Ausblick

Für die nachhaltige Nutzung der mit dem Kopfphantomprototyp möglichen Qualitätsbewertung von Algorithmen zur Lokalisation intrakranieller Elektroden ist es als nächstes notwendig, weitere Deformationsszenarien in Kombination mit den in Abschnitt 9.2 genannten Optimierungen umzusetzen. Die am Phantom gewonnenen simulierten prä-, intra- und postoperativen MRT-, CT- und Photographie-Daten sind in einer Datenbank abzulegen, die für interessierte Nutzer zugänglich ist. Mit den Phantomdaten können dann verschiedene Bildverarbeitungsalgorithmen objektiv miteinander verglichen werden und für die gewünschte Anwendung der optimale Algorithmus ausgewählt werden.

Für einzelne der vorgeschlagenen Phantommodule zur Prototyperweiterung existieren am Institut für Biomedizinische Technik der Technischen Universität Dresden bereits Umsetzungsvarianten. Dies betrifft die Module für die:

- Nachbildung von Hirntumoren
- Perfusionsbildgebung (Flussphantom) und
- Optische Bildgebung Intrinsischer Signale (OIS).

Die Module wurden als einzelne Phantome für spezifische Fragestellungen der Neurochirurgie und -radiologie entworfen, umgesetzt und validiert. Weitere Modifikation der Phantommodule sind jedoch notwendig, um die Fragen dieser Anwendungsfälle vollständig beantworten zu können. Dabei wird die Verifizierung und Validierung der jeweiligen, sich im Forschungsstadium befindlichen, Bildverarbeitungsalgorithmen fortgeführt, um daraus weitere Schlussfolgerungen zu deren Optimierung abzuleiten. Dies entspricht dem typischen Ablauf bei der Phantomentwicklung entsprechend dem Vorgehensmodell – nach der Phantomvalidierung ergeben sich häufig nötige oder vorteilhafte Phantomoptimierungen. Nach Optimierung der Einzelmodule kann dann für zukünftige Forschungsaufgaben entsprechend Abschnitt 9.3 die Integration ins Kopfphantom stattfinden. Allen Beispielen gemeinsam ist, dass sie zur Verbesserung von Bildverarbeitungsalgorithmen beitragen.

Zur Tumorsimulation für MRT-Bildgebung wurden bereits Grauwertbrücken und hyperintense Bereiche in einem Kopfphantom [OES-07] umgesetzt, s. Abschnitt 9.3. Die Validierung des Phantoms erfolgte durch den Vergleich der gewonnenen Ergebnisse mit denen aus Patientenaufnahmen [WAG-07]. Aufwendige Tests an Patientendaten in der frühen Phase der Algorithmenentwicklung können mit wenigen Phantomtests ersetzt werden. In Zukunft ist zu erwarten, dass weitere Entwicklungen zur möglichst automatischen Segmentierung verschiedener Tumortypen erfolgen. Zur möglichen Verifizierung der mit den Algorithmen ermittelten Ergebnisse mit Hilfe von Hardwarephantomen sind realistisch nachgebildete Gewebskontraste nötig. Aufgrund der Komplexität verschiedener Tumortypen ist die Materialentwicklung dafür äußerst anspruchsvoll. Die Beschränkung auf die Nachbildung einiger charakteristischer Merkmale für die jeweils interessierenden Modalitäten scheint daher auch künftig zweckmäßiger zu sein, um eine angemessene Aufwand-Nutzen-Relation zu wahren. Erweiternd könnten z. B. hypointense Bereiche oder spezifische Formen bzw. Größen der entsprechenden Merkmalsbereiche nachgebildet werden.

Mit den Flussphantommessungen wurden Ungenauigkeiten in der Arbeitsweise der Software AVI-ANALYSER [CIM-07, CIM-08] zur quantitativen, intraoperativen zerebralen Perfusionsbewertung mit Fluoreszenzangiographie (Farbstoff ICG) aufgedeckt. Die berechneten Flussgeschwindigkeiten hängen von diversen, bisher nicht ausreichend untersuchten, Einflussfaktoren ab. Um mit der Software aus intraoperativen Fluoreszenzvideoaufnahmen den Blutvolumenfluss zuverlässig berechnen zu können, sollte eine auf Phantommessungen basierende Datenbank in die Softwareberechnung integriert werden, in der in Abhängigkeit von den identifizierten Einflussfaktoren Korrekturfunktionen aufgeführt sind. Systematisch zu erfassende Einflussfaktoren sind insbesondere:

- Gefäßdurchmesser
- Gefäßverlauf am Messort und in dessen Nähe (Variation des lokalen Strömungsprofils)
- ICG-Konzentration (Einfluss auf Eindringtiefe des Nahinfrarotlichtes)
- Emissionswellenlänge und Absorptionsfilter (variiert in klinischen Messsystemen)
- vorhandener Volumenfluss und
- Pulsationshub zwischen maximalem (systolischem) und minimalem Volumenfluss.

Das erstellte Flussphantom [WEI-10a, WEI-12] ist für die Untersuchung dieser Einflussfaktoren geeignet. Um zusätzlich die Bandbreite verschiedener realer Datensätze zu berücksichtigen, sind weitere Strömungsszenarien aus Patientenaufnahmen im Phantom nachzustellen. Damit ist ein validiertes Phantom realisiert, das Ergebnisse liefert, die am Patienten nur mit zusätzlichen Belastungen oder gar nicht zu gewinnen wären. Aus den Untersuchungen am Phantom können dann die formelmäßigen Approximationen der Zusammenhänge zwischen einzelnen Einflussfaktoren und dem von der Software primär berechneten Volumenfluss abgeleitet und als Korrekturfunktionen in die Software implementiert werden.

Für die intraoperative flächige Visualisierung funktionell aktiver Hirnareale mit Optischer Bildgebung Intrinsischer Signale (OIS) wurden statische und dynamische Phantome entwickelt [KIE-11, OEL-12]. Sie dienen insbesondere der Bestimmung von technischen Einflussfaktoren auf die Datenauswertung, so wird z. B. der Einfluss der Beleuchtungsverhältnisse bei der Aufnahme oder die Eignung verschiedener Kamerasysteme systematisch untersucht. Die Durchführung solcher Messungen am Patienten ist aufgrund der dafür erforderlichen zeitlichen OP-Verzögerungen stark eingeschränkt und würde zusätzliche Patientenbelastungen bedeuten. Anhand der Phantommessungen konnten die Messapparatur und die Aufnahmebedingungen der OIS-Methode weiter optimiert werden. Fragen zur Wahl der optimalen Beleuchtungswinkel bedürfen jedoch noch weiterer Phantomoptimierungen und -messungen mit geeigneter Nachbildung der Hirnoberflächenbeschaffenheit und -geometrie. Auf den Ergebnissen der klinischen Erprobung [MEY-12] und den Phantommessungen aufbauend ist in einem Folgeprojekt mit der Carl Zeiss Meditec AG eine klinische Studie zur Etablierung der OIS-Methode geplant. Für die etablierte OIS-Methode wird vermutlich insbesondere eine (online-)Registrierung der OIS-Aufnahmen auf die Hirnoberfläche aus MRT-Daten von Interesse sein, damit die intraoperative Information direkt mit den präoperativen Daten präsentiert und gewertet werden kann. Zur Validierung eines solchen Algorithmus könnte die im Phantombaukastensystem vorgeschlagene Kombination des OIS-Phantoms mit dem Kopfphantom genutzt werden.

Im Zuge der zunehmenden Bedeutung der Qualitätssicherung in der Medizin wird auch die belegbare Bildgütebewertung immer wichtiger. Phantome können die Bewertung sehr gut objektiv nachvollziehbar unterstützen. Entsprechend dem allgemeinen Trend, dass multimodale Bildgebung in der Medizin zunimmt, werden auch verstärkt multimodal nutzbare Phantome nachgefragt werden. Gerade für spezifische Forschungsanwendungen ist aber zu erwarten, dass die benötigten Phantome nicht kommerziell angeboten werden. Auf Grundlage dieser Arbeit ist es nunmehr möglich, relativ schnell ein auf spezifische Anwendungen angepasstes Phantom zu entwickeln, indem die vorgestellten Phantommodule unter Beachtung der dargestellten Aspekte gezielt erweitert bzw. kombiniert werden. Dadurch kann das Potential von Phantomen bei der Qualitätsbewertung der medizinischen Bildgebung besser ausgeschöpft werden. Der teilweise immense Entwicklungsaufwand eines Phantoms wird unter Nutzung des hier konzipierten Phantombaukastensystems reduziert. Gleichwohl sind die einzelnen Phantomentwicklungs- und -validierungsschritte für jede spezifische neue Anwendung zu durchlaufen.

Der Prototyp oder einzelne bzw. kombinierte Phantommodule aus dem Baukastensystem lassen sich neben der Anwendung als Werkzeuge zur Gütebewertung der Bildgebung auch für Ausbildungszwecke nutzen. Anhand der Phantomdaten können Studenten medizinischer oder (bio-)medizintechnischer Fachrichtungen ein Gespür für die Genauigkeit und das Fehlerpotential der in der Medizin genutzten bildgebenden Verfahren und Bildverarbeitungsalgorithmen entwickeln und trainieren. Dazu führen sie direkte Vergleiche des physischen Phantoms und der damit erzielten Abbildungen durch und decken evtl. Abweichungen auf und diskutieren diese. Dabei können auch systematisch verschiedene Einflussgrößen der Bildaufnahme oder -verarbeitung isoliert voneinander und ohne ggf. zu beachtende Einschränkungen bei Patienten untersucht werden. Der Vorteil gegenüber bisherigen Phantomen liegt dabei auch insbesondere in der multimodalen Abbildbarkeit ein und desselben Phantoms, damit wird die Tendenz zunehmender multimodaler Bildgebung in der Medizin berücksichtigt. Außerdem ist der Vorzug in der detaillierten Nachbildung anatomischer Strukturen zu sehen, die sich signal- und kontrastäquivalent zu Patientenaufnahmen abbilden, und somit realistische und anschauliche Verhältnisse schaffen.

Die systematische Phantomentwicklung und -validierung wurde in dieser Arbeit anhand zahlreicher Beispiele für verschiedene Phantomeinsatzwecke durchlaufen und hat sich dabei bewährt. Dieses Vorgehensmodell ist somit künftig als Leitlinie für neue Phantomentwicklungen inkl. deren Validierung nutzbar und effektiviert diese Phasen.

Die verallgemeinerte, systematisierte Methodik der Entwicklung und Validierung von Hardwarephantomen kann auch auf andere physische Modelle übertragen werden, für die diese Prozesse kaum detailliert in der Literatur zu finden sind. Die Anwendungsanforderungen ergeben sich dann jeweils aus den nachzubildenden Effekten aus der Natur. Das Vorgehensmodell ergänzt somit die in der Literatur zahlreich beschriebene Entwicklung und Validierung mathematischer Modelle um die der physischen Modelle.

Literaturverzeichnis

[ACR-11] American College of Radiology (ACR): Phantom Test Guidance for the ACR MRI Accreditation Program. Juni 2005. Online im Internet: URL: http://www.acr.org/accreditation/mri/mri_qc_forms/phantom_test_guidance.aspx [Stand 14.8.2011]

[AKS-06] AKSE GbR, Wiesbaden (Lieferant): *Naturschädel.* Medizinisches Lehrmittel. Lieferung an: TU Dresden, Institut für Biomedizinische Technik, U. Morgenstern, 7.3.2006; Lieferantenerklärung (legale Produktion, legaler Import): Erler-Zimmer GmbH & Co. KG, Lauf, 15.2.2006

[ALF-03] Alfano B, Prinster A, Quarantelli M, Brunetti A, Salvatore M: STEPBRAIN: a stereolitographed phantom of the brain for nuclear medicine, computed tomography, and magnetic resonance applications. In: *Proceedings of Radiological Society of North America (RSNA)*, 2003, Q17-1350

[ARI-77] Arimitsu T, Chiro GD, Brooks RA, Smith PB: White-Grey Matter Differentiation in Computed Tomography. In: *Journal of Computer Assisted Tomography.* 1 (1977), Nr. 4, S. 437-442

[AUB-06] Aubert-Broche B, Griffin M, Pike GB, Evans AC, Collins DL: Twenty new digital brain phantoms for creation of validation image data bases. In: *IEEE transactions on medical imaging.* 25 (2006), Nr. 11, S. 1410-1416

[AUB-09] Aubert-Broche B, Grova C, Pike GB, Collins DL: Clustering of atlas-defined cortical regions based on relaxation times and proton density. In: *NeuroImage.* 47 (2009), S. 523–532

[AZH-10] Azhari H: *Basics of Biomedical Ultrasound for Engineers.* Wiley-IEEE Press, 2010. ISBN 0470465476

[ÄZQ-10] Ärztliches Zentrum für Qualität in der Medizin: Arztbewertungsportale. In: *ÄZQ info.* 4 (2010)

[BAB-96] Babel W: Gelatine - ein vielseitiges Biopolymer. In: *Chemie in unserer Zeit.* 30 (1994), Nr. 2, S. 86-95

[BAL-07] Balan AGR, Traina AJM, Ribeiro MX, Marques PMA, Traina C: HEAD: the Human Encephalon Automatic Delimiter. In: *Proceedings of the 20th IEEE symposium on computer-based medical systems.* 2007, S. 171–176

[BAM-81] Bamber JC: Ultrasonic attenuation in fresh human tissues. Letter to the Editor. In: *Ultrasonics.* 9 (1981), Nr. 4, S. 187-188

[BAR-94] Barbosa S, Blumhardt LD, Roberts N, Lock T, Edwards RH: Magnetic resonance relaxation time mapping in multiple sclerosis: normal appearing white matter and the "invisible" lesion load. In: *Magnetic Resonance Imaging.* 12 (1994), Nr. 1, S. 33-42

[BAR-97] Barth M, Moser E: Proton NMR relaxation times of human blood samples at 1.5 T and implications for functional MRI. In: *Cell and Molecular Biology.* 43 (1997), S. 783-791

[BAT-00] Bates LM, Goerss SJ, Meyer FB, Robb RA: A Method for Ultrasound Image Based Correction of Intraoperative Brain Shift. In: *Proceedings of the 14th International Congress and Exhibition CARS 2000: Computer Assisted Radiology and Surgery (San Francisco).* International Congress Series 1214 (2000), S. 153-158

[BEY-07] Beyer J, Hadwiger M, Wolfsberger S, Bühler K: High-quality multimodal volume rendering for preoperative planning of neurosurgical interventions. In: *IEEE Transactions on Visualization and Computer Graphics.* 13 (2007), 1696-703

[BIC-10] BrainWeb: *Simulated Brain Database.* Homepage. 12.6.2006. Online im Internet: URL: http://mouldy.bic.mni.mcgill.ca/brainweb/ [Stand 2010]

[BLE-88] Blechinger JC, Madson EL, Frank GR: Tissue-mimicking gelatin-agar gels for use in magnetic resonance imaging phantoms. In: *Medical Physics.* 15 (1988), Nr. 4, S. 629-636

[BOO-94] Bootsveld K, Träber F, Kaiser WA, Layer G, Elger CE, Hufnagel A, Gieseke J, Reiser M: Localisation of intracranial EEG electrodes using three dimensional surface reconstructions of the brain. In: *European Radiology.* 4 (1994), S. 52–56

[BOT-84] Bottomley PA., Foster TH, Argersinger RE, Pfeifer LM: A review of normal tissue hydrogen NMR relaxation times and relaxation mechanisms from 1–100 MHz: Dependence on tissue type, NMR frequency, temperature, species, excision, and age. In: *Medical Physics.* 11 (1984), Nr. 4, S. 425-448

[BOT-87] Bottomley PA, Hardy CJ; Argersinger RE, Allen-Moore G: A review of 1H nuclear magnetic resonance relaxation in pathology: Are T1 and T2 diagnostic? In: *Medical Physics.* 14 (1987), Nr. 1, S. 1-37

[BRE-86] Breger RK, Wehrli FW, Charles HC, MacFall J-R, Haughton VM: Reproducibility of relaxation and spin-density parameters in phantoms and the human brain measured by MR imaging at 1.5 T. In: *Magnetic Resonance in Medicine.* 3 (1986), Nr. 5, S. 649-662

[BRE-89] Breger RK, Rimm AA, Fischer ME, Papke RA, Haughton VM: T1 and T2 measurements on a 1.5-T commercial MR imager. In: *Radiology.* 171 (1989), Nr. 1, S.: 273-276

[BRE-91] Breger RK, Yetkin FZ, Fischer ME, Papke RA, Haughton VM, Rimm AA: T1 and T2 in the cerebrum: correlation with age, gender, and demographic factors. In: *Radiology.* 181 (1991), Nr. 2, S. 545-547

[BRE-99] Breeuwer M, Zylka W, Wadley J, Falk A: Detection and correction of geometric distortion in 3D CT/MR images. In: *Proceedings of the 13th International Congress and Exhibition CARS 1999: Computer Assisted Radiology and Surgery (Paris).* 1999

[BRE-08] Bredenhöller C: AW: Frage zu CT. Siemens AG, Forchheim. Online im Internet: E-Mail von Christiane Bredenhoeller <christiane.bredenhoeller@siemens.com> (12.6.2008)

[BUR-80] Burlew MM, Madsen EL, Zagzebski JA, Banjavic RA, Sum SW: A new ultrasound tissue-equivalent material. In: *Radiology.* 134 (1980), Nr. 2, S. 517-520

[BUT-96] Buthiau D, Kaech DL: *CT und MRT in der klinischen Praxis.* Bern: Hans Huber Verlag, 1996

[CER-93] de Certaines JD, Henriksen O, Spisni A, Cortsen M, Ring PB: In vivo measurements of proton relaxation times in human brain, liver, and skeletal muscle: A multicenter MRI study. In: *Magnetic Resonance Imaging.* 11 (1993), Nr. 6, S. 841-850

[CES-03] Cesalpinia food spa: *κ-Carrageen, Firmulsion WGR.* Italien. Datenblatt. 16.12.2003

[CHE-06] Chen ZD: SmartPhantom - an fMRI Simulator. In: *Magnetic Resonance Imaging.* 24 (2006), Nr. 3, S. 301-313.

[CHO-08] Choi SP, Park HK, Park KN, Kim YM, Ahn KJ, Choi KH, Lee WL, Jeong SK: The density ratio of grey to white matter on computed tomography as an early predictor of vegetative state or death after cardiac arrest. In: *Emergency Medicine Journal.* 25 (2008), S. 666–669

[CHU-97] Chu KC, Rutt BK: Polyvinyl alcohol cryogel: an ideal phantom material for MR studies of arterial flow and elasticity. In: *Magnetic Resonance in Medicine.* 37 (1997), Nr. 2, S. 314-319

[CIM-07] Cimalla P: *Optimierung und Verifizierung der Bewertung der zerebralen Perfusion mittels ICG-Fluoreszenzaufnahmen.* Technische Universität Dresden, Institut für Biomedizinische Technik. Diplomarbeit. 2007

[CIM-08] Cimalla P, Graf D, Duscha P, Meyer T, Kuß J, Steinmeier R, Koch E, Morgenstern U: Methods for measuring the blood flow velocity in cerebral vessels using intraoperative Indocyanine Green fluorescence video angiography. In: *Proceedings of the 4th European Congress of the International Federation for Medical and Biological Engineering (Antwerpen, Belgien).* 22 (2008), Berlin: Springer-Verlag. S. 1446–1449

[CIR-10] Computerized Imaging Reference Systems, Inc. *Homepage.* 2010. Online im Internet. URL: http://www.cirsinc.com/main_products.html [Stand 18.11.10]

[CIR-10a] Computerized Imaging Reference Systems, Incorporated: *3D Anthropomorphic Skull Phantom. Model 603.* Datenblatt im PDF-Format. Online im Internet: URL: http://www.cirsinc.com/file/Products/603/603_CP.pdf [Stand 18.11.2010]

[CLA-98] Clark MC, Hall LO, Goldgof DB, Velthuizen R, Murtagh FR, Silbiger MS: Automatic Tumor Segmentation Using Knowledge-Based Techniques. In: *IEEE Transactions on medical imaging.* 17 (1998), Nr. 2, S. 187 – 201

[CMA-10] The Internet Brain Segmentation Repository, Center for Morphometric Analysis at Massachusetts General Hospital. *Homepage.* 15.01.2009. Online im Internet: URL: http://www.cma.mgh.harvard.edu/ibsr/ [Stand 2010]

[COB-84] Cobelli C, Carson ER, Finkelstein L, Leaning MS: Validation of simple and complex models in physiology and medicine. In: *American Journal of Physiology.* 246 (1984), Nr. 2, S. R259-R266

[COB-08] Cobelli C, Carson E: *Introduction to Modeling in Physiology and Medicine*. Amsterdam: Academic Press / Elsevier Inc. 2008

[COM-98] Comeau R: *Intraoperative Ultrasound Imaging in Interactive Image Guided Neurosurgery*. McGill University, Montreal, Sample of the Ph.D. work, 1998. Online im Internet: URL: http://www.bic.mni.mcgill.ca/research/groups/igns/US/us_home. html [Stand 18.3.2005]

[COM-00] Comeau RM, Sadikot AF, Fenster A, Peters TM: Intraoperative ultrasound for guidance and tissue shift correction in image-guided neurosurgery. In: *Medical Physics*. 27 (2000), Nr. 4, S. 787-800.

[CON-87] Condon B, Patterson J, Jenkins A, Wyper D, Hadley D, Grant R, Rowan J, Teasdale G: MR relaxation times of cerebrospinal fluid. In: *Journal of Computer Assisted Tomography*. 11 (1987), Nr. 2, S. 203-207

[COS-06] di Costanzo A, Scarabino T, Trojsi F, Giannatempo GM, Popolizio T, Catapano D, Bonavita S, Maggialetti N, Tosetti M, Salvolini U, d'Angelo VA, Tedeschi G: Multiparametric 3T MR approach to the assessment of cerebral gliomas: tumor extent and malignancy. In: *Neuroradiology*. 48 (2006), Nr. 9, S. 622-63

[DAL-08] Dalal S, Edwardsa E, Kirsch HE, Barbaro NM, Knight RT, Nagarajana SS: Localization of neurosurgically implanted electrodes via photograph–MRI–radiograph coregistration. In: *Journal oj Neuroscience Methods*. 174 (2008), S. 106–115

[DAM-74] Damadian R, Zaner K, Hor D, DiMaio T: Human Tumors Detected by Nuclear Magnetic Resonance. In: *Proceedings of the National Academy of Sciences of the United States of America (PNAS)*. 71 (1974), S. 1471-1473

[DEO-03] Deoni SCL, Rutt BK, Peters TM: Rapid Combined T1 and T2 Mapping Using Gradient Recalled Acquisition in the Steady State. In: *Magnetic Resonance in Medicine*. 49 (2003), S. 515–526

[DES-07] Deselaers T, Müller H, Clough P, Ney H, Lehmann TM: The CLEF 2005 Automatic Medical Image Annotation Task. In: *International Journal of Computer Vision*. 74 (2007), Nr. 1, S.51-58

[DGE-08] DeGEval – Gesellschaft für Evaluation: *Standards für Evaluation*. 4. unveränderte Aufl. Mainz. 2008. ISBN 3-00-009022-3

[DGQ-09] Deutschen Gesellschaft für Qualität: *Managementsysteme – Begriffe: Ihr Weg zu klarer Kommunikation*. Band 11, Ausgabe 4, DGQ-Schrift. 9. Aufl. Verlag Beuth, 2009

[DIE-00] Dierkes, S. (Leitung): *Wörterbuch Medizin*. 2. neubearbeitete und erweiterte Auflage. München: Urban & Fischer Verlag, Deutscher Taschenbuch Verlag GmbH & Co. KG, 2000.

[DIE-00a] Diessel E, Fuerst T, Njeh CF, Tylavsky F, Cauley J, Dockrell M, Genant HK: Evaluation of a new body composition phantom for quality control and cross-calibration of DXA devices. In: *Journal of Applied Physiology*. 89 (2000), Nr. 2, S. 599-605

[DIE-06] Dietrich H, Meyer T, Uhlemann F, Sobottka S, Koch E, Morgenstern U: Technik zur intraoperativen optischen Identifikation funktionell aktiver Hirnareale. In: *Biomedizinische Technik – Proceedings der 40. Jahrestagung der DGBMT im VDE (Zürich)*. 2006

[DÖS-00] Dössel O: *Bildgebende Verfahren in der Medizin. Von der Technik zur medizinischen Anwendung*. Berlin: Springer-Verlag, 2000

[DPA-09] dpa: Genauere Bilder vom Gehirn mit neuem Hochleistungsgerät. In: *Ärzte Zeitung online*. 28.04.2009. Online im Internet: URL: http://www.aerztezeitung.de/medzin/krankheiten/demenz/ article/545475/genauere-bilder-gehirn-neuem-hochleistungsgeraet.html [Stand: 7.1.2012]

[DSC-01] Data Spectrum Corporation: *ECT Phantoms*. Katalog im PDF-Format. Ausgabe 2001. Online im Internet: URL: http://www.spect.com/pub/SpectBroch2001.pdf [Stand 16.03.2004]

[DSC-10] Data Spectrum Corporation. *Homepage*. Online im Internet. URL: http://www.spect.com/ products.html [Stand 18.11.10]

[ESS-07] Essig M, Giesel F, Stieltjes B, Weber MA: Funktionelle Bildgebung bei Hirntumoren (Perfusion, DTI, MR-Spektroskopie). In: *Der Radiologe*. 47 (2007), Nr. 6, S. 513-519

[FIE-07] Fieremans E, De Deene Y, Delputte S, Ozdemir MS, D'Asseler Y, Vlassenbroeck J, Deblaere K, Achten E, Lemahieu I: Simulation and experimental verification of the diffusion in an anisotropic fiber phantom. In: *Journal of Magnetic Resonance*. 190 (2008), S. 189-199

[FIR-04] Firle E, Wesarg S, Dold C: *Beschleunigte automatische CT/PET-Registrierung basierend auf partiellem Volumen-Matching und Mutual Informations*. 2004. Online im Internet. URL: http://de. scientificcommons.org/20348293 [Stand 23.07.2008]

[FIS-90] Fischer HW, Rinck PA, Van Haverbeke Y, Muller RN. Nuclear relaxation of human brain gray and white matter: analysis of field dependence and implications for MRI. In: *Magnetic Resonance in Medicine*. 16 (1990), Nr. 2, S. 317-334

[FRE-01] Freyer R: *Ultraschall in der Diagnostik*. Technische Universität Dresden, Institut für Biomedizinische Technik. Vorlesungsskript, Ausgabe Sommersemester 2001

[FRE-02] Freyer R: *Bildgebende Verfahren Teil I*. Technische Universität Dresden, Institut für Biomedizinische Technik. Vorlesungsskript, Ausgabe Wintersemester 2002 / 2003

[FRE-02a] Freyer R: *Röntgentechnik*. Technische Universität Dresden, Institut für Biomedizinische Technik. Vorlesungsskript, Ausgabe Wintersemester 2002 / 2003

[FRE-03] Freyer R: *Bildgebende Verfahren Teil III*. Technische Universität Dresden, Institut für Biomedizinische Technik. Vorlesungsskript, Ausgabe Sommersemester 2003

[FUK-90] Fukuda H, Kobayashi S, Koide H, Yamaguchi S, Okada K, Shimode K, Tsunematsu T, Komatsu A: Age-related changes in cerebral white matter measured by computed cranial tomography. In: *Computerized Medical Imaging and Graphics*. 14 (1990), Nr. 1, S. 79-84

[GAN-97] Ganser KA, Dickhaus H, Staubert A, Bonsanto MM, Wirtz CR, Tronnier VM, Kunze S: Quantifizierung von Brain-Shift durch Vergleich von prä- und intraoperativ erzeugten MR-Volumendaten. In: *Biomedizinische Technik / Biomedical Engineering*. 42 (1997), Heft s2, S. 247–248

[GEE-86] de Geer G, Gamsu G, Cann C, Webb WR: Evaluation of a chest phantom for CT nodule densitometry. In: *American Journal of Roentgenology*. 147 (1986), Nr. 1, S. 21-25

[GEE-00] Gee JC: Performance evaluation of medical image processing algorithms. In: *Proceedings of SPIE Medical Imaging - Image Processing*. 3979 (2000), S.19-27

[GEL-06] Gelita AG: Gelatine – Eigenschaften – Schmelzpunkt / Gelierkraft / Viskosität. Homepage. 26.01.2006. Online im Internet: URL: http://www.gelita.com/dgf-deutsch/gelatine/gelatine_ eigenschaften.html [Stand 16.2.2006]

[GEL-11] Gelita AG: Gelatine – Viskoelastische Eigenschaften. Homepage. 2011. Online im Internet: URL: http://www.gelita.com/de/loesungen-und-produkte/viskoelastische-eigenschaften [Stand 10.11.2011]

[GIA-47] Giacomini A: Ultrasonic Velocity in Ethanol-Water Mixtures. In: *Journal of the Acoustical Society of America*. 19 (1947), Nr. 4, S. 701-702

[GOL-01] Golay X, Silvennoinen MJ, Zhou J, Clingman CS, Kauppinen RA, Pekar JJ, van Zijl PC: Measurement of tissue oxygen extraction ratios from venous blood T2: Increased precision and validation of principle. In: *Magnetic Resonance in Medicine*. 46 (2001), Nr. 2, S. 282-291

[GOL-04] Gold GE, Suh B, Sawyer-Glover A, Beaulieu C: Musculoskeletal MRI at 3.0 T: initial clinical experience. In: *AJR American Journal of Roentgenology*. 183 (2004), Nr. 5, S. 1479-1486

[GRA-07] Graf D: *Optimierung und Validierung eines Flussphantoms für die Perfusionsbewertung mittels ICG-Fluoreszenzaufnahmen*. Technische Universität Dresden, Institut für Biomedizinische Technik. Diplomarbeit. 2007

[GRÄ-10] Grätzel P: PET/MRT – Diagnostik-Riese mit Drehtisch. In: *Ärzte Zeitung*. 14.06.2010. Online im Internet: URL: http://www.aerztezeitung.de/medizin/krankheiten/krebs/prostatakrebs/article/604578/ petmrt-diagnostik-riese-drehtisch.html [Stand: 7.1.2012]

[GRI-99] Grinvald A, Shoham D, Shmuel A, Glaser D, Vanzetta I, Shtoyerman E, Slovin H, Sterkin A, Wijnbergen C, Hildesheim R and Arieliet A: In-vivo Optical Imaging of cortical Architecture and Dynamics. In: *Windhorst U, Johansson H (Hrsg.): Modern Techniques in Neuroscience Research*. Berlin: Springer-Verlag, 1999, S. 893-969

[GRZ-92] Grzeszczuk R, Tan KK, Levin DN, Pelizzari CA, Hu X, Chen GTY, Beck RN, Chen CT, Cooper M, Milton J, Spire JP, Towle VL, Dohrmann GJ, Erickson RK: Retrospective fusion of radiographic and MR data for localization of subdural electrodes. In: *Journal of Computer Assisted Tomography*. 16 (1992), S. 764-773

[HAR-03] Hartkens T, Hill DL, Castellano-Smith AD, Maurer CR, Martin AJ, Hall WA, Liu H, Truwit CL: Measurement and analysis of brain deformation during neurosurgery. In: *IEEE Transactions on Medical Imaging.* 22 (2003), Nr. 1, S. 82-92

[HAS-04] Hastreiter P, Rezk-Salama C, Soza G, Bauer M, Greiner G, Fahlbusch R, Ganslandt O, Nimsky C: Strategies for brain shift evaluation. In: *Medical Image Analysis.* 8 (2004), Nr. 4, S. 447-464

[HED-95] Hedrick WR, Hykes DL, Starchmann DE: *Ultrasound Physics and Instrumentation.* 3. Aufl., St. Louis (MO, USA): Mosby-Year Book, Inc. 1995. ISBN 0-8151-4246-3

[HED-11] Hedinger GmbH & Co. KG: *Glycerol.* Online im Internet. URL: http://www.hedinger.de/de/life-science/food/glycerol/ [Stand 1.8.2011]

[HEI-04] Heimann T, Thorn M, Kunert T, Meinzer HP: Empirische Vergleichsmaße für die Evaluation von Segmentierungsergebnissen. In: *Bildverarbeitung für die Medizin.* 2004. S. 165-169

[HEL-03] Helms G: T2-based segmentation of periventricular volumes for quantification of proton magnetic resonance spectra of multiple sclerosis lesions. In: *Magnetic Resonance Materials in Physics, Biology and Medicine.* 16 (2003), Nr. 1, S. 10-16

[HEN-99] Henderson E, McKinnon G, Lee TY, Rutt BK. A fast 3D Look-Locker method for volumetric T1 mapping. In: *Magnetic Resonance Imaging.* 17 (1999), Nr. 8, S. 1163-1171

[HEN-02] Hendee WR, Ritenour ER: *Medical imaging physics.* 2002. 4. Aufl. New York: Wiley-Liss. ISBN: 0471382264 9780471382263

[HER-04] Hergeth C, Uhlemann F: *Diagnose – Modalitäts – Tabelle.* Technischen Universität Dresden. Universitätsklinikums Carl Gustav Carus. Forschungsgruppe „Medizinische Bildverarbeitung". April 2004

[HIE-05] Hietschold V: *Programm zur T1-Bestimmung aus IR-Sequenzen (ir_ti_calculation.xls).* Technische Universität Dresden, Universitätsklinikum Carl Gustav Carus, Institut und Poliklinik für Radiologische Diagnostik. Erstellt am 10.3.2003. Stand 2005

[HIE-07] Hietschold V: *CT-Bildgebung.* Technische Universität Dresden. Universitätsklinikum Carl Gustav Carus, Institut und Poliklinik für Radiologische Diagnostik. Persönliche Mitteilung. 10-2007

[HIL-86] Hill CR (ed.): *Physical Principles of Medical Ultrasonics.* Chichester (England): Ellis Horwood / Wiley, 1986

[HIL-04] Hill CR, Bamber JC, ter Haar GR: *Physical Principles of Medical Ultrasonics.* 2. Aufl. Chichester (England): John Wiley & Sons Ltd., 2004

[HOP-86] Hopkins AL, Yeung HN, Bratton CB: Multiple field strength in vivo. T1 and T2 for cerebrospinal fluid protons. In: *Magnetic Resonance in Medicine.* 3 (1986), Nr. 3, S. 303-311

[HOR-05] Horsch A, Blank TR, Eigenmann D: EFMI reference image database initiative: Concept, state and related work. In: *Proceedings of the 19th International Congress and Exhibition CARS 2005: Computer Assisted Radiology and Surgery.* 1281 (2005), S. 447–452

[HUB-09] Huber JS, Peng Q, Moses WW: Multi-Modality Phantom Development. In: *IEEE Transactions on Nuclear Science.* 56 (2009), Nr. 4, S. 2722-2727

[HUT-08] Hutton C, De Vita E, Ashburner J, Deichmann R, Turner R: Voxel-based cortical thickness measurements in MRI. In: *NeuroImage.* 40 (2008), Nr. 4, S. 1701-1710

[IBR-98] Ibrahim MA, Emerson JF, Cotman CW: Magnetic resonance imaging relaxation times and gadolinium-DTPA relaxivity values in human cerebrospinal fluid. In: *Investigative Radiology.* 33 (1998), S. 153–162

[IMM-03] Immonen A, Jutila L, Könönen M, Mervaala E, Partanen J, Puranen M, Rinne J, Ylinen A, Vapalahti M: 3-D reconstructed magnetic resonance imaging in localization of subdural EEG electrodes. Case illustration. In: *Epilepsy Research.* 54 (2003), S. 59-62

[ISO-05] DIN EN ISO 9000: 12-2005. *Qualitätsmanagementsysteme – Grundlagen und Begriffe.*

[ITK-08] Insight Software Consortium, National Library of Medicine: *Insight Segmentation and Registration Toolkit.* 2008. Online im Internet. URL: http://www.itk.org/index.htm [Stand 21.10.2008]

[JAC-09] Jackson SA, Thomas RM: *CT, MRT, Ultraschall auf einen Blick.* 1. dt. Aufl. (2. engl. Aufl.). München: Urban & Fischer, 2009.

[JAY-71] Jayachandran CA: Calculated Effective Atomic Number and Kerma Values for Tissue-Equivalent and Dosimetry Materials. In: *Physics in Medicine and Biology.* 16 (1971), Nr. 4, S. 617-623

[JI-09] Ji S, Roberts DW, Hartov A, Paulsen KD: Combining Multiple True 3D Ultrasound Image Volumes through Re-registration and Rasterization. In: *Proceedings of the 12th International Conference on Medical Image Computing and Computer-Assisted Intervention – MICCAI 2009 (London).* Lecture Notes in Computer Science. 5761. Berlin: Springer-Verlag, 2009, S. 795-802

[KAL-00] Kalender, W. A.: *Computertomographie.* München: Publicis MCD Verlag, 2000

[KAS-02] Kasperl S, Bauscher I, Hassler U, Markert H, Schröpfer S: Artefaktreduzierung in der industriellen 3D Computertomographie (CT). In: *DGZfP-Berichtsband der 80. Jahrestagung der Deutschen Gesellschaft für Zerstörungsfreie Prüfung - ZfP in Anwendung, Entwicklung und Forschung (Weimar).* 2002. CD. ISBN 3-931381-39-0

[KAU-01] Kaus MR, Warfield SK, Nabavi A, Black PM, Jolesz FA, Kikinis R: Automated segmentation of MR images of brain tumors. In: *Radiology.* 218 (2001), Nr. (2), S. 586-591

[KIE-11] Kießling M: *Entwicklung eines dynamischen Phantoms für die Intraoperative Optische Bildgebung.* Technische Universität Dresden, Institut für Biomedizinische Technik. Diplomarbeit. 2011

[KIN-98] Kingsley PB, Ogg RJ, Reddick WE, Steen RG. Correction of errors caused by imperfect inversion pulses in MR imaging measurement of T1 relaxation times. In: *Magnetic Resonance Imaging.* 16 (1998), Nr. 9, S. 1049 -1055

[KIN-00] King AP, Blackall JM, Penney GP, Edwards PJ, Hill DLG, Hawkes DJ: Bayesian Estimation of Intra-operative Deformation for Image-Guided Surgery Using 3-D Ultrasound. In: *Proceedings of the 3th International Conference on Medical Image Computing and Computer-Assisted Intervention – MICCAI 2000.* Lecture Notes in Computer Science. 1935. Berlin: Springer-Verlag, 2000, S. 588-597

[KIR-04] Kirwin S, Langmack K, Nightingale A: The Effect of CT reconstruction kernel and post processing filter upon Hounsfield number constancy in radiotherapy treatment planing. In: *6th CT Users Group meeting (Bristol).* 2004. Online im Internet: URL: http://www. ctug.org.uk/meet04-10-14/recon_paramters_ct_number.pdf [Stand 24.06.2010]

[KIR-07] Kirsch M, Uhlemann F, Meyer T, Steinmeier R, Morgenstern U, Schackert G: Improvement of follow-up imaging of intracranial aneurysms by coregistration of 3D data sets of different angiographic imaging modalities including rDSA, MRA and CTA. In: *Abstracts der 58. Jahrestagung der Deutsche Gesellschaft für Neurochirurgie.* 2007

[KIR-08] Kirsch M.: *Neurochirurgische klinische Abläufe und Forschungsinteressen.* Technische Universität Dresden, Universitätsklinikum Carl Gustav Carus, Klinik und Poliklinik für Neurochirurgie. Persönliche Mitteilung. 30.9.2008

[KIR-08a] Kirsch M.: *Klinische Aufgaben eines Bildverarbeitungsalgorithmus für die Epilepsiechirurgie.* Technische Universität Dresden, Universitätsklinikum Carl Gustav Carus, Klinik und Poliklinik für Neurochirurgie. Persönliche Mitteilung. 6.10.2008

[KIR-08b] Kirsch M.: *Beispiel zur Operationsplanung.* Technische Universität Dresden, Universitätsklinikum Carl Gustav Carus, Klinik und Poliklinik für Neurochirurgie. Okt. 2008

[KIR-08c] Kirsch M: *Diskussionsbeitrag zur Zwischenverteidigung der Diplomarbeit von Stefan Wagner.* Technische Universität Dresden, Institut für Biomedizinische Technik, 16.12.2008

[KJA-87] Kjær L, Thomsen C, Henriksen O, Ring P, Stubgaard M, Pedersen EJ: Evaluation of relaxation time measurements by magnetic resonance imaging. In: *Acta Radiologica.* 28 (1987), S. 345-351

[KOV-05] Kovalev D, Spreer J, Honegger J, Zentner J, Schulze-Bonhage A, Huppertz HJ: Rapid and fully automated visualization of subdural electrodes in the presurgical evaluation of epilepsy patients. In: *American Journal of Neuroradiology.* 26 (2005), S. 1078–1083.

[KÖC-98] Köchli VD, Marincek B: *Wie funktioniert MRI?* 2. Aufl. Berlin: Springer-Verlag, 1998

[KRA-11] Kramme R: *Medizintechnik.* 4. Aufl. Heidelberg: Springer-Verlag, 2011

[KRE-81] Kremkau FW, Barnes RW, McGraw CP: Ultrasonic attenuation and propagation speed in normal human brain. In: *Journal of the Acoustical Society of America.* 70 (1981), Nr. 1, S. 29-38

[KUß-09] Kuß J, Wagner S, Meyer T, Kirsch M, Morgenstern U: Evaluation of an Integrated Tool for Automated Visualization of Subdural Electrodes. In: *Proceedings of the World Congress on Medical Physics and Biomedical Engineering (München)*. 25/4 (2009), S. 1550-1553

[KUß-10] Kuß J, Wagner S, Meyer T, Kirsch M, Malberg H, Morgenstern U: Anthropomorphes Kopfphantom für die Bildgebung zur Verifizierung neurochirurgischer Anwendungen. In: *3. Dresdner Medizintechnik-Symposium.* (2010), P.1

[KUß-11] Kuß J, Wagner S, Meyer T, Kirsch M, Werner A, Schackert G, von Kummer R, Morgenstern U: A head phantom prototype to verify subdural electrode localization tools in epilepsy surgery. In: *NeuroImage.* 54 (2011), S. S256-S262

[KUT-88] Kuttruff H: *Physik und Technik des Ultraschalls*. Stuttgart: S. Hirzel Verlag, 1988

[KWA-99] Kwan RK, Evans AC, Pike GB: MRI simulation-based evaluation of image-processing and classification methods. In: IEEE transactions on medical imaging. 18 (1999), Nr. 11, S. 1085-1097

[LAN-08] Lange M: *Entwurf eines Phantoms für die funktionelle Magnetresonanztomographie*. Technische Universität Dresden, Institut für Biomedizinische Technik. Studienarbeit. 2008

[LAN-10] Lange M: *Entwicklung eines technischen Phantoms für die Optische Bildgebung in der Neurochirugie.* Technische Universität Dresden, Institut für Biomedizinische Technik. Diplomarbeit. 2010

[LAR-92] Larsson HB, Christiansen P, Zeeberg I, Henriksen O: In vivo evaluation of the reproducibility of T1 and T2 measured in the brain of patients with multiple sclerosis. In: *Magnetic Resonance Imaging.* 10 (1992), Nr. 4, S. 579-84

[LAU-08] Laun FB: *Diffusionstensor - Magnetresonanztomographie: Phantomentwicklung und Optimierung der Messtechnik für Anwendungen am Rückenmark.* Ruprecht-Karls-Universität Heidelberg. Fakultät für Physik und Astronomie. Deutsches Krebsforschungszentrum. Dissertation. 2008

[LEA-83] Leaning MS, Pullen HE, Carson ER, Finkelstein L: Modelling a complex biological system: the human cardiovascular system — 1. Methodology and model description. In: *Transactions of the Institute of Measurement and Control.* 5 (1983), Nr. 2, S. 71-86

[LEA-83a] Leaning MS, Pullen HE, Carson ER, Al-Dahan M, Rajkumar N, Finkelstein L: Modelling a complex biological system: the human cardiovascular system — 2. Model validation, reduction and development. In: *Transactions of the Institute of Measurement and Control.* 5 (1983), Nr. 2, S. 87-98

[LEH-02] Lehmann TM: From plastic to gold: a unified classification scheme for reference standards in medical image processing. In: *SPIE Medical Imaging.* 4684 (2002), S. 1819-1827

LEH-05] Lehmann TM, Bredno J.: Strategies to Configure Image Analysis Algorithms for Clinical Usage. In: *Journal of the American Medical Informatics Association.* 12 (2005), Nr. 5, S. 497-504

[LEM-06] Lemke AJ, Kazi I, de Bary P, Bernhardt U, Foerster PI, Foerster M, Felix R: Development and evaluation of phantom for verification of section thickness at thin-section MR imaging. In: *Radiology.* 240 (2006), Nr. 2, S. 552-558

[LIT-01] Litt HI, Brody AS: BaSO4-loaded agarose: a construction material for multimodality imaging phantoms. In: *Academic Radiology.* 8 (2001), Nr. 5, S. 377-383

[LOR-07] de Lorenzo C, Papademetris X, Vives KP, Spencer DD, Duncan JS: A realistic brain phantom for 3D deformation recovery. In: *Proceedings of the 4th IEEE International Symposium on Biomedical Imaging (ISBI).* Washington, USA. 2007. S. 9-12

[LU-05] Lu H, Nagae-Poetscher LM, Golay X, Lin D, Pomper M, van Zijl PCM: Routine Clinical Brain MRI Sequences for Use at 3.0 Tesla. In: *Journal of Magnetic Resonance Imaging.* 22 (2005), Nr. 1, S. 13-22

[LUN-90] Lundbom N, Brown RD 3rd, Koenig SH, Lansen TA, Valsamis MP, Kasoff SS.: Magnetic field dependence of 1/T1 of human brain tumors. Correlations with histology. In: *Investigative Radiology.* 25 (1990), Nr. 11, S. 1197-1205

[MAC-87] MacFall JR, Wehrli FW, Breger RK, Johnson GA: Methodology for the measurement and analysis of relaxation times in proton imaging. In: *Magnetic Resonance Imaging.* 5 (1987), Nr. 3, S. 209-220

[MAC-05] Macek CC: *Untersuchung der Reagibilität der Hirndurchblutung bei Schlafapnoe-Behandlung und unter Koffein-Einwirkung mit funktioneller transkranieller Dopplersonographie (fTCD).* Universität Bielefeld, Fakultät für Psychologie und Sportwissenschaft. Dissertation. 2005

[MAD-78] Madsen EL, Zagzebski JA, Banjavie RA, Jutila RE: Tissue mimicking materials for ultrasound phantoms. In: *Medical Physics.* 5 (1978), Nr. 5, S. 391-394

[MAD-82] Madsen EL, Fullerton GD: Prospective tissue-mimicking materials for use in NMR imaging phantoms. In: *Magnetic Resonance Imaging.* 1 (1982), Nr. 3, S. 135-141

[MAE-08] Maev RG: *Acustic Microscopy.* Weinheim: Wiley-VHC Verlag GmbH & Co. KG, 2008

[MAN-86] Mano I, Goshima H, Nambu M, Iio M: New polyvinyl alcohol gel material for MRI phantoms. In: *Magnetic Resonance in Medicine.* 3 (1986), Nr. 6, S. 921-926

[MAT-07] Mattila S, Renvall V, Hiltunen J, Kirven D, Sepponen R, Hari R, Tarkiainen A: Phantom-based evaluation of geometric distortions in functional magnetic resonance and diffusion tensor imaging. In: *Magnetic Resonance in Medicine.* 57 (2007), Nr. 4, S. 754-763

[MER-11] Merck KGaA: *1-Propanol.* Online im Internet. URL: http://www.merck-chemicals. com/germany /1-propanol/MDA_CHEM-100997/p_BIeb.s1Ld8UAAAEWY.EfVhTl [Stand 1.8.2011]

[MEY-06] Meyer T: *Bewertung der Registrierung mit dem B-Spline-Agloriththmus.* Technische Universität Dresden, Institut für Biomedizinische Technik. Internes Dokument. 22.08.2006

[MEY-07] ohne Autor: *Meyers Großes Konversations-Lexikon.* Bd. 7. Gehirn. 6. Aufl. Leipzig: Bibliographisches Institut, 1907. S. 467–473

[MEY-07a] Meyer T, Dietrich H, Uhlemann F, Sobottka SB, Kirsch M, Krüger A, Koch E, Steinmeier R, Schackert G, Morgenstern U.: Establishment of an optical imaging device for intraoperative identification of active brain areas. In: *Advances in Medical Engineering. Springer Proceedings in Physics.* 3. Remagener Physiktage. 114 (2007), S. 389-393.

[MEY-07b] Meyer T, Uhlemann F, Kirsch M, Morgenstern U, Schackert G: Implementation of an elastic registration algorithm for comparison of neuroradiological three-dimensional image data and angiograms. In: *Abstracts der 58. Jahrestagung der Deutsche Gesellschaft für Neurochirurgie.* 2007

[MEY-07c] Meyer T, Hommel G, Weichelt C, Kuß J, Uhlemann F, Kirsch M, Duscha P, Steinmeier R, Morgenstern U: Auswertung von Fluoreszenzaufnahmen der Hirnperfusion mit Indocyanin-Grün und Validierung an einem Flussphantom. In: *Biomedizinische Technik / Biomedical Engineering – Proceedings der 41. Jahrestagung der DGBMT im VDE (Aachen).* 52 (2007), Ergänzungsband

[MEY-08] Meyer T, Podlesek D, Kuß J, Uhlemann F, Leimert M, Simank M, Steinmeier R, v. Kummer R, Schackert G, Morgenstern U, Kirsch M: Dreidimensionale Visualisierung von Bilddaten in der Neurochirurgie. In: *Wissenschaftliche Zeitschrift der TU Dresden – Medizin und Technik*, 2008, Heft 1-2, S. 69-73

[MEY-09] Meyer T, Sobottka SB, Steinmeier R, Koch E, Schackert G, Morgenstern U: A System for Intraoperative Optical Imaging in Clinical Routine and 3D Visualization. In: *Proceedings of the World Congress on Medical Physics and Biomedical Engineering (München).* 25/4 (2009), S. 255-258

[MEY-12] Meyer T, Sobottka SB, Kirsch M, Schackert G, Steinmeier R, Koch E, Morgenstern U: Intraoperative optical imaging of functional brain areas for improved image-guided surgery. In: *Biomedizinische Technik / Biomedical Engineering.* Sonderband "Intraoperative Optical Imaging in Neurosurgery". In Vorbereitung für Einreichung 2012; publiziert: Bd. 58 (2013), Nr. 3, S. 225-236

[MEY-12a] Meyer T, Kuß J, Uhlemann F, Wagner S, Kirsch M, Sobottka SB, Steinmeier R, Schackert G, Morgenstern U: Autostereoscopic 3D visualisation and image processing system for neurosurgery. In: *Biomedizinische Technik / Biomedical Engineering.* Sonderband "Intraoperative Optical Imaging in Neurosurgery". In Vorbereitung für Einreichung 2012; publ.: 58 (2013), Nr. 3, S. 281-291

[MIL-87] Millner R: *Wissensspeicher Ultraschalltechnik.* 1. Aufl. Leipzig: Leipzig: VEB Fachbuchverlag, 1987

[MIT-86] Mitchell MD, Kundel HL, Axel L, Joseph PM: Agarose as a tissue equivalent phantom material for NMR imaging. In: *Magnetic Resonance Imaging.* 4 (1986), Nr. 3, S. 263-266

[MOR-04] Morgenstern U: *Modelle in der Biomedizinischen Technik.* Technische Universität Dresden, Institut für Biomedizinische Technik. Vorlesung Wintersemester 2004 / 2005

[MOR-04a] Morris K, O'Brien TJ, Cook MJ, Murphy M, Bowden SC: A computergenerated stereotactic "Virtual Subdural Grid" to guide resective epilepsy surgery. In: *American Journal of Neuroradiology.* 25 (2004), S. 77–83.

[MOR-06] Morgenstern U, Uhlemann F, Sergeeva O, Meyer T, Kirsch M, Schackert G, Steinmeier R: 3D-Interaktion und autostereoskopische Visualisierung multimodaler Bilddaten in der Neurochirurgie. In: *Biomedizinische Technik – Proceedings der 40. Jahrestagung der DGBMT im VDE (Zürich).* 2006.

[MOR-07] Morgenstern U, Uhlemann F, Sergeeva O, Meyer T, Schackert G, Steinmeier R: Three-dimensional demonstrator system for segmentation, elastic registration, data fusion, and navigation for application in neurosurgery. In: *Abstracts der 58. Jahrestagung der Deutschen Gesellschaft für Neurochirurgie (DGNC).* 2007

[MOR-95] Morneburg, H.: *Bildgebende Systeme für die medizinische Diagnostik.* 3. wesentl. überarb. und erw. Aufl. München: Publicis MCD Verlag, 1995

[MRI-05] Rorden C: *MRIcro.* Version 1.39 Build 2. Online im Internet: URL: ww.mricro.com [Stand 2005]

[NAB-01] Nabavi A, Black PM, Gering DT, Westin CF, Mehta V, Pergolizzi RS, Ferrant M, Warfield SK, Hata N, Schwartz RB, Wells WM, Kikinis R, Jolesz FA: Serial intra-operative magnetic resonance imaging of brain shift. In: *Neurosurgery.* 48 (2001), Nr. 4, S. 787-797

[NEL-04] Nelles M, Koenig R, Kandyba J, Schaller C, Urbach H: Fusion of MRI and CT with subdural grid electrodes. In: *Zentralblatt der Neurochirurgie.* 65 (2004), S. 174-179

[NEW-93] Newman S, Haughton VM, Yetkin Z, Breger R, Czervionke LF, Williams AL, Ho KC, Papke RA, Rimm AA, Fischer ME, Meyer GA, Asleson R: T1, T2 and proton density measurements in the grading of cerebral gliomas. In: *European Radiology.* 3 (1993), Nr. 1, S. 49-52

[NIL-06] Nilson A: *Development of a phantom for optimization and quality control in functional MRI (fMRI).* Lund Univerity, Schweden. Master of Science Thesis. 2006

[NLM-11] U.S. National Library of Medicine, National Institutes of Health: *Visible Human Project®.* Homepage. 27.7.2011. Online im Internet: URL: http://www.nlm.nih.gov/research/visible/visible_human.html [Stand 2011]

[NUC-03] Cardinal Health, Radiation Management Services*: Nuclear Medicine Catalog / Quality Control Phantoms.* Katalog im PDF-Format. Ausgabe 2002 / 2003. Online im Internet: URL: http://www.cardinal.com/RMS/content/aboutus/catalogs/NMcatalog/7QCP.pdf [Stand 17.03.2004]

[OES-04] Oestreich J: *Erarbeiten eines Forderungskatalogs an strukturelle und funktionelle Eigenschaften eines multimodal verwendbaren Phantoms für ein Forschungsprojekt Bilddatenfusion an der Neurochirurgischen Universitätsklinik.* Technische Universität Dresden, Institut für Biomedizinische Technik. Studienarbeit. 2004

[OES-05] Oestreich J: *Entwicklung und Konstruktion multimodal nutzbarer Phantome für die Neurochirurgie.* Technische Universität Dresden, Institut für Biomedizinische Technik. Diplomarbeit. 2005

[OES-06] Oestreich J, Uhlemann F, Werner A, Morgenstern U: Multimodal nutzbare Phantome auf Gelatinebasis. In: *Biomedizinische Technik – Proceedings der 40. Jahrestagung der DGBMT im VDE (Zürich).* 2006

[OES-07] Oestreich J, Uhlemann F, Meyer T, Werner A, Kirsch M, Morgenstern U: A new imaging data fusion system for application in neurosurgery and multimodality phantoms for system evaluation. In: *Advances in Medical Engineering. Springer Proceedings in Physics.* 114 (2007). Berlin: Springer-Verlag, S. 81-86. ISBN 978-3-540-68763-4

[OEL-12] Oelschlägel M: *Bewertung verschiedener Filter und Kameras für die Intraoperative Optische Bildgebung.* Technische Universität Dresden, Institut für Biomedizinische Technik. Diplomarbeit. 2012

[OLT-04] Oltmann A: *Vergleichende Volumetrie von Ultraschall- und Magnetresonanztomografie-Datensätzen mit einem Hybridphantom.* Dissertation. Marburg, 2004. Online im Internet: URL: http://archiv.ub.uni-marburg.de/diss/z2004/0688/pdf/z2004-0688.pdf [Stand 11.7.08]

[ORO-08] Oros-Peusquens AM, Laurila M, Shah NJ: Magnetic field dependence of the distribution of NMR relaxation times in the living human brain. In: *Magnetic Resonance Materials in Physics.* 21 (2008), S. 131-147

[PAR-96] Parker NG, Povey MJW: Ultrasonic study of the gelation of gelatin: phase diagram, hysteresis and kinetics. In: *Food Hydrocolloids.* 26 (2011), S. 99-107

[PAR-00] Parrish TG: Impact of Signal-to-Noise on Functional MRI. In: *Magnetic Resonance in Medicine.* 44 (2000), S. 925-932

[PAU-09] Paul P, Morandi X, Jannin P: A Surface Registration Method for Quantification of Intraoperative Brain Deformations in Image-Guided Neurosurgery. In: *IEEE Transactions on Information Technology in Biomedicine.* 13 (2009), S. 976-983

[PEA-91] Pearlson GD, Rabins PV, Burns A: Centrum semiovale white matter CT changes associated with normal ageing, Alzheimer's disease and late life depression with and without reversible dementia. In: *Psychological Medicine.* 21 (1991), Nr. 2, S. 321-328

[PET-02] Petkus V, Ragauskas A, Jurkonis R.: Investigation of intracranial media ultrasonic monitoring model. In: *Ultrasonics.* 40 (2002), S. 829-33.

[PET-09] Peterson DM: *Tissue equivalent phantom development for biomedical applications.* University of Florida. Dissertation. 2009

[PFE-93] Pfeifer W (Hrsg.): *Etymologischen Wörterbuch des Deutschen.* 2. Aufl. Berlin: Akademischer Verlag GmbH. 1993

[POP-11] Popuri K, Cobzas D, Murtha A, Jagersand M: 3D Variational Brain Tumor Segmentation using Dirichlet Priors on a Clustered Feature Set. In: *International Journal of Computer Assisted Radiology and Surgery – Proceedings of the 25th International Congress and Exhibition CARS 2011: Computer Assisted Radiology and Surgery.* 6 (2011), Suppl. 1, doi:10.1007/s11548-011-0649-2

[PUL-12] Pulsion Medical Systems AG. *Perfusion (IC-VIEW-System, ICG-Pulsion).* Homepage. Online im Internet. URL: www.pulsion.com [13.02.2012]

[QUI-94] Quinn AD, O'Hare NJ, Wallis FJ, Wilson GF: Gd-DTPA: An Alternative Contrast Medium for CT. In: *Journal of Computer Assisted Tomography.* 18 (1994), Nr. 4, S. 634-636

[REI-06] Reinertsen I, Collins DL: A realistic phantom for brain-shift simulation. In: *Medical Physics.* 33 (2006), Nr. 9, S. 3234-3240

[REI-09] Reitz I, Hesse BM, Nill S, Tücking T, Oelfke U: Enhancement of image quality with a fast iterative scatter and beam hardening correctionmethod for kV CBCT. In: *Zeitschrift für Medizinische Physik.* 19 (2009), S. 158-172

[RES-05] Ress D, Glover GH, Liu J: Gray-matter morphometry using high-resolution fMRI. In: *Proceedings of the International Society for Magnetic Resonance in Medicine.* 13 (2005), S. 122

[RIC-91] Richard S, Querleux B, Bittoun J, Idy-Peretti I, Jolivet O, Cermakova E, Lévêque JL: In vivo proton relaxation times analysis of the skin layers by magnetic resonance imaging. In: *Journal of Investigative Dermatology.* 97 (1991), Nr. 1, S. 120-125

[RIC-93] Richard S, Querleux B, Bittoun J, Jolivet O, Idy-Peretti I, de Lacharriere O, Leveque JL: Characterization of the skin in vivo by high resolution magnetic resonance imaging: water behavior and age-related effects. In: *Journal of Investigative Dermatology.* 100 (1993), Nr. 5, S. 705-709

[RIC-95] Rickey DW, Picot PA, Christopher DA, Fenster A: A wall-less vessel phantom for Doppler ultrasound studies. In: *Ultrasound in Medicine and Biology.* 21 (1995), Nr. 9, S. 1163-1176.

[ROO-07] Rooney WD, Johnson G, Li X, Cohen ER, Kim SG, Ugurbil K, Springer CS.: Magnetic Field and tissue dependencies of human brain longitudinal (H2O)–H–1 relaxation in vivo. In: *Magnetic Resonance in Medicine.* 57 (2007), S. 308-318

[RÖM-99] Römpp H, Falbe J, Regitz M: *Römpp Lexikon Chemie.* 10. vollst. überarb. Aufl. Stuttgart: Georg Thieme Verlag, 1999

[RYA-97] Ryan LK, Foster FS: Tissue equivalent vessel phantoms for intravascular ultrasound. In: *Ultrasound in Medicine & Biology.* 23 (1997), Nr. 2, S. 261-273

[SAI-09] Saito N, Sakai O, Ozonoff A, Jara H: Relaxo-volumetric multispectral quantitative magnetic resonance imaging of the brain over the human lifespan: global and regional aging patterns. In: *Magnetic Resonance Imaging.* 27 (2009), Nr. 7, S. 895-906

[SAN-06] Studiendatenbank: *Multimodale Bilddatenfusion und -registrierung mit autostereoskopischer Visualisierung zur Verbesserung der neurochirurgischen OP-Planung und der intraoperativen Navigation*, Projekt-Nr. 2002.050.1 (2004 - 2006), Wilhelm-Sander Stiftung. Technische Universität Dredsden. Institut für Biomedizinische Technik, Medizinische Fakultät Carl Gustav Carus. 2006

[SCH-85] Schultz E: *Computertomographie-Verfahren.* Stuttgart: Georg Thieme Verlag, 1985

[SCH-88] Schneiders NJ: Solutions of two paramagnetic ions for use in nuclear magnetic resonance phantoms. In: *Medical Physics.* 15 (1988), Nr. 1, S. 12-16

[SCH-02] Schulze-Bonhage AH, Huppertz HJ, Comeau RM, Honegger JB, Spreer JM, Zentner JK: Visualization of subdural strip and grid electrodes using curvilinear reformatting of 3D MR imaging data sets. In: *American Journal of Neuroradiology.* 23 (2002), S. 400-403

[SCH-04] Schmitt R, Griswold MA, Jakob PM, Kotas M, Gulani V, Flentje M, Haase A: Inversion Recovery TrueFISP: Quantification of T1, T2, and Spin Density. In: *Magnetic Resonance in Medicine.* 51 (2004), S. 661–667

[SCH-04a] Scheppokat KD: Fehler in der Medizin / Anfälligkeit komplexer Systeme. In: *Deutsches Ärzteblatt.* 101 (2004), Nr. 15, S. A998-A999

[SCH-09] Scheppokat KD: Medizinische Schadensdaten 1991-2008 / Verlässlichkeit der Bewertungen ist unzureichend. In: *Deutsches Ärzteblatt.* 106 (2009), Nr. 20, S. A980-A984

[SEB-06] Sebastiano F, Di Gennaro G, Esposito V, Picardi A, Morace R, Sparano A, Mascia A, Colonnese C, Cantore G, Quarato PP: A rapid and reliable procedure to localize subdural electrodes in presurgical evaluation of patients with drugresistant focal epilepsy. In: *Clinical Neurophysiology.* 117 (2006), S. 341–347.

[SEM-97] Semmler W, Reiser M: *Magnetresonanztomographie.* 2. völlig überarb. und erw. Aufl. Berlin: Springer Verlag, 1997

[SEO-08] Seo Y, Aparici CM, Hasegawa BH: Technological Development and Advances in SPECT/CT. In: *Seminars in Nuclear Medicine.* 38 (2008), Nr. 1, S. 177-198

[SHA-01] Shattuck DW, Sandor-Leahy SR, Schaper KA, Rottenberg DA, Leahy RM: Magnetic resonance image tissue classification using a partial volume model. In: *NeuroImage.* 13 (2001), S. 856– 876

[SHM-07] Shmueli K, Thomas DL, Ordidge RJ: Design, construction and evaluation of an anthropomorphic head phantom with realistic susceptibility artifacts. In: *Journal of Magnetic Resonance Imaging.* 26 (2007), Nr.1, S. 202-207

[SHU-06] Shung KK: *Diagnostic Ultrasound.* Imaging and Blood Flow Measurements. Boca Raton (USA): Taylor & Francis Group LLC, 2006. ISBN 0-8247-4096-3

[SIE-04] Sieb M, Reto B: Multimodale [sic] präzises Schädelphantom und Durchführung einer Genauigkeitsstudie über computerunterstützte Punktionen. In: *Proceedings der 3. Jahrestagung der deutschen Gesellschaft für Computer- und Roboterassistierte Chirurgie e. V. – CURAC (München).* 2004

[SIN-08] Singh M, Singh HR, Kumar A, Singh VR, Pant K, Seth P: Development of tissue-equivalent phantoms for biomedical ultrasonic applications. In: *International Journal of Biomedical Engineering and Technology.* 1 (2008), Nr. 3, S. 273-286

[ŚLI-11] Śliwiński G: *Entwurfssystematik von Gerätesystemen zur Organkonservierung – am Beispiel der normothermen extrakorporalen Leberperfusion.* Technische Universität Dresden, Institut für Biomedizinische Technik. Dissertation. Dresdner Beiträge zur Medizintechnik, Bd. 13. Dresden: TUDpress. 2011

[SMA-83] Small WC, McSweeney MB, Goldstein JH, Sewell CW, Powell RW: Handling of in vitro human breast tissue samples: protocol requirements for accurate NMR relaxation measurements. In: *Biochemical and Biophysical Research Communications.* 112 (1983), Nr. 3, S. 991-999

[SMI-02] Smith, S.M., Fast robust automated brain extraction. In: *Human Brain Mapping.* 17 (2002), Nr. 3, S. 143-155

[SOB-08] Sobottka SB: *Präventives Risikomanagement in der Neurochirurgie durch technische Innovationen der intraoperativen Sofortdiagnostik und systematische Qualitätssteuerung der Behandlungsprozesse.* Technische Universität Dresden, Medizinische Fakultät. Habilitation. 2008

[SRI-03] Srinivasan R, Henry R, Pelletier D, Nelson S: Standardized, Reproducible, High Resolution Global Measurements of T1 Relaxation Metrics in Cases of Multiple Sclerosis. In: *American Journal of Neuroradiology*. 24 (2003), S. 58-67

[STA-73] Stachowiak H: *Allgemeine Modelltheorie*. Wien: Springer-Verlag. 1973

[STA-05] Stanisz GJ, Odrobina EE, Pun J, Escaravage M, Graham SJ, Bronskill MJ, Henkelman RM: T1, T2 relaxation and magnetization transfer in tissue at 3T. In: *Magnetic Resonance in Medicine*. 54 (2005), Nr. 3, S. 507-512

[STE-94] Steen RG, Gronemeyer SA, Kingsley PB, Reddick WE, Langston JS, Taylor JS: Precise and accurate measurement of proton T1 in human brain in vivo: validation and preliminary clinical application. In: *Magnetic Resonance Imaging*. *4* (1994), Nr. 5, S. 681- 691

[STE-00] Steen RG, Reddick WE, Ogg RJ: More than meets the eye: significant regional heterogeneity in human cortical T1. In: *Magnetic Resonance Imaging*. 18 (2000), S. 361-368

[STR-08] Strowitzki M, Brand S, Ketter R, Steudel WI, Jenderka KV: Ultrasonic radio-frequency spectrum analysis differentiates normal and edematous brain tissue from meningioma intraoperatively. In: *Journal of Neuroimaging*. 18 (2008), Nr. 1, S. 73-80

[SUM-94] Sumanaweera T, Glover G, Song S, Adler J, Napel S: Quantifying MRI geometric distortion in tissue. In: *Magnetic Resonance in Medicine*. 31 (1994), S. 40-47

[SUR-01] Surry KJM , Peters TM: A PVA-C brain phantom derived from a high quality 3D MR data set. MICCAI2001-brain. In: *Proceedings of the 4th International Conference on Medical Image Computing and Computer-Assisted Intervention*. London: Springer-Verlag, 2001, S. 1149-1150

[SUR-04] Surry KJM, Austin HJB, Fenster A, Peters TM: Poly(vinyl alcohol) cryogel phantoms for use in ultrasound and MR imaging. In: *Physics in Medicine an Biology*. 49 (2004), S. 5529 – 5546

[SUS-06] Suslik T: *Analyse von Schädelfrakturen der Tabula externa bei sturzbedingten Kontakttraumen des Schädels anhand des Archivs des Institutes für Rechtsmedizin der Charité-Universitätsmedizin Berlin*. Freie Universität Berlin. Dissertation. 2006

[TAM-09] Tamura T, Usui S, Akiyama M: Investigation of a phantom for diffusion weighted imaging that controlled the apparent diffusion coefficient using gelatin and sucrose. In: *Nihon Hoshasen Gijutsu Gakkai Zasshi (Japanese journal of radiological technology)*. 65 (2009), Nr. 11, S. 1485-1493

[TAO-09] Tao JX, Hawes-Ebersole S, Baldwin M, Shah S, Erickson RK, Ebersole JS: The accuracy and reliability of 3D CT/MRI co-registration in planning epilepsy surgery. In: *Clinical Neurophysiology*. 120 (2009), S. 748–753

[TAY-04] Taylor AJ: *Diffusion tensor imaging: Evaluation of tractography algorithm performance using ground truth phantoms*. Virginia Polytechnic Institute and State University, Blacksburg (Virginia), Electrical and Computer Engineering. Master's Thesis. 2004. Online im Internet: URL: http://scholar.lib.vt.edu/theses/available/etd-05182004-132313/unrestricted/alextaylor_thesis.pdf [Stand 21.7.2005]

[THE-11] Thesen T: *Phantom*. New York University, Department of Neurology. Online im Internet: E-Mail von Thomas Thesen <thomas.thesen@med.nyu.edu> (1.1.2011)

[THO-90] Thomsen C, Jensen KE, Jensen M, Olsen ER, Henriksen O: MR pulse sequences for selective relaxation time measurements: a phantom study. In: *Magnetic Resonance Imaging*. 8 (1990) Nr. 1, S. 43-50

[THO-04] Thomeczek C, Bock W, Conen D, Ekkernkamp A, Everz D, Fischer G, Gerlach F, Gibis B, Gramsch E, Jonitz G, Klakow-Franck R, Oesingmann U, Schirmer H-D, Smentkowski U, Ziegler M, Ollenschläger G: Das Glossar Patientensicherheit – Ein Beitrag zur Definitionsbestimmung und zum Verständnis der Thematik „Patientensicherheit" und „Fehler in der Medizin". In: *Gesundheitswesen*. 66 (2004), S. 833-840

[TOF-00] Tofts PS, Lloyd D, Clark CA, Barker GJ, Parker GJ, McConville P, Baldock C, Pope JM: Test liquids for quantitative MRI measurements of self-diffusion coefficient in vivo. In: *Magnetic Resonance in Medicine*. 43 (2000), Nr. 3, S. 368-374

[TOR-00] Torbey MT, Selim M, Knorr J, Bigelow C, Recht L: Quantitative Analysis of the Loss of Distinction Between Gray and White Matter in Comatose Patients After Cardiac Arrest. In: *Stroke.* 31 (2000), S. 2163-2167

[TOU-08] Tournier JD, Yeh CH, Calamante F, Cho KH, Connelly A, Lin CP: Resolving crossing fibres using constrained spherical deconvolution: Validation using diffusion-weighted imaging phantom data. In: *NeuroImage.* 42 (2008), Nr. 2, S. 617-625

[TOW-02] Townsend DW, Beyer T: A combined PET/CT scanner: the path to true image fusion. In: *British Journal of Radiology.* 75 (2002), Suppl. 9, S. S. 24-30

[TPL-04] The Phantom Laboratory: *Liqui-Phil Phantoms.* Broschüre. Salem (New York). 2004

[TPL-10] The Phantom Laboratory: *The Phantom Laboratory Phantoms.* Homepage. Online im Internet. URL: http://www.phantomlab.com/ products.html [Stand 18.11.10]

[TRA-07] Trantzschel T: *fMRI Phantom for Automated System Quality Assurance.* Otto-von-Guericke Universität, Magedeburg. 2007

[UDD-04] Uddin S: *Multimodales Phantommodell für die Evaluierung von Stenosen in kleinen Gefäßen.* Justus-Liebig-Universität Giessen. Dissertation. 2004

[UHL-04] Uhlemann F, Morgenstern U, Steinmeier R: Objective Evaluation of Three-dimensional Image Registration Algorithms – Tools for Optimization and Evaluation. In: *Methods of Information in Medicine.* 43 (2004), S. 367-370

[UHL-06] Uhlemann F: *Wahrscheinlichkeitsbasiertes Modell zur verknüpften Segmentierungs- und elastischen Deformationsanalyse in der medizinischen Bildverarbeitung.* Technische Universität Dresden, Fakultät Elektrotechnik und Informationstechnik, Dissertation, 2006

[ULL-08] Ullrich RT, Kracht LW, Jacobs AH: Neuroimaging in Patients with Gliomas. In: *Seminars in Neurology.* 28 (2008), Nr. 4, S. 484-494

[UNS-06] Unsgård G, Rygh OM, Selbekk T, Müller TB, Kolstad F, Lindseth F, Nagelhus Hernes TA: Intraoperative 3D ultrasound in neurosurgery (Review Article). In: *Acta Neurochirurgica.* 148 (2006), S. 235-253

[UWS-08] University of Wisconsin-Stevens Point, Department of Psychology: *Anatomy.* Psychology 325 notes. Online im Internet. URL: www.uwsp.edu/psych/tr/325-pt1.htm [Stand 22.12.2008]

[VAI-03] Vaithianathar L, Tench CR, Morgan PS, Constantinescu CS: Magnetic resonance imaging of the cervical spinal cord in multiple sclerosis. In: *Journal* of *Neurology.* 250 (2003), S. 307-315

[VAL-92] Valentino DJ, Huang HK, Mazziotta JC, Bettinardi V, Rizzo G, Gilardi MC, Fazio F: Brain Mapping: Validation And Applications Of Structural And Functional Brain Imaging. In: *Proceedings of the 14th Annual International Conference of the IEEE Engineering in Medicine and Biology Society*, 7 (1992), S. 2787 – 2788

[VEN-71] van Venrooij GEPM: Measurement of ultrasound velocity in human tissue. In: *Ultrasonics.* 9 (1971), Nr. 4, S. 240-242

[VRE-06] Vrenken H, Geurts JJ, Knol DL, van Dijk LN, Dattola V, Jasperse B, van Schijndel RA, Polman CH, Castelijns JA, Barkhof F, Pouwels PJ: Whole-Brain T1 Mapping in Multiple Sclerosis: Global Changes of Normal-appearing Gray and White Matter. In: *Radiology.* 240 (2006), Nr. 3, S. 811-820

[VYM-99] Vymazal J, Righini A, Brooks R, Canesi M, Mariani C, Leonardi M, Pezzoli G: T1 and T2 in the brain of healthy subjects, patients with Parkinson disease, and patients with multiple system atrophy: Relation to iron content. In: *Radiology.* 211 (1999), S. 489-495

[VYM-07] Vymazal J, Klempíř J, Jech R, Židovská J, Syka M, Růžička E, Roth J: MR relaxometry in Huntington's disease: Correlation between imaging, genetic and clinical parameters. In: *Journal of the Neurological Sciences.* 263 (2007), S. 20-25

[WAG-07] Wagner S: *Technische Anpassung und Bewertung des 3D Demonstratorsystem für die Neurochirurgie anhand klinischer Fälle.* Technische Universität Dresden, Institut für Biomedizinische Technik. Studienarbeit. 2007

[WAG-08] Wagner S: Messungen an Patientenaufnahmen. Technische Universität Dresden. Online im Internet: E-Mail von Stefan Wagner <steven.wagner@gmx. de> (14.12.2008)

[WAG-09] Wagner S: *Adaption und Erweiterung des 3D-Demonstratorsystems für die Epilepsiechirurgie.* Technische Universität Dresden, Institut für Biomedizinische Technik, Diplomarbeit, 2009

[WAG-09a] Wagner S: *Adaption und Erweiterung des 3D-Demonstratorsystems für die Epilepsiechirurgie.* Technische Universität Dresden, Institut für Biomedizinische Technik. Diplomarbeitsverteidigung. 2009

[WAG-09b] Wagner S, Kuß J, Meyer T, Kirsch M, Morgenstern U: An integrated tool for automated visualization of subdural electrodes in epilepsy surgery evaluation. In: *International Journal of Computer Assisted Radiology and Surgery.* 4 (2009), Nr. 6, S. 609-616

[WAG-09c] Wagner S: *Zusammenfassung zur Elektrodengitterlagebestimmung.* Technische Universität Dresden, Institut für Biomedizinische Technik. Internes Dokument. 11-2010

[WAL-03] van Walderveen M, van Schijndel RA, Pouwels PJ, Polman CH, Barkhof F: Multislice T1 Relaxation Time Measurements in the Brain Using IR-EPI: Reproducibility, Normal Values, and Histogram Analysis in Patients With Multiple Sclerosis. In: *Journal of Magnetic Resonance Imaging.* 18 (2003), Nr. 6, S. 656-664

[WAN-99] Wansapura PJ, Holland SK, Dunn RS, Ball WS: NMR relaxation times in the human brain at 3.0 tesla. In: *Journal of Magnetic Resonance Imaging.* 4 (1999), Nr. 4, S. 531-538

[WAN-05] Wang Y, Agarwal R, Nguyen D, Domocos V, Gotman J: Intracranial electrode visualization in invasive pre-surgical evaluation for epilepsy. In: *Conference Proceedings IEEE Engineering in Medicine and Biology Society.* 1 (2005), S. 952-955

[WAR-02] Warfield SK, Zou KH, Wells WM: Validation of Image Segmentation and Expert Quality with an Expectation-Maximization Algorithm. In: *Proceedings of the 5th International Conference on Medical Image Computing and Computer-Assisted Intervention – MICCAI 2002.* Lecture Notes in Computer Science. 2488. Berlin: Springer-Verlag, 2002, S. 298-306

[WEG-96] Wegner OH: *Grundkurs Computertomographie.* 2. Aufl. Berlin: Blackwell Wissenschafts-Verlag GmbH, 1996

[WEH-84] Wehrli FW, MacFall JR, Shutts D, Breger R, Herfkens RJ: Mechanisms of contrast in NMR imaging. In: *Journal of Computer Assisted Tomography.* 8 (1984), Nr. 3, S. 369-380

[WEI-06] Weichelt C: *Entwicklung eines Flussphantoms.* Technische Universität Dresden, Institut für Biomedizinische Technik. Studienarbeit. 2006

[WEI-09] Weichelt C, Kuß J, Cimalla P, Graf D, Duscha P, Steffen J, Nahm W, Steinmeier R, Morgenstern U: Development of a Flow Phantom to Verify the Evaluation of Cerebral Blood Flow by ICG-Fluorescence Video Analysis. In: *Proceedings of the World Congress on Medical Physics and Biomedical Engineering (München).* 25/4 (2009), S. 1448-1451

[WEI-10] Weichelt: *Flussphantomerweiterung zur Anpassung an zerebrale Blutflussverhältnisse für die Verifizierung von fluoreszenzbasierten Perfusionsauswertungen.* Technische Universität Dresden, Institut für Biomedizinische Technik. Diplomarbeit. 2010

[WEI-10a] Weichelt C, Kuß J, Cimalla P, Duscha P, Steinmeier R, Morgenstern U: Verifizierung der Auswertesoftware zur Quantifizierung zerebraler Blutvolumenflüsse aus ICG-Fluoreszenzvideos während neurochirurgischer Operationen. In: *Biomedizinische Technik / Biomedical Engineering – Proceedings der 3-Länder-Tagung der Deutschen, Österreichischen und Schweizerischen Gesellschaft für Biomedizinische Technik (Warnemünde / Rostock).* 55 (2010) Suppl. 1, S. L20-L22

[WEI-12] Weichelt C, Duscha P, Steinmeier R, Meyer T, Kuß, J, Cimalla P, Kirsch M, Sobottka SB, Koch E, Schackert G, Morgenstern U: Quantitative fluorescence angiography for neurosurgical interventions. In: *Biomedizinische Technik / Biomedical Engineering.* Sonderband "Intraoperative Optical Imaging in Neurosurgery". In Vorbereitung für Einreichung 2012; publiziert: Bd. 58 (2013), Nr. 3, S. 269-279

[WEL-02] Wellmer J, von Oertzen J, Schaller C, Urbach H, König R, Widman G: Digital photography and 3D MRI-based multimodal imaging for individualized planning of resective neocortical epilepsy surgery. In: *Epilepsia.* 43(2002), S. 1543-1550

[WEL-09] Wellmer J: *Potentiale des Kopfphantoms.* Boston, 6th Annual World Congress for Brain Mapping and Image Guided Therapy. Persönliche Mitteilung. 27.08.2009

[WHI-97] Whittall KP, MacKay AL, Graeb DA, Nugent RA, Li DK, Paty DW: In vivo measurement of T2 distributions and water contents in normal human brain. In: *Magnetic Resonance in Medicine.* 37 (1997), Nr. 1, S. 34-43

[WIN-00] Winkler PA, Vollmar C, Krishnan KG, Pfluger T, Brückmann H, Noachtar S: Usefulness of 3-D reconstructed images of the human cerebral cortex for localization of subdural electrodes in epilepsy surgery. In: *Epilepsy Research.* 41 (2000), S. 169–178

[WIN-02] Wintermantel E, Ha S-W: *Medizintechnik mit biokompatiblen Werkstoffen und Verfahren.* 3. überarb. und erw. Aufl. Berlin: Springer Verlag, 2002

[WON-01] Wong EC, Liu TT, Luh WM, Frank LR, Buxton RB: T1 and T2 selective method for improved SNR in CSF-attenuated imaging: T2-FLAIR. In: *Magnetic Resonance in Medicine.* 45 (2001), S. 529-532

[WRI-08] Wright PJ, Mougin OE, Totman JJ, Peters AM, Brookes MJ, Coxon R, Morris PE, Clemence M, Francis ST, Bowtell RW, Gowland PA: Water proton T1 measurements in brain tissue at 7, 3, and 1.5 T using IR-EPI, IR-TSE, and MPRAGE: results and optimization. In: *Magnetic Resonance Materials in Physics.* 21 (2008), Nr. 1-2, S. 121-130

[YAN-06] Yanasak N, Allison J: Use of capillaries in the construction of an MRI phantom for the assessment of diffusion tensor imaging: demonstration of performance. In: *Magnetic Resonance Imaging.* 24 (2006), S. 1349-1361

[YOS-03] Yoshimura K, Kato H, Kuroda M, Yoshida A, Hanamoto K, Tanaka A, Tsunoda M, Kanazawa S, Shibuya K, Kawasaki S, Hiraki S: Development of a tissue-equivalent MRI phantom using carrageenan gel. In: *Magnetic Resonance in Medicine.* 50 (2003), Nr. 5, S. 1011 – 1017

[ZEI-12] Carl Zeiss Meditec: *Flow 800.* Online im Internet. URL: http://www.meditec.zeiss.de/ C125679E 00510B81/Contents-Frame/76A4245D1353870BC125726400283338 [Stand 13.2.2012]

[ZHA-96] Zhang H, Fritts JE, Goldman SA: Image segmentation evaluation: A survey of unsupervised methods. In: *Computer Vision and Image Understanding.* 110 (2008), Nr. 2, S. 260-280

[ZHA-00] Zhang K, Sejnowski TJ:. A universal scaling law between gray matter and white matter of cerebral cortex. In: *Proceedings of the National Academy of Sciences of the U.S.A.* 97 (2000), Nr. 10, S. 5621-5626

[ZHA-06] Zhang L, Gao H, Li S, Chen Z, Xing Y: Cupping artifacts analysis and correction for a FPD-based cone-beam CT. In: *Proceedings of SPIE - Computational Imaging IV.* 6065 (2006), S. 282-291

[ZIL-90] Zilles K: Cortex. In: *Paxionos G, Mai JK (Hrsg.): The Human Nervous System.* San Diego: Academic Press, 1990, S. 737-802

[ZOL-06] Zollondz H-D: *Grundlagen Qualitätsmanagement. Einführung in Geschichte, Begriffe, Systeme und Konzepte.* 2. erw. Aufl. München: Oldenbourg Verlag, 2006

[ZYL-96] Zylka W, Wischmann H-A: On Geometric Distortions in CT Images. In: *Proceedings of the 18th Annual International Conference of the IEEE Engineering in Medicine and Biology Society (Amsterdam).* 3 (1996), S. 1120-1121

Abbildungs- und Tabellenverzeichnis

Abbildungsverzeichnis

Tabellenverzeichnis

Anhang

Übersicht

Kombination + echte Kombination (ein und dasselbe Material) x austauschbare Flüssigkeiten für verschiedene Modalitäten							Kurzbeschreibung	Hersteller / Entwickler und Quelle	Bild	Phantomzweck / Messgröße	Aufbau, Eigenschaften	Material
MRT	CT	US	PET	SPECT	optisch	Deformation						
							Starre Phantome					
+	+						Schädel mit Weichgewebe und Gewebeersatzstoff	CIRS: Model 603 [CIR-10a]	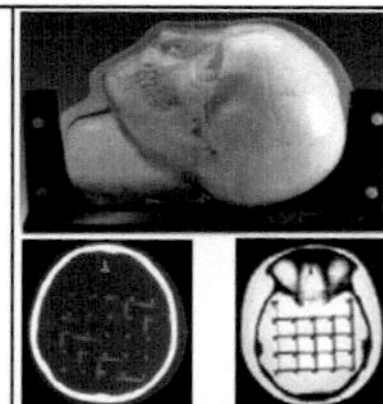	Verzerrung, Registrierungsgenauigkeit	Kunststoffumhüllung für einfache Anwendbarkeit und Festigkeit; Optionen: orthogonale Acrylstäbematrix, Draht / Punktquelle, Tumore, Läsionen	Weichgewebe: Polymer auf Wasserbasis (Gel); Gewebeersatzstoff: Polymer auf Epoxydbasis
x			x	x			Kopf, 5 Gehirnmuschel-Kompartimente, Weichgewebe, Knochensubstanz, Hirnrinde	NUCL: 76-501 [NUC-03]	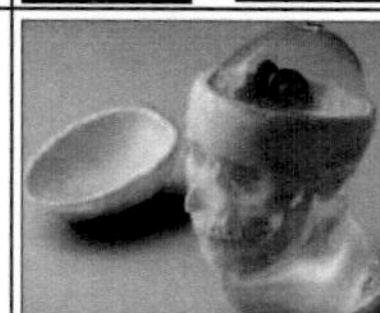	Partialvolumeneffekt, Streuung, Streuungskorrektur, Schwächungskorrektur, Vergleich verschiedener Aufnahmemodi, Testen und Validieren verschiedener Bildregistrierungstechniken	akkurat nachgebildeter menschlicher Kopf, Volumen 1250 ml; Gehirn füllbar, Kompartimente extra befüllbar (mit radioaktiven oder MRT-signalgebenden Lösungen); verschiedene mit radioaktiven Flüssigkeiten oder $CuSO_4$ bzw. $NiCl_2$ füllbare externe Marker (V = 1 ml)	gewebeäquivalent, s. unten; Nasenhöhle mit Schaum der Massendichte 0,23 g/cm³ gefüllt; Weichgewebe: Polyurethan, Massendichte 1,1 g/cm³, für 140 keV ^{99m}Tc linearer Schwächungskoeffizient 0,16 cm^{-1}; Knochensubstanz Hirnrinde: Massendichte 1,86 g/cm³, für 140 keV linearer Schwächungskoeffizient 0,28 cm^{-1}
x			x	x			Hals + männlicher Kopf + Tumore	PhanLab: Liqui-Phil™ Head [TPL-04]	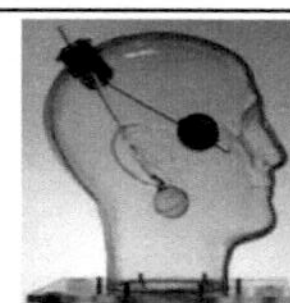	keine Angabe	große Öffnung an Basis, 2 kleine auf Hinterkopf, Verschluss mit O-Ring; Tumorobjekte: Kugel Ø = 3 cm, oval Ø = 3 cm, Länge 4 cm	Cellulose-Acetat-Butyrat
x			x	x			3D-Gehirn mit Differenzierung Graue (GS) - Weiße Hirnsubstanz (WS) (Kontrastverhältnis 4:1)	DSC: BR/3D/P [DSC-01]	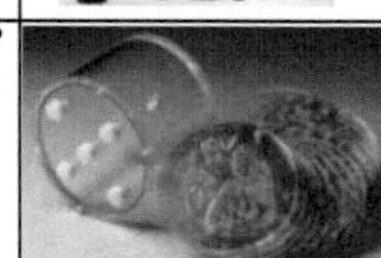	Beurteilung Rekonstruktionsmethoden, Schwächungs- / Streuungskompensationsmethoden, Registrierungstechniken 3D SPECT, PET, MRT	Zylinder Ø = 20,6 cm, Höhe 17,5 cm, Volumen 1,2 l; einzelne Schichtplatten mit Hirnstrukturen und Dickenvariation zur Gewebedifferenzierung unter Ausnutzung des Partialvolumeneffekts, zusätzlich einzelne füllbare Kammern	

Kombination + echte Kombination (ein und dasselbe Material) x austauschbare Flüssigkeiten für verschiedene Modalitäten							Kurzbeschreibung	Hersteller / Entwickler und Quelle	Bild	Phantomzweck / Messgröße	Aufbau, Eigenschaften	Material
MRT	CT	US	PET	SPECT	optisch	Deformation						
							Starre Phantome					
x	x		x	x			Stereolithographie-Gehirnphantom mit flüssigkeitsbefüllbaren Kompartimenten für WS und GS	Alfanso 2003 [ALF-03]	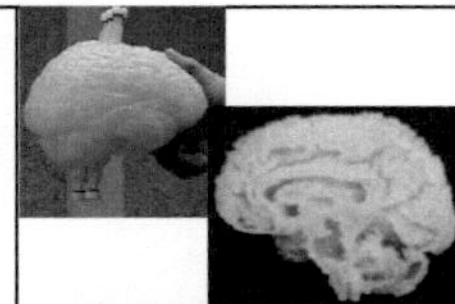	Validierung verschiedener Techniken zur Korrektur des Partialvolumeneffekts bei Niedrigkontrastaufnahmen	Herstellung: Stereolithographie, Formvorlage: nach einem segmentierten MRT-Datensatz eines Probanden mit Segmentierung für GS, WS, Liquor; Kompartimente GS und WS werden mit Isotopen für PET / SPECT bzw. verschiedenen Konzentrationen von Mn-Gd für MRT gefüllt	Polymerisierung eines hydrophoben Harzes, Wandstärke 1,5 mm
+	+						Kunststoffschädel mit Nachbildungen anatomischer Strukturen (aus Gummi, Luft) und gefüllt mit $MnCl_2$ und NaCl; Paraffinwachs simuliert Gewebe außerhalb des Schädels	Shmueli 2007 [SHM-07]	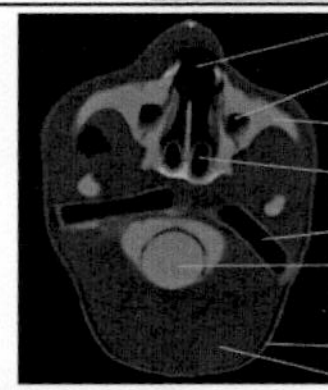	Vergleich verschiedener Artefaktreduktionstechniken, Vergleich von CT und MRT auf Artefaktanfälligkeit	Kunststoffschädel mit Paraffinwachs, um äußeres Gewebe zu simulieren; Hinterhauptsloch und Nasenrachenraum mit Gummi simuliert; Stirnhöhle und Mundraum durch Luft simuliert	Kunststoffschädel (CS-20 Budget Skull, www.anatomical.com), Paraffinwachs (Sigma Aldrich, www.sigmaaldrich.com), gefüllt mit 0,1 mM $MnCl_2$ und 31 mM NaCl
x	x		x	x			präzises Schädelphantom für Genauigkeits-studie über computerunterstützte Punktionen	Sieb 2004 [SIE-04]	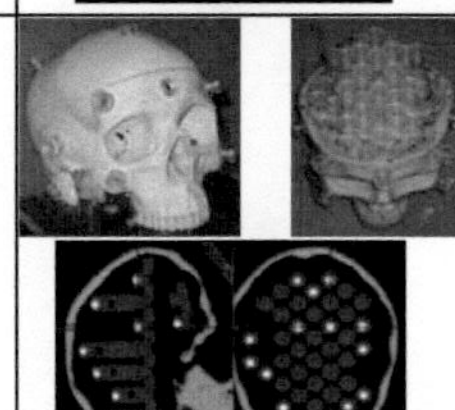	Genauigkeitsstudie über computerunterstützte Punktionen	je nach Fragestellung mit speziellen Markern für CT, MRT, SPECT oder PET flexibel konfiguriert	Kunststoffschädel; Marker: Kunststoffröhrchen, flüssigkeitsgefüllt
+	+						Gehirn- und Hautoberfläche mit Elektrodengitter	Grzeszczuk 1992 [GRZ-92]	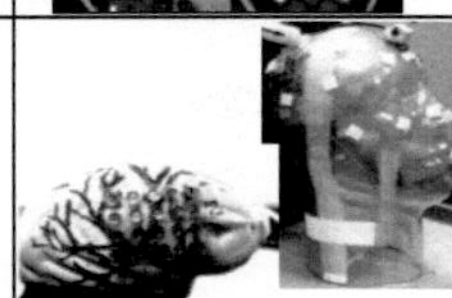	Bestimmung Registrierungsgenauigkeit Elektroden in MRT und CT	Gehirn (ohne innere Struktur) mit Oberflächenprofil und aufgemalten Blutgefäßverläufen sowie fixiertem Elektrodengitter in hohler Kopfhülle, Marker zur Lageverifizierung	Kunststoff, Füllung Kopfhülle mit Gadoliniumlösung

Kombination + echte Kombination (ein und dasselbe Material) x austauschbare Flüssigkeiten für verschiedene Modalitäten							Kurzbeschreibung	Hersteller / Entwickler und Quelle	Bild	Phantomzweck / Messgröße	Aufbau, Eigenschaften	Material
MRT	CT	US	PET	SPECT	optisch	Deformation						
							Deformierbare technische Phantome					
+		+				ja		King 2000 (Guy's Hospital), London [KIN-00]	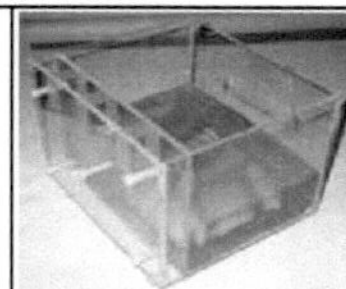	Deformationssimulation	quaderförmige Box enthält Platte, die über (Plexiglas-) Schrauben verschiebbar ist und so zu Deformierungen der Gelatine und der Einschlüsse führt; Marker außen am Phantom	Plexiglasbox; Füllung: 15 Ma-% Gelatine mit 85 Ma-% Wasser (ähnliche elastische Eigenschaften wie menschliches Gewebe); innere Strukturen: Füllmedium + Silica (als Kontrast); Marker: Gadolinium-Lsg. (MR-Kontrast)
x		x				ja	Gehirn, das *Brain Shift* unterworfen ist	Bates 2000 [BAT-00]	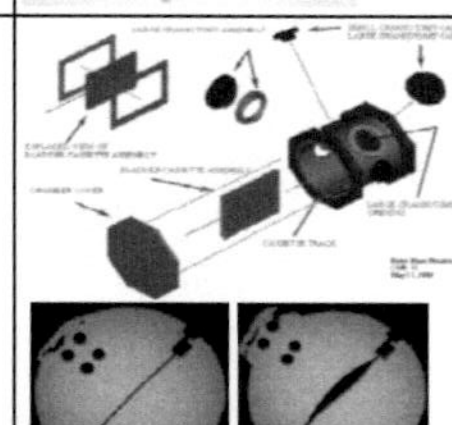	*Brain-Shift*-Simulation	Zylinder mit verschließbaren Öffnungen gefüllt mit dem Gel, an Stirnseiten begrenzt von oktagonalen Ringen; seitliche Öffnungen mit Ø = 7,6 und 3,8 cm als simulierte Schädelschnitte; innerer Druck durch Einsatz (Membran mit Lufteinschluss) steuerbar	Bovine Gel; 2 identische Phantome, Füllung variiert: MRT: + Kupfersulfat US: + Graphitpulver
							Deformierbare anatomisch-physiologische Phantome					
x					Foto stereo	ja	Schädel mit Hirnkörper, der die elastischen Hirn-Eigenschaften nachbildet und deformiert wird	DeLorenzo 2007 [LOR-07]	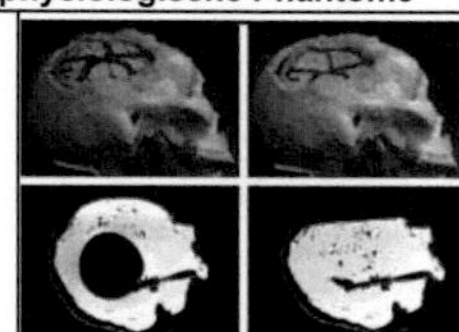	Genauigkeitsprüfung eines Algorithmus zur Hirndeformationskompensationsberechnung aus Stereographiekameraaufnahmen	Schädel, gefüllt mit elastisch deformierbarem Silicon-Gel und einem aufblasbaren Ballon, Kraniotomieausschnitt mit aufgemalten Gefäßen und Kunststoffperlen zur Hirnoberflächensimulation für die Kamera; Hirnoberflächenverformung von durchschnittlich 15 mm simuliert	Sylgard 527 Silicon Gel mit viskoelastischen Eigenschaften des Hirns
+		+				ja	Gehirn mit inneren Hirnstrukturen, deformierbar	Comeau 1998, Montreal [COM-98]	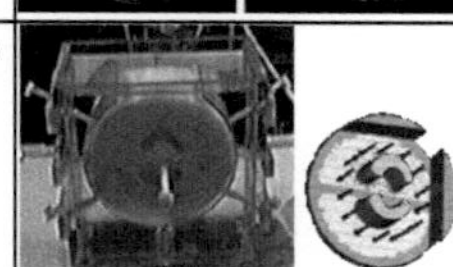	Hirndeformations-simulation	Platte wird von Schrauben im Gehäuse gehalten; Schrauben erlauben kontrollierte Verformung; Platte enthält simulierte Blutgefäße, kortikale Oberfläche und Ventrikel	Platte aus Polyvinyl-Alkohol-Cryogel (PVA-C)

Kombination + echte Kombination (ein und dasselbe Material) x austauschbare Flüssigkeiten für verschiedene Modalitäten							Kurzbeschreibung	Hersteller / Entwickler und Quelle	Bild	Phantomzweck / Messgröße	Aufbau, Eigenschaften	Material
MRT	CT	US	PET	SPECT	optisch	Deformation						
							Deformierbare anatomisch-physiologische Phantome					
+	+	+				ja	Oberfläche des Gehirns	Surry 2001 (Robarts Research Insitute), Kanada [SUR-01]	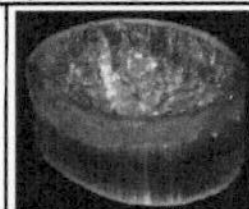	keine Angabe	in Form gegossen, die nach MRT-Datensätzen eines Gehirns mit Hilfe der Stereolithographie geformt wurde	10 Ma-% Polyvinyl-Alkohol-Cryogel (PVA-C) in Wasser, gelartig durch Gefrieren auf -20 °C und wieder Auftauen
+					+	ja	deformierbare Hirnnachbildung mit Hirntumor-nachbildung und aufgemalter Hirnoberflächen-textur	Paul 2009 [PAU-09]	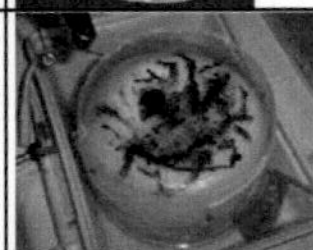	Evaluation Registierungs-algorithmus bei aufgetretener Deformation	Hirnnachbildung mit eingeschlossener Tumornachbildung, aufblasbares Verformungselement integriert, Tumorentnahme simulierbar	Hirnkörper: PVA-C, Tumor, aufgemalte Oberflächentextur: Tinte
+		+ Doppler				ja	Hirnphantom zur *Brain-shift*-Simulation	Reinertsen 2006, McGill Univ. Montreal [REI-06]	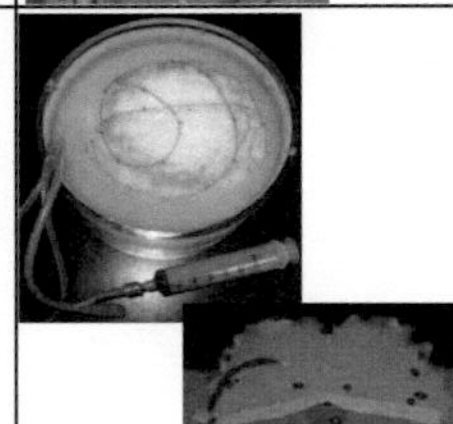	Test+Validierung von *Brain-Shift*-Korrekturtechniken und Registrierungs-algorithmen (Deformationsrepro-duzierbarkeit mit MRT und Oberflächenmarker-messungen bewertet, Genauigkeit 1 mm d. h. im Bereich MR-Auflösung)	PVA-C-Platte auf der PVA-C-Hirn mit Oberflächenstruktur sitzt, umgeben mit flüssigem PVA (2,5 cm hoch, Stabilisierung Hirnlage bei Deformation) in zylindrischem Acryl-Container (Ø = 20 cm); unter Hirn liegt ein mit Wasser aufblasbarer Ballon, der Hirn hebt und senkt und dadurch eine wiederholbare nichtlineare elastische Deformation erzeugt; Hirn: 500 ml, Oberfläche = Hirnwindungen, innen und auf Oberfläche Kunststoffschläuche mit Ø = (1,57; 2,36; 3,18) mm zur Blutgefäßsimulation, bei US Durchströmung über physiologische Pumpe	PVA-C MRT: Schläuche mit Wasser gefüllt; US-Doppler: Phantom wassergefüllt, Schläuche durchströmt von Wasser mit luftgefüllten Glasperlen (10^{-6} m) und roter Lebensmittelfarbe
+		+				teil-weise	Kopfphantom mit Hirngewebe, Ventrikeltumor, Hämatom	Oltmann 2004, Marburg [OLT-04]	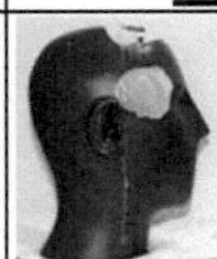 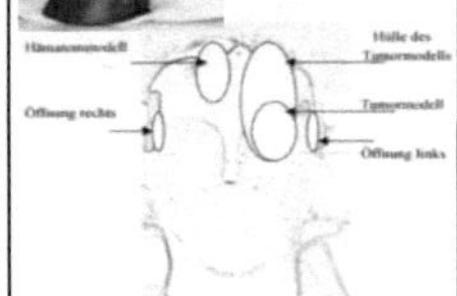	Genauigkeit der Volumenbestimmung von intrakraniellen Strukturen (intrazerebrale Tumore)	zwei exemplarische intrakranielle Raumforderungen: Hämatom, Ventrikeltumor, in acht Phantomen verschiedene Volumina hergestellt: Hämatom mit (37; 36; 32; 27; 26; 23; 20 bzw. 17) ml und Tumor mit (20; 25,4; 17,65; 23; 19; 24; 22 bzw. 27) ml; 3-Kompartimenten-Modell (Ventrikeltumor, Hämatom, Hirngewebe), je elastische Naturkautschuklatex-Hülle, verformbar wie bei OP, elastische Anpassung aneinander (Luftvermeidung) durch integriertes Drucksystem (Druckerhöhung nach Stoffentnahme: Ballon mit Schlauchverbindung nach außen in Phantom, aufpumpen -> Kompartimentverdrängung); Öffnungen für US-Messung, verschlossen mit Naturkautschukmembran	Agarose-Wassergemisch für gesamte Füllung (Gehirnkompartiment, 0,5 Ma-% Agarose) und Hämatommodell (1,66 Ma-% Agarose); tierisches Muskelgewebe für Tumor repräsentierende Kompartimente (günstige Konsistenz, gute Ergebnisse in Bildgebung, Agarose-/ Wassergemisch wegen Dichte, Konsistenz, Artefakten und erschwertem Einbringen in Kapsel ungeeignet)

						kortikale Graue Hirnsubstanz (kGS)																Basalganglien						Graue Substanz (gesamt)	
						Insular Cortex		Cingulate Gyrus		cortical grey		frontal Cortex		parieto-occipital Cortex		Striate Cortex		Hippo-campus		kGS		Caudate nucleus		Putamen		Pallidum (Globus pallidus)			
Quelle	MRT-Gerät 1,5 T	Sequenz	N	Alter in Jahren	m/w	Mittel	σ	Mittel	σ	Mittel	σ	Mittel	σ	Mittel	σ	Mittel	σ	Mittel	σ	Mittel	σ	Mittel	σ	Mittel	σ	Mittel	σ	Mittel	σ
T_1 in ms für 1,5 T																													
Bottomley 1984 [BOT-84]	k. A. (Mittelung Literatur)	k. A. (Mittelung Literatur)	117*	k. A.	k. A.	x				x		x		x								x						921	157
Hopkins 1986 [HOP-86]	1,4 T, Technicare Teslacon	SE+ISE	1	k. A.	m																								
MacFall 1987 [MAC-87]	k. A.	SR (4 TR-Werte)	5	k. A.	k. A.																	831	177						
Breger 1989 [BRE-89]	GE Signa	SR (4 TR-Werte)	86	10-90	k. A.															998	55	1157	78	1027	79			1061	72
Breger 1991 [BRE-91]	GE Signa	SR (4 TR-Werte)	144	42±20 (15-90)	k. A.																	1220	5	1059	29				
de Certaines 1993 [CER-93]	k. A.	k. A., Kalibierung mit *Eurospin relaxation time testobject* (TO5)	9	20-40	9/0							x								1130	92								
Barbosa 1994 [BAR-94]	GE Signa	SR (6 TR-Werte)	5	30,2 (23-37)	k. A.																								
Steen 1994 [STE-94]	Siemens Magnetom SP63	IR (12 T1-Werte)	3	k. A.	k. A.															1170	43	948	32	834	19			984	33
Whittall 1997 [WHI-97]	GE Signa	SR (11 TR-Werte)	1	k. A.	k. A.	1350		1370		1260										1327	58,6	1220		1020				1189	59
Kingsley 1998 [KIN-98]	Siemens Magnetom	IRSE, 3 verschiedene Inversionspulse (je 4 TI-Werte)	3	k. A.	k.A.															1113	48	1033	41	919	42			1022	44
Henderson 1999 [HEN-99]	GE Signa Horizon EchoSpeed	IR-FSE (12 TI-Werte)	1	k. A.	k. A.															k. A.		k. A.						1148	24
Vymazal 1999 [VYM-99]	Siemens Magnetom 63SP	SR (6 TR-Werte)	18	62,1±6,6 (47-74)	6/12															1304	200	1161	93	1035	75	783	46	1071	119
Deoni 2003 [DEO-03]	k. A.	IR (7 TI-Werte)	1	21	1/0															1002	56	1068	32	1054	27	780	18	976	36
Srinivasan 2003 [SRI-03]	k. A.	SGE (2 Flipwinkel)	20	46,1±9,3	9/11	automatische Segmentierung intensitätsbasiert, Gauß-Fit (Voxel ab 90 % Wahrscheinlichkeit)																						1077	233
Vaithianathar 2003 [VAI-03]	Siemens Vision	3D IR FLASH (7 TI-Werte)	6	33,5...45 (33-45)	2/4																								
van Walderveen 2003 [WAL-03]	Siemens Vision	IR-EPI (13 TI-Werte)	10	41,5 (34-59)	6/4															1188	135	1140	93	1024	64			1117	102
Schmitt 2004 [SCH-04]	Siemens Vision	IR-True FSIP (Flipwinkel variiert)	1	k. A.	k. A.															1165	88								
Lu 2005 [LU-05]	Philips Intera	IR (10 TI-Werte)	10	28±5 (21-28)	6/4															1019	53	1009	48	875	43			968	48
Vrenken 2006 [VRE-06]	Siemens Magnetom Vision	6 3D FLASH	24	30,8±7,3 (21-48)	13/11	1289	32	1358	40			1290	41	1329	61	1258	42	1310	75	1306	51	multispektrale Segmentierg. GS						1263	44
Rooney 2007 [ROO-07]	k. A.	PURR (32 IR-samples)	3	32-59	3/0															1188	69	1083	52	981	13	746	20	1000	45
Oros-Peusquens 2008 [ORO-08]	Siemens Avanto	TAPIR (16 Messwerte)	12	34±9 (23-54)	8/4															1127	27	1056	37	996	34	733	20	978	30
Wright 2008 [WRI-08]	Philips Achieva	MPRAGE (8 TI-Werte)	4	36,5±8,5 (24-43)	3/1															1197	135	1109	66	1084	63			1130	94
Aubert-Broche 2009 [AUB-09]	Siemens, k. A.	5 3D SGE, 4 TSE (2 TE)	20	29,6±4 (24-37)	10/10															1404	69								
Gesamtmittel																				**1176**	**90**							**1060**	**94**
T_2 in ms für 1,5 T																													
Bottomley 1984 [BOT-84]	k. A. (Mittelung Literatur)	k. A. (Mittelung Literatur)	117*	k. A.	k. A.					x																		101	13
MacFall 1987 [MAC-87]	k. A.	MSE (4 TE-Werte)	5	k. A.	k. A.																	84	5						
Breger 1989 [BRE-89]	GE Signa	CPMG (4 TE-Werte)	86	10-90	k. A.															91	6	81,0	7	71,0	7,0			81	7
Breger 1991 [BRE-91]	GE Signa	MSE (4 TE-Werte)	144	42±20 (15-90)	k. A.																	78	1	72	1				
de Certaines 1993 [CER-93]	k. A.	k. A., Kalibierung mit *Eurospin relaxation time testobject* (TO5)	9	20-40	9/0							x								102	9								
Barbosa 1994 [BAR-94]	GE Signa	MSE (4 TE-Werte)	5	30,2 (23-37)	k. A.																								
Whittall 1997 [WHI-97]	GE Signa	MSE (32 TE-Werte)	12	31 (24-46)	8/4	86,5	1,0	85,5	1,3	77,9	1,2									83,3	1,2	79,5	1	73,9	0,7			79	1
Vymazal 1999 [VYM-99]	Siemens Magnetom 63SP	MSE (16 TE-Werte)	18	62,1±6,6 (47-74)	6/12															93,3	7,5	83,2	6,1	77,3	5	70,1	4	81	6
Helms 2003 [HEL-03]	GE Signa Advantage	MSE (9 TE-Werte)	7	k. A.	k. A.																								
Deoni 2003 [DEO-03]	k. A.	MSE (7 TE-Werte)	1	21	1/0															92,1	2,6	79,4	1,9	71,6	2	54,6	2	74	2
Schmitt 2004 [SCH-04]	Siemens Vision	IR-True FSIP (Flipwinkel variiert)	1	k. A.	k. A.															92	11								
Lu 2005 [LU-05]	Philips Intera	CPMG (8 TE-Werte)	10	28±5 (21-28)	6/4															94,5	4	69	2	66	2			77	3
Vymazal 2007 [VYM-07]	Siemens Symphony Maestro	CPMG (16 TE-Werte)	34	49,6±13,3 (27-76)	14/20															109	4,7	96,4	3,2	84,7	5	71,8	4	91	4
Oros-Peusquens 2008 [ORO-08]	Siemens Avanto	TAPIR (16 Messwerte)	12	34±9 (23-54)	8/4	gemäß T_1-Segmentierung																						93,8	1,0
Aubert-Broche 2009 [AUB-09]	Siemens, k. A.	5 3D SGE, 4 TSE (2 TE)	20	29,6±4 (24-37)	10/10															116	3								
Gesamtmittel																				**97,1**	**6,2**							**84,6**	**5,9**

* berechnet aus 17 Literaturquellen verschiedener Feldstärke und Temperatur (7 für Kleintiere, 10 für Mensch), Summe N = 117 + x(k. A.), davon Summe N(Mensch) = 87 + x(k. A.); N…Anzahl der Probanden, m/w… Anzahl männliche / weibliche Probanden, k. A…. keine Angabe; (M)SE…*(multi) spin echo*, ISE…*inversion spin echo*, TSE…*turbo spin echo*, FSE…*fast spin echo*, CPMG…Carl-Purcell-Meiboom-Gill, SR…*saturation recovery*, IR…*inversion recovery*, FLASH…*fast low angle shot*, EPI…*echo-planar imaging*, FISP…*fast imaging with steady-state precession*, SGE…*spoiled gradient-echo*, PURR…*progressively unsaturated relaxation during perturbed recovery from inversion pulse*, MPRAGE…*magnetization prepared rapid gradient echo sequence*, TAPIR…T1 *mapping with partial inversion recovery*

						Weiße Hirnsubstanz (WS)																								Liquor	
						Corpus callosum, genu		Corpus callosum, splenium		frontal WS		Forceps minior		Forcepts major		occipital WS		pariotal WS		temporal WS		Corona radiata		Internal capsule		optic radiations		WS			
Quelle	MRT-Gerät 1,5 T	Sequenz	N	Alter in Jahren	m/w	Mittel	σ	Mittel	σ	Mittel	σ	Mittel	σ	Mittel	σ	Mittel	σ	Mittel	σ	Mittel	σ	Mittel	σ	Mittel	σ	Mittel	σ	Mittel	σ	Mittel	σ
T_1 in ms für 1,5 T																															
Bottomley 1984 [BOT-84]	k. A. (Mittelung Literatur)	k. A. (Mittelung Literatur)	117*	k. A.	k. A.	x		x		x		x		x		x		x										787	134		
Hopkins 1986 [HOP-86]	1,4 T, Technicare Teslacon	SE+ISE	1	k. A.	m																									4310	520
MacFall 1987 [MAC-87]	k. A.	SR (4 TR-Werte)	5	k. A.	k. A.					687	55													593	57			640	56		
Breger 1989 [BRE-89]	GE Signa	SR (4 TR-Werte)	86	10-90	k. A.	687	42	676	41													718	33	700	37			695	38		
Breger 1991 [BRE-91]	GE Signa	SR (4 TR-Werte)	144	42±20 (15-90)	k. A.					x																		752	11		
de Certaines 1993 [CER-93]	k. A.	k. A., Kalibierung mit *Eurospin relaxation time testobject* (TO5)	9	20-40	9/0					x																		724	77		
Barbosa 1994 [BAR-94]	GE Signa	SR (6 TR-Werte)	5	30,2 (23-37)	k. A.	halbautomatische, expertenunterstützte Segmentierung																						889	30		
Steen 1994 [STE-94]	Siemens Magnetom SP63	IR (12 T1-Werte)	3	k. A.	k. A.	546	28									606	21											576	25	4193	904
Whittall 1997 [WHI-97]	GE Signa	SR (11 TR-Werte)	1	k. A.	k. A.	734		778				718		758										793				756	31		
Kingsley 1998 [KIN-98]	Siemens Magnetom	IRSE, 3 verschiedene Inversionspulse (je 4 TI-Werte)	3	k. A.	k.A.	606	22	630	15	636	29					648	12									654	15	635	20		
Henderson 1999 [HEN-99]	GE Signa Horizon EchoSpeed	IR-FSE (12 TI-Werte)	1	k. A.	k. A.	k. A.																						633	8	5127	350
Vymazal 1999 [VYM-99]	Siemens Magnetom 63SP	SR (6 TR-Werte)	18	62,1±6,6 (47-74)	6/12					660	51																	660	51		
Deoni 2003 [DEO-03]	k. A.	IR (7 T1-Werte)	1	21	1/0	k. A.																						615	12		
Srinivasan 2003 [SRI-03]	k. A.	SGE (2 Flipwinkel)	20	46,1±9,3	9/11	automatische Segmentierung intensitätsbasiert, Gauß-Fit (Voxel ab 90 % Wahrscheinlichkeit)																						667	70		
Vaithianathar 2003 [VAI-03]	Siemens Vision	3D IR FLASH (7 TI-Werte)	6	33,5...45 (33-45)	2/4	Segmentierung (Saatkerne, Kontrolle Randgebiete)																						678	52		
van Walderveen 2003 [VAN-03]	Siemens Vision	IR-EPI (13 TI-Werte)	10	41,5 (34-59)	6/4	643	18	706	53	701	45					720	31	767	43	767	43							707	40		
Schmitt 2004 [SCH-04]	Siemens Vision	IR-True FSIP (Flipwinkel variiert)	1	k. A.	k. A.	k. A.																						719	33	3337	111
Lu 2005 [LU-05]	Philips Intera	IR (10 TI-Werte)	10	28±5 (21-28)	6/4	556	38	608	55	556	20					616	32											584	38		
Vrenken 2006 [VRE-06]	Siemens Magnetom Vision	6 3D FLASH	24	30,8±7,3 (21-48)	13/11	automatische multispektrale Segmentierung WM																						746	23		
Rooney 2007 [ROO-07]	k. A.	PURR (32 IR-samples)	3	32-59	3/0					656	16																	656	16	4070	65
Oros-Peusquens 2008 [ORO-08]	Siemens Avanto	TAPIR (16 Messwerte)	12	34±9 (23-54)	8/4	558	28	581	17																			570	23		
Wright 2008 [WRI-08]	Philips Achieva	MPRAGE (8 TI-Werte)	4	36,5±8,5 (24-43)	3/1					x	x					x	x											650	30		
Aubert-Broche 2009 [AUB-09]	Siemens, k. A.	5 3D SGE, 4 TSE (2 TE)	20	29,6±4 (24-37)	10/10	Fuzzy Bayesian Klassifizierung (nur Voxel mit 95 % Intensität des reinen Gewebes)																						820	35		
Gesamtmittel																												**689**	**47**	**4207**	**495**
T_2 in ms für 1,5 T																															
Bottomley 1984 [BOT-84]	k. A. (Mittelung Literatur)	k. A. (Mittelung Literatur)	117*	k. A.	k. A.	x		x																				92,0	22,0		
MacFall 1987 [MAC-87]	k. A.	MSE (4 TE-Werte)	5	k. A.	k. A.					82,0	5,0													69,0	3,0			75,5	4,1		
Breger 1989 [BRE-89]	GE Signa	CPMG (4 TE-Werte)	86	10-90	k. A.	72,0	6,0	77,0	5,0													76,0	6,0	69,0	7,0			73,5	6,0		
Breger 1991 [BRE-91]	GE Signa	MSE (4 TE-Werte)	144	42±20 (15-90)	k. A.					x																		75	2		
de Certaines 1993 [CER-93]	k. A.	k. A., Kalibierung mit *Eurospin relaxation time testobject* (TO5)	9	20-40	9/0					x																		91,0	4,0		
Barbosa 1994 [BAR-94]	GE Signa	MSE (4 TE-Werte)	5	30,2 (23-37)	k. A.	halbautomatische, expertenunterstützte Segmentierung																						86,0	1,5		
Whittall 1997 [WHI-97]	GE Signa	MSE (32 TE-Werte)	12	31 (24-46)	8/4	71,1	0,9	82,0	1,1			70,3	1,2	81,1	1,3									82,5	1,2			77,4	1,1		
Vymazal 1999 [VYM-99]	Siemens Magnetom 63SP	MSE (16 TE-Werte)	18	62,1±6,6 (47-74)	6/12					76,3	6,2																	76,3	6,2		
Helms 2003 [HEL-03]	GE Signa Advantage	MSE (9 TE-Werte)	7	k. A.	k. A.																									2280	87
Deoni 2003 [DEO-03]	k. A.	MSE (7 TE-Werte)	1	21	1/0	k. A.																						69,4	1,5		
Schmitt 2004 [SCH-04]	Siemens Vision	IR-True FSIP (Flipwinkel variiert)	1	k. A.	k. A.	k. A.																						73,0	6,0	2562	123
Lu 2005 [LU-05]	Philips Intera	CPMG (8 TE-Werte)	10	28±5 (21-28)	6/4	76,0	3,0	86,0	5,0	79,0	2,0					92,0	4,0											85,5	3,2		
Vymazal 2007 [VYM-07]	Siemens Symphony Maestro	CPMG (16 TE-Werte)	34	49,6±13,3 (27-76)	14/20					82,9	3,1																	82,9	3,1		
Oros-Peusquens 2008 [ORO-08]	Siemens Avanto	TAPIR (16 Messwerte)	12	34±9 (23-54)	8/4	gemäß T_1-Segmentierung																						87,0	1,0		
Aubert-Broche 2009 [AUB-09]	Siemens, k. A.	5 3D SGE, 4 TSE (2 TE)	20	29,6±4 (24-37)	10/10	Fuzzy Bayesian Klassifizierung (nur Voxel mit 95 % Intensität des reinen Gewebes)																						98,0	2,0		
Gesamtmittel																												**81,6**	**6,9**	**2421**	**107**

* berechnet aus 17 Literaturquellen verschiedener Feldstärke und Temperatur (7 für Kleintiere, 10 für Mensch), Summe N = 117 + x(k. A.), davon Summe N(Mensch) = 87 + x(k. A.); N…Anzahl der Probanden, m/w… Anzahl männliche / weibliche Probanden, k. A.… keine Angabe; (M)SE…*(multi) spin echo*, ISE…*inversion spin echo*, TSE...*turbo spin echo*, FSE...*fast spin echo*, CPMG...Carl-Purcell-Meiboom-Gill, SR..*saturation recovery*, IR…*inversion recovery*, FLASH...*fast low angle shot*, EPI...*echo-planar imaging*, FISP...*fast imaging with steady-state precession*, SGE…*spoiled gradient-echo*, PURR…*progressively unsaturated relaxation during perturbed recovery from inversion pulse*, MPRAGE...*magnetization prepared rapid gradient echo sequence*, TAPIR...T1 *mapping with partial inversion recovery*

	Einstellungen, Grundgesamtheit								CT-Zahl in HU												
									Graue Substanz						Weiße Substanz						
Quelle	CT-Gerät	ST in mm	kV	mA	N	Zustand	m/w	Alter (Mittel)	Caudate nucleus	Nucleus lenti-cularis	Thalamus	Putamen	**Mittel**	σ	Corpus callosum, genu	Subfrontal	Forcepts major	Centrum semiovale	Ramus posterior internal capsule	**Mittel**	σ
Buthiau 1996 [BUT-96]													**35...50**							**25...35**	
Arimitsu 1977 [ARI-77]	EMI CT1010	13	120	33	60	gesund	34/26	1…72	39,3	38,9	37,8		**38,7**	**2,2**		33	32,5	30,1		**31,8**	**2,3**
Torbey 2000 [TOR-00]	GE LightSpeed, GE CTI	5			25	gesund	13/12	49 (21..85)					**35,3**	**0,6**						**24,7**	**0,6**
Choi 2008 [CHO-08]	GE LightSpeed, Siemens Volume Zoom	5			27	gesund	15/12	47,4 (24..69)	35,7			35,9	**35,8**	**0,4**	27,2				27	**27,1**	**0,4**
Studiendatenbank 2006 [SAN-06]	Siemens Sensation 16	9	120		18	Tumor-patienten	6/12	58,9±14,6 (23…74)					**35,8**	**1,6**						**25,6**	**1,6**
Mittelwert													**36,4**	**1,2**						**27,3**	**1,2**
Standardabweichung													**1,6**							**3,2**	

N…Anzahl der Probanden, m/w… Anzahl männliche / weibliche Probanden

BLUT	Aufnahmeparameter		Probanden-gruppe (gesund)			Blut-proben		Eigenschaften			Relaxations-zeiten in ms	
Quelle	MRT-Gerät 1,5 T	Sequenz	N	Alter	m/w	N	T/°C	Art	Sauerstoffsättigung in %	Hämato-krit in %	Mittel	σ
T_1 in ms für 1,5 T												
Barth 1997 [BAR-97]	Siemens: Magnetom SP400	SR (4 TR-Werte)	9	30-60		6	23	venös	72 % (HbO_2)	45	1434	53
Barth 1997 [BAR-97]	Siemens: Magnetom SP400	k. A. (im Abstract)	9	30-60		5	23	arteriell	97 % (HbO_2)	45	1435	48
Stanisz 2005 [STA-05]	1,5 T, Nalorac	IR (35 TI-Werte)					37	arteriell	95%		1441	120
Rooney 2007 [ROO-07]	k. A.	PURR (32 IR-samples)	3	32-59	3/0			k. A.	k. A.		1540	23
Gesamtmittel											**1463**	**61**
T_2 in ms für 1,5 T												
Barth 1997 [BAR-97]	Siemens: Magnetom SP400	MSE (32 TE-Werte)	9	30-60			23	venös	72 % (HbO_2)	28-34	181	23
Barth 1997 [BAR-97]	Siemens: Magnetom SP400	MSE (32 TE-Werte)	9	30-60			23	arteriell	97 % (HbO_2)	28-34	254	26
Golay 2001 [GOL-01]	Philips: ACS-NT	CPMG SE-EPI (4 TE-Werte)	8	22-50	5/3			venös, in Ruhe	75 % (p_{O2}: 40 mmHg)		128	9
Golay 2001 [GOL-01]	Philips: ACS-NT	CPMG SE-EPI (4 TE-Werte)	8	22-50	5/3			venös, aktiviert	75 % (p_{O2}: 40 mmHg)		174	18
Stanisz 2005 [STA-05]	1,5 T, Nalorac	CPMG (6000 TE-Werte)				3	37	arteriell	95%		290	30
Gesamtmittel											**205**	**22**
Mittel venös											**161**	**18**
Mittel arteriell											**272**	**28**

HAUT	Aufnahmeparameter		Probanden-gruppe (gesund)			Haut-proben		Gewebeart	Relaxations-zeiten in ms	
Quelle	MRT-Gerät 1,5 T	Sequenz	N	Alter	m/w	N	T/°C		Mittel	σ
T_1 in ms für 1,5 T										
Bottomley 1984 [BOT-84]	berechnet für 1,5 T	k. A. (Mittelung Literatur)	233*					Fett	259	73
Richard 1991 [RIC-91]	GE Signa	SE (7 TR-Werte)	9	35±6	5/4			Hypodermis (an der Wade)	393	34
Richard 1993 [RIC-93]	GE Signa	SE (6 TR-Werte)	20	25…81	0/20			Hypodermis (Rückseite Oberschenkel)	391	56
Gold 2004 [GOL-04]	GE Signa TwinSpeed	Look–Locker Methode (8 Messwerte)	5	27-38	2/3			subkutanes Fett	288	8,4
Gesamtmittel									**333**	**49**
T_2 in ms für 1,5 T										
Small 1983 [SMA-83]	1,4 T, Spectrometer CPS-2	CPMG (300 Messwerte)			w	4	22	Brustgewebe, 60-99 % Fett: kurze Komponente	54	1
Small 1983 [SMA-83]	1,4 T, Spectrometer CPS-2	CPMG (300 Messwerte)			w	4	22	Brustgewebe, 60-99 % Fett: lange Komponente	166	2
Bottomley 1984 [BOT-84]	k. A. (Mittelung Literatur)	k. A. (Mittelung Literatur)	233*					Fett	84	36
Richard 1991 [RIC-91]	GE Signa	SE (5 TE-Werte)	9	35±6	5/4			Hypodermis (an der Wade)	35	4
Richard 1993 [RIC-93]	GE Signa	SE (5 TE-Werte)	9	25…81	0/20			Hypodermis (Rückseite Oberschenkel)	48	2
Gold 2004 [GOL-04]	GE Signa TwinSpeed	MSE (6 TE-Werte)	5	27-38	2/3			subkutanes Fett	165	6
Gesamtmittel									**92**	**15**

* berechnet aus 27 Literaturquellen verschiedener Feldstärke und Temperatur (13 für Kleintiere, 14 für Mensch), Summe N = 233 + x(k. A.), davon Summe N(Mensch) = 187 + x(k. A.)

N...Anzahl der Probanden, m/w... Anzahl männliche / weibliche Probanden, k. A.... keine Angabe; (M)SE...*(multi) spin echo*, CPMG...Carl-Purcell-Meiboom-Gill, SR...*saturation recovery*, IR...*inversion recovery*, EPI...*echo-planar imaging*

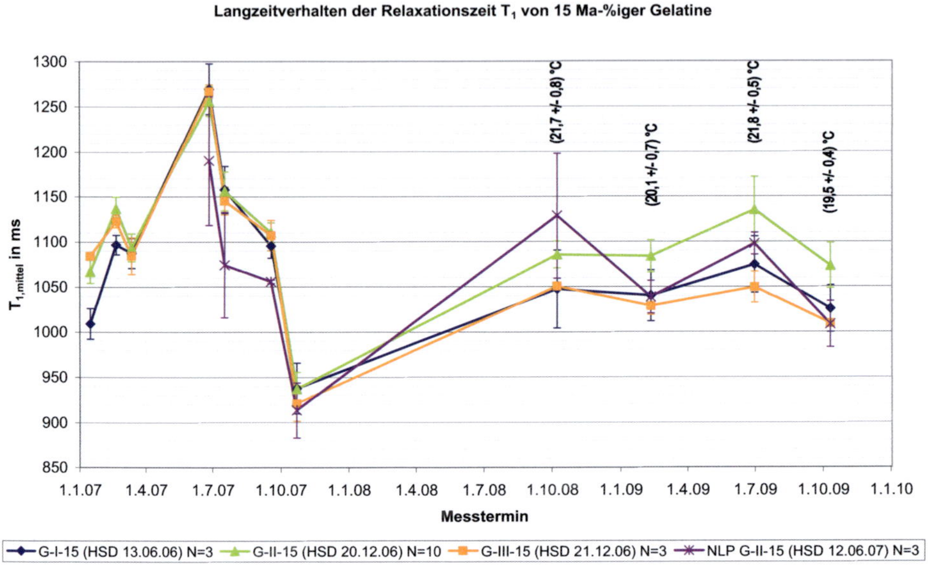

Bezeichnung: G-I-15...15-Ma-%ige Gelatine der Charge I (bzw. II oder III), HSD... Herstellungsdatum; N... Probenanzahl; NLP... neue Langzeitproben

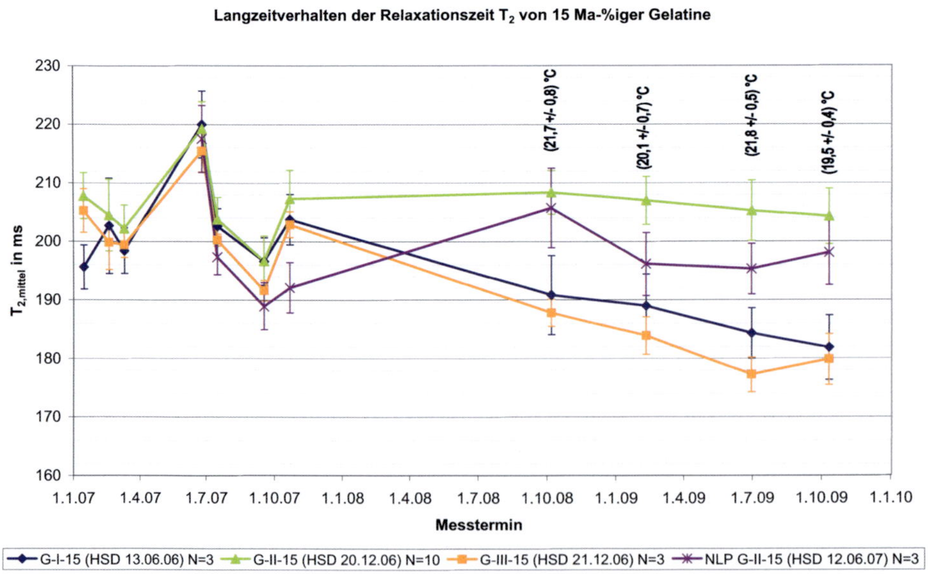

Kurzbeschreibung	Hersteller / Entwickler und Quelle	Bild	Phantomzweck / Messgröße	Aufbau, Eigenschaften	Material
wassergefüllte Glaskapillaren für DTI-Messung	Yanasak 2006 [YAN-06]	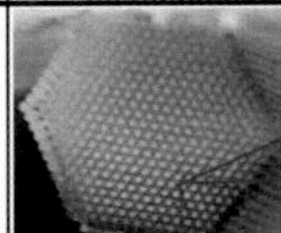	*fractional anisotropy* (FA), mittlerer „scheinbarer" Diffussionskoeffizient (ADC), Eigenvektoren	Feld aus Glaskapillaren, hexagonförmig aufgebaut; jedes Feld besteht aus 397 Kapillaren und 1470 Zwischenräumen; drei verschiedene Felder mit unterschiedlichen Innendurchmessern der Glaskapillaren: 23±2 µm, 48±2 µm und 82±2 µm; drei verschiedene Phantome mit verschiedenen Feldern variabler Anzahl	Glaskapillaren: Schott North America (Southbridge, MA, USA)
Faserphantom aus parallelen Fasern	Fieremans 2007 [FIE-07]	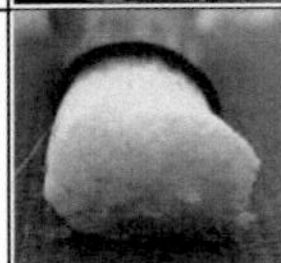	bekannte Diffusionseigenschaften	20 µm Durchmesser; hydrophob, impermeabel für Wassermoleküle; 80 Fasern in einem zylindrischen Behälter untergebracht	Dyneema® Fibers (www.dsm.com)
Phantom aus PTFE-Röhrchen mit mehreren anders orientierten, sich überlagernden Schichten	Taylor 2004 [TAY-04]	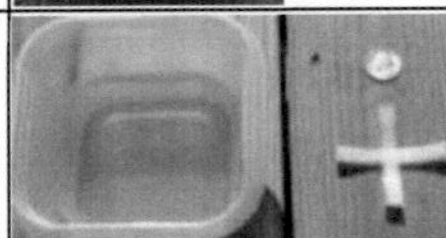	*fractional anisotropy* (FA)	PTFE Rohr mit 0,305 mm Innendurchmesser und 0,702 mm Außendurchmesser und 10 mm Länge, 10 Röhrchen zu einem Feld zusammengefasst und die Röhrchen mit Wasser gefüllt, 5 Felder in verschiedener Orientierung übereinander gelegt, Phantom in Gel in einem Kunststoffbehälter gelagert	Röhrchen aus PTFE, Gelatinegel
Behälter mit Kunststoffkapillaren, welche gegeneinander unterschiedliche Orientierung haben	Tournier 2008 [TOU-08]	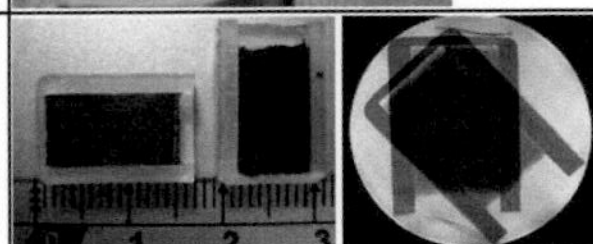	*constrained spherical deconvolution* (CSD), *super-resolved* CSD (super-CSD), *Q-ball imaging* (QBI)	Kapillaren aus Kunststoff mit 20 µm Innendurchmesser und 90 µm Außendurchmesser; viele Kapillaren wurden mit gleicher Orientierung in einen Platzhalter gelegt, zwei Platzhalter wurden übereinandergestapelt und gegenseitig verdreht; vor dem Experiment wurde das Phantom in Wasser gelegt und ständig vibriert, so dass sich keine Luft mehr darin befindet	flexible Quarzglas-Kapillarröhrchen (Polymicro Technologies, Phoenix, Arizona, USA)
Phantom aus mehreren Acrylplatten, schichtweise aufgebaut mit Zwischenräumen, um sie mit Wasser zu füllen	Mattila 2007 [MAT-07]	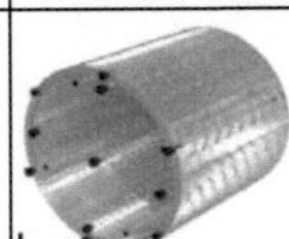	Ermittlung von geometrischen Verzerrungen in fMRI und DTI	mehrere Acrylplatten übereinandergeschichtet, dadurch entstehen sphärische Löcher mit 4 und 6 mm Durchmesser; die Löcher sind durch Kapillaren mit Durchmessern von 0,75 mm verbunden	Acrylplatten
Phantom aus Polyamidfaden, durch Motor angetrieben	Laun 2008 [LAU-08]	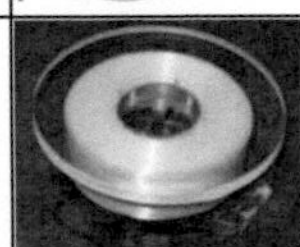	Messgenauigkeit bzw. Störquellen der Messung	auf Spindel gewickelter wassergetränkter Polyamidfaden	Polyamidfäden, Spindel: Plexiglas bzw. Nylon